JN097594

POWER

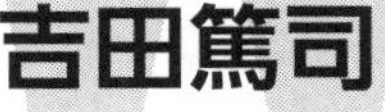

誰でも必ずできる!

パワーヨガ 浮上系ポーズ

アレクサンダーテクニークで実現する
究極のポーズ
に秘められた
究極の心身
へのスイッチ

YOGA

BAB JAPAN

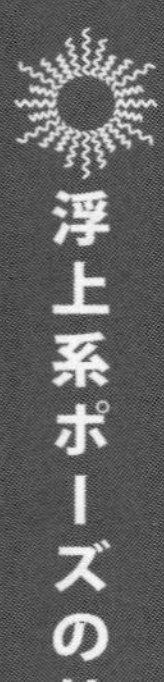

浮上系ポーズの効能

・お腹がスリムになってやせる。
・お脚が引きしまってヒップアップする。
・肩こり腰痛、背中のつまりが解消するとともに筋力アップする。
・体の深部ブロックが解き放たれる。
・胃腸の働きがよくなる。
・胸（♥ハート）が開いて呼吸が深まる。
・丹田の密度が高まり覇気が出る。
・ストレスに強くなる。
・若返りホルモンが多量分泌する。
・潜在能力を開発して頭脳明晰になる。

その結果、今までできなかったことができるようになります。

頭次郎　ヨガの〝孔雀ポーズ〟って知ってる？

鈴仙　うん、写真で見たことある。体が床から浮かんでる不思議なやつでしょ。マユラ・ユラユラ～みたいな。

頭次郎　そうそう、よくある柔軟系のポーズとはちょっと違う。ヨガのポーズは３００種類以上もあるからね。伸ばしたり引っぱったりグニャグニャやるだけがヨガじゃないのさ。〝孔雀ポーズ〟みたいなのをパワーヨガっていうんだ。他にも〝鶴〟や〝白鳥〟、〝ニワトリ〟、そして〝賢者ポーズ〟とかあるんだけどさ、これがね、柔軟系では出せない強烈なエネルギーの高まりをもたらすんだ。

鈴仙　パワーヨガって、もしかしてインドの山奥でやる異次元アクロバットみたいなやつ？　なんであんな変な格好するの？

頭次郎　変な格好はないなあ。今やハリウッドじゃ、かっこいい姉ちゃん兄ちゃんがプールサイドで「イエーイ！」とポーズを決めて大人気なんだぞ。

鈴仙　ホントだ。映画スターや有名モデルがたくさんやってる。

頭次郎　でも確かに一般感覚からすると奇妙で風変わりなポーズもたくさんあるわけだけど、それはね、ヨガの本当の目的は美容や健康じゃなくて脳トレだからなんだ。

鈴仙　脳トレっていうと、ヨガやったらかしこくなんの？

頭次郎　体の動きは脳の神経ネットワークに直結している。だから運動することは基本的に頭にとって良いことなんだけど、パワーヨガみたいにもっと複雑な動きを練習するとだね、普通の運動では働かない、脳のいろんな領域を広範囲で活性することができるんだ。すると潜在能力の開花、情報処理や問題解決なんかの隠れた力を引き出すことが可能になる。そういうのをチャクラっていうんだよ。

鈴仙　チャクラって、もしかして愛と平和に目覚めた人みたくなるやつ？

頭次郎　ま、まあな……そういう人もいるかもな。

鈴仙　それって簡単にできるの？　私にもできるかな？　見た感じだとずいぶん難しそうだけど。

頭次郎　う〜ん、簡単そうには思えんが物事は見かけとは違うってよくいうじゃない。自分には無理と思ったけど、実際にやってみたら意外とできちゃったとかさ。スマホも最初は使うの大変だけど、なれたら便利で簡単だろ。だからさ、急がないで少しずつ練習してさ、コツさえつかめば何とかなるかと。

鈴仙　そっかー、何事もやってみるのが肝心かもね。それじゃあ私もやってみた〜い。うんうん、やるやる。でもこれってやったら他に何か良いことあるわけ？

頭次郎　それがさあ、体がプラーナ（氣）の作用で練習繰り返すだけでもデトックス効果があるんだって。つまりヤセる！　キレイになる！　モテてしまう！

鈴仙　頭次郎ってそんなにモテたっけ？

頭次郎　話を最後まで聞けえ～！　そこで極めつけなのがね、こうしたポーズがうまくできるようになるとだ、重力との作用・反作用で体の全域にダイナミックな筋反射が起こるのさ。これが体を細胞レベルで若返らせるんだって。このときまさしくトリハダ級の感動が起こるのさ。ドヤ。

鈴仙　ウワー、なんかよくわかんないけどスゴそー！　もしかしてお釈迦様みたくなっちゃうのかな？

頭次郎　お釈迦様はさすがに無理だと思うけど、とにかく体のエネルギーがとてつもなく高まってハリウッドの映画スターみたくたくましくなるよ。他にも不安緊張やあがり症なんかにも効果てきめんで、ここ一発というときに実力ドカンと見せつけちゃう。するとワオ！だろ。

鈴仙　そういわれてみると確かに最近の頭次郎、ビカビカしてる。体をゆるませるばっかの脱力ゴッコはもう終わりかー！

頭次郎　オー、さえたこと言ってくれるね。アジの開きじゃないんだからさ、今や時代は絞り込みの体、エネルギー凝縮のパワーヨガ、浮上系ポーズの到来なのさ！　それにね、できるようになってSNSに投稿すると一躍、注目浴びるしね。とにかくいいことだらけだよ。フライングマンっていうんだって。

鈴仙　それじゃあ私の場合はフライングガールだよね。

頭次郎　ガール？　鈴仙って歳いくつだっけ……汗

ま・え・が・き

ここ最近のヨガブームは世界中で子供から高齢者まで増えていく一方です。その反面、ヨガを昔から真剣に実践している人にとっては「あんなのは本当のヨガじゃない」とかいう声もあるようです。

確かにヨガは本来、宗教哲学的な修行の要素が強くてインド国内でも1950年頃までは一般人とは無縁だったようです。それでも日本では古くは中村天風氏から沖正弘氏、数々のヨガ経典を日本語訳した佐保田鶴治氏、その他多くは欧米人がヨガを世間に紹介し始めてからだんだん状況が変わってきました。中でもマスター中のマスター、キング・オブ・ハタヨガのアイアンガー氏とパタビジョイス氏は卓越した技術でヨガを指導して一世を風靡しました。ドキュメンタリー映画の「聖なる呼吸」ではその真髄を物語っています。さらにハリウッドスタイルのヨガがブームに拍車をかけて、今となってはお堅いインド本国でさえヨガ記念日（毎年夏至の日）を作って万人の健康と美容の方法として奨励するようになりました。というわけで本書でも厳しい戒律とかは抜きにして柔軟な解釈で取り組んでいます。しかも300種類以上もあるヨガのポーズの中からパワーヨガ（〝浮上系〟）に特化して行ないます。

ヨガというと体を柔軟にするのが目的で始める人が多いと思います。通常のステップですと、まず太陽礼拝のポーズから始まって開脚や前屈を使った柔らかいポーズをやることが多いです。こうしたポーズと対極にあるのがパワーヨガの〝浮上系〟で体操のアクロバティックなポーズを中心としたものです。手で全身を支えて床から持ち上げて、逆立ちでポーズを変形したりとか、見るからに難しそうなので、初心者からすると「自分には無理」と思い敬遠してしまうことでしょう。しかしそうなるといつまでたってもパワースタイルのポーズには辿り着くことができなくなってしまいます。確かにポーズを１００％完成させるとなるとそう易々とはいきません。しかしヨガの本当のだいご味はポーズを完成させることではなくて、そこにいたるために頭を使いながら体を動かしていくプロセスにあります。だから決して運動能力に優れた人たちだけがやるものではなくて、誰にでも道は開けているわけです。

でもパワーヨガの数あるアサナの中でも、なぜここであえて浮上系をわざわざ持ち出すのかというと、体のコアからの解放、内部を絞り込んで爆発的なエネルギーを増幅することが可能だからです。こういうのは柔軟系のポーズでは出せないんです。

そこで始める順番を変えて、柔軟系は後回しにしてまず体を持ち上げる浮上系のものから取り組むわけです。初心者にはとても無理なポーズもありますが、中にはやり方を工夫すると意外となんとなくできてしまうポーズが思いのほかけっこうあるんです。そもそも人の体の在り方はみな各個人で違いますから「柔軟系のはうまくできないけど、実際にやってみるとパワースタイルの方がのエネルギッシュ、しかもスリリングで楽しいじゃないか！」という人、年齢30～50代の人に多いんです。

ヨガをすでに実践している人なら鶴や孔雀、そして賢者ポーズはやったことはないとしても、それとなく知っていると思います。これは実のところ一般の感覚からすると上級に位置します。だから頑張ってムキになってやっても、力ずくでは一瞬すら体が持ち上がらない。だけどやり方のコツを理解すると、それなりにできてしまうという裏ワザ攻略のポーズなのです。

確かにやれば即座にできるものではないし、またそう楽ちんなポーズというわけでもありません。でも無理に手足をグイグイ引っぱったりする要素はかけらもありませんし、またドタバタ激しい動きでもないので体を壊すような事故もそう滅多に起こるものではありません。だからラジオ体操程度の運動ができる人なら誰でも自宅で練習して習得することは十分可能なのです。そして極めつけなのが、こうした浮上系は練習を繰り返しているだけでも美容と健康に高い効果を発揮しますが、完成に近づくと特有の筋反射が全身にあらわれるんです。これが強烈な内部圧縮を起こして体の調整作用が始まるのです。生体システムは生まれ変わって気持ちよく引きしまった体になります。エネルギーが増幅して思考形態にも明晰度が向上してしまう。実力はあるのに本番前になるとドキドキして体が硬直するあがり症、不安緊張を何とかしたいと思っている人にはまさにうってつけのエクササイズになります。これを多くの人に体感してもらいたくて本書を書くことになりました。

そしてもうひとつ、本書の特徴としてアレクサンダーテクニークを活用しています。体の繊細な使い方やメカニズム、特殊呼吸法とスパイラル・ルートの理解、内部調整作用のプライマリーコントロールを働かせると、がむしゃらにポーズを作るのとはプロセスがまったく異なるわけです。すると技術的に高度な浮上系を最短の近道を通って習得することが可能になるのです。そして得られる効能もより高く大きく働くことができるのです。「前に何度かやってみたけどできなかったよ」そういう人はぜひとも再チャレンジしてみてください。私のレッスンでは初めて来た人でも、優しいスパルタで気合い一発、さっそく楽しくやってもらっています。ちょっとしたバランス移動でパワーポーズができてしまうと、一番驚くのは本人のようです。ここいらでひとつ自分の体に埋まったエネルギーを開花させて人生をスパークしてみませんか？　それには当然頑張ることは必要です。でもその頑張りのエネルギーは何倍にもなって自分の体と同化して生命の喜びを感じることになるのです。あなたもここで一発奮起、フライング・マン／フライング・ガールへの道の始まりです。

目次

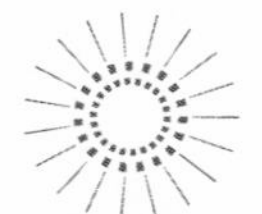

第1章 ハタヨガとパワーヨガ……15

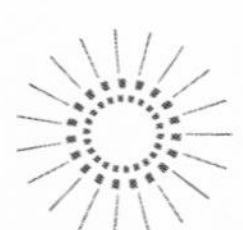

第2章 準備編――49

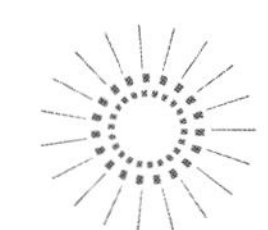

第3章 アレクサンダーテクニークと特殊呼吸法――83

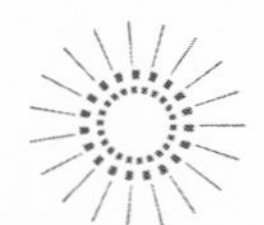

第4章　浮上編

◎ステージ1

◎ステージ2

◎ステージ3

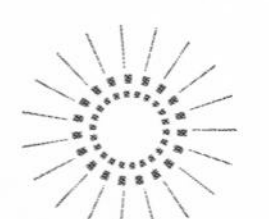

番外編

むしろ誰でも簡単にできるエクササイズ

第1章

ハタヨガとパワーヨガ

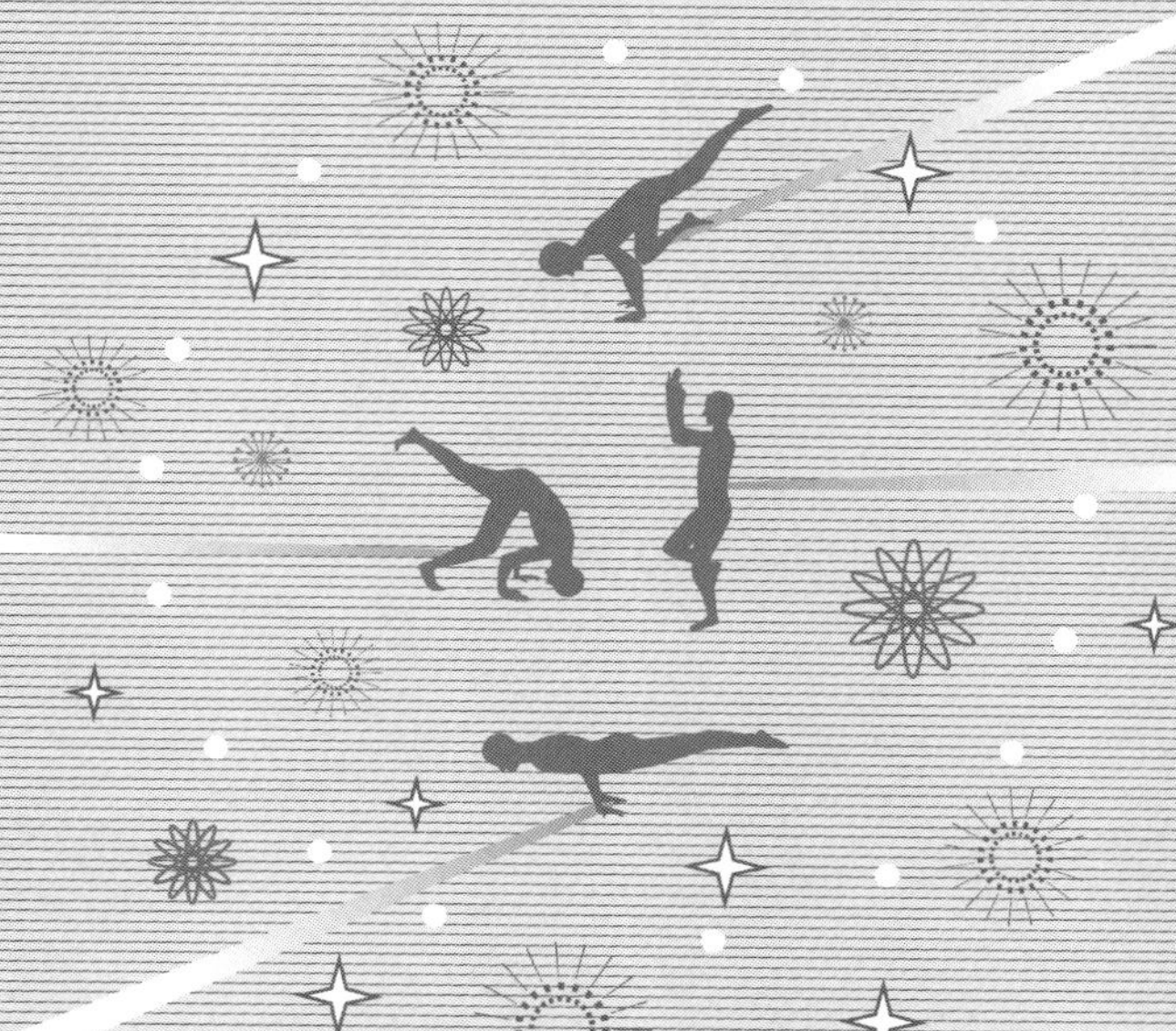

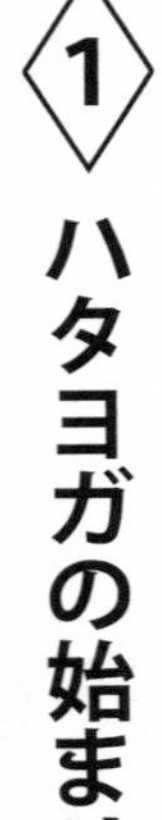

①ハタヨガの始まり

ヨガとは古代インドのバラモン教で編み出された自己探求のためのテクニックです。お釈迦様も悟りに至るためにヨガをやっていました。ヨガに入門するにはまず導師のグルを見つけてから出家者のサドゥーにならなくてはいけませんでした。厳しい戒律があり過酷な苦行をするので、今日の駅前ヨガクラスのように一般の人が立ち入れるようなものではなかったのです。クリヤーヨガ、マントラヨガ、カルマヨガ、バクテイヨガ、ラージャヨガ、その他様々な方法論がありますが、世間一般で普通にヨガと言っているのは体操を中心としたハタヨガのことです。体操で体を強化安定させて、呼吸法で心を静めて、瞑想で高次元の気づきにいたります。

1）この体操やポーズのことをアサナと言い、
2）呼吸法のことをプラーナーヤマと言い、
3）瞑想のことをダーラナー、深まるとディヤーナと言い、
4）悟りの状態をサマーデイと言います。

ハタヨガの「ハ」は太陽で「タ」は月を意味します。ハとタが重なると日食になります。宇宙空間での動きでかつ神秘的な瞬間、それを体現するのがハタヨガです。

普通一般の人であれば、だいたい美容や健康目的なので体操のアサナ止まりではないかと思います。そしてもうちょっと深みに入りたい人は呼吸法のプラーナーヤマも試してみたりすることでしょう。瞑想までくると一昔前ですと現実逃避や妄想と一緒にされて、そんなことするのは危ない人たちだと思われていました。ところが最近ではすっかりマインドフルネスや座禅ブームで逆に「瞑想しないのはバカです」と言う人まで出てきました。以前は口をとがらせて嫌悪していた人も週末には近くのお寺で静かに座っていたりするもんです。そこでさらにヨガのエネルギーシステムに興味を持ち始めると、チャクラだとかクンダリニーなんていう神秘思想にのめり込むわけです。

実はアサナもプラーナーヤマも本当の目的は美容や健康というわけではなくて、このチャクラとクンダリニー、つまり体に眠っているエネルギーを開花させることなんです。チャクラを開発すると通常の五感ではとらえることができなかった事象を感じるようになります。脳神経に特殊な働きが作動するんです。こんな風に言うと怪しく思うかもしれませんが、卓越した能力の芸術家、神がかった演奏をするミュージシャン、競技終了まぎわにどたん場大逆転するアスリート、世紀の大発見をする学者はみんな特殊な能力を使っているんです。凡人には理解できないような思考やひらめき、集中力をかねそなえているんです。こうした世界に名を残すような偉業を成しとげるのはそう簡単にはいきませんが、それでも潜在能力の開発手段として考えるとヨガはたいへん魅力的な活動なのです。

可塑性といって体の動きを通して、脳内に新しい神経回路を構築することができるんです。誤解があるのは幽霊が見えるだとか宇宙人からメッセージをもらったとか、あんまり役に立ちそうもないことを不健康な人を相手にした悪徳な霊感商法や、タチの悪い新興宗教が出回ったからです。こういうのは今日のヨガ実践者のみならず、健全なスピリチュアル愛好家にとってもさぞかし迷惑な話でしょう。

ヨガは紀元前２５００年（つまり４５００年の歴史）のインダス文明が起源ともいわれるほど長い歴史があります。しかしはっきりとした形として現れるのは、それからだいぶ後のことでアーリア人のバラモン教が実質的なヨガの始まりです。紀元前１０００年前に聖典ヴェーダが作られて、さらに神話バガバットギーターができるとクリシュナ神との対話を通してヨガが解説されています。

お釈迦様が現れたのもこの頃で、出家後にバラモンの仙人、アーラーラ・カーラーマとウッダカ・ラーマプッタという人からヨガを学んだようです。同時期にマハヴィーラという偉い人もヨガと苦行を極めて、その後ジャイナ教を作りました。日本ではジャイナ教はまったくといってよいほど知られていませんが、インドでは今日でも少数派ながら継承されています。ジャイナ教の僧侶は一切の欲を禁じているので、下着もはかない下半身丸出しのスッポンポンです。日本でそれやるとワイセツ罪で逮捕されちゃいますので、今後も永久にジャイナ寺院が建つことはまずないことでしょう。

後に仏教は繁栄を極めてインドの国教になりバラモンの権威は衰退、ぜいたくざんまいした報いで国民から嫌われる存在になりました。当時のガンジス川はきっと五十鈴川と同じくらい清らかだったことでしょう。気の遠くなるような歳月ですね。その時代の古典ヨガではアサナは瞑想するための準備体操的なもので数種類程度でした。また内容も「暴飲暴食をつつしんで節度を心がけましょうね。そうすれば心も平和になりますよ」みたいな生活の知恵が中心でした。しかし3世紀頃からインド密教が始まると呪術色が濃くなり、精神集中や感覚器官の制御をうながすための瞑想修行法が開発されていきます。アートマンといって自己の魂に目覚めるための瞑想修行法になり、パタンジャリという人が経典ヨガスートラとしてまとめました。そして6世紀頃にイン

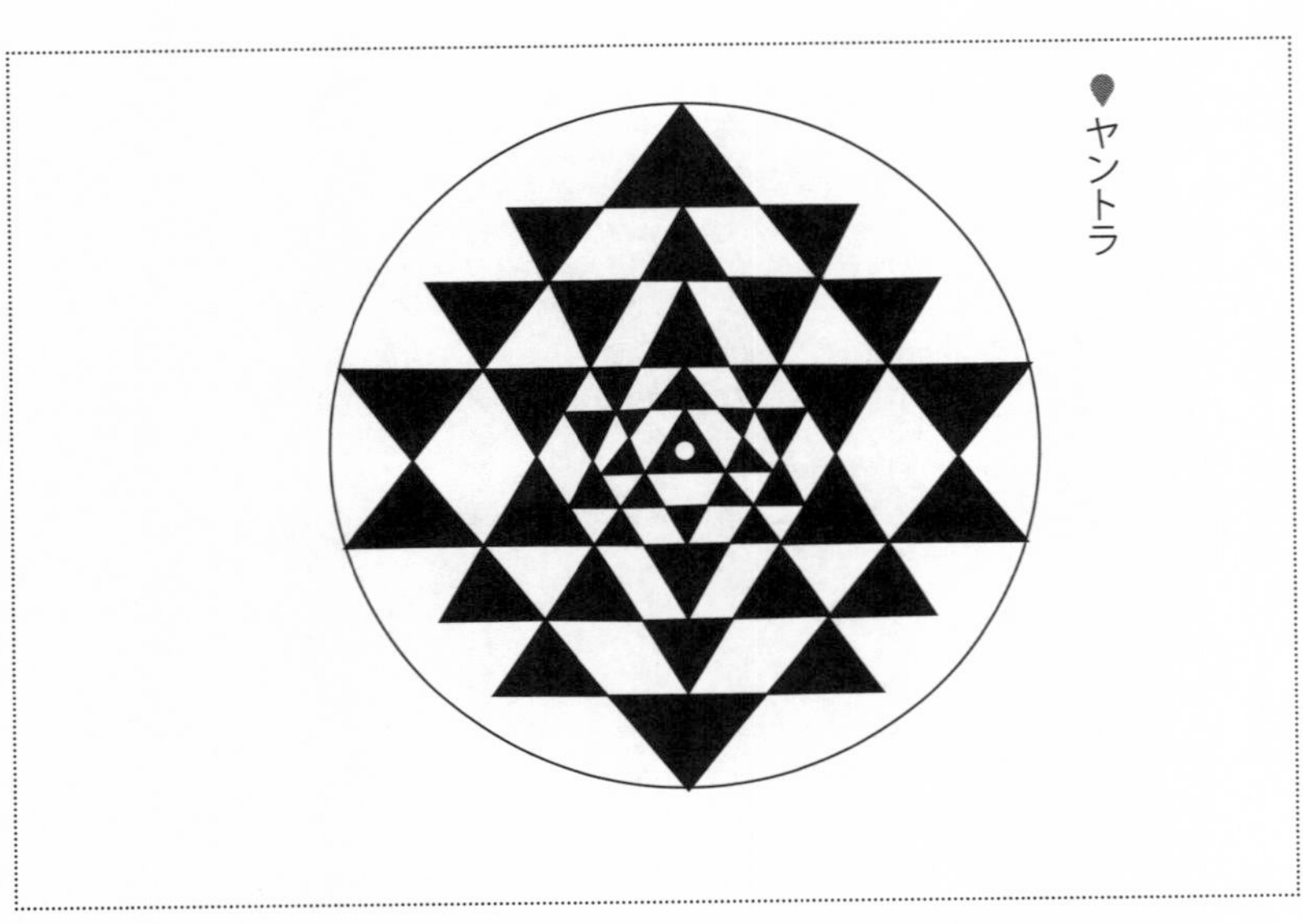

ド密教の勢いが高まるとバラモン教は消えてヒンズー教に変わり、仏教やジャイナ教とお互い影響を与え合いながら成長発展していきます。ムンバイ（ボンベイ）郊外にある世界遺産のエローラ石窟寺院にはその面影が残っています。

ここでもうひとつ特筆すべき点はインドで世界初の数字のゼロを使った計算方法が作られたことです。桁の繰り上がり計算ができるようになると情報処理スピードが急激に加速しました。テクノロジーが進化すると密教も原始的なシャーマニズムではなくなり、時空間や神羅万象の成り立ちを解き明かす高度な学問になったのです。そしてそれまでは魔除けとして使われていた模様は神聖幾何学に進化して複雑なヤントラができてきました。宇宙は「無」から始ま

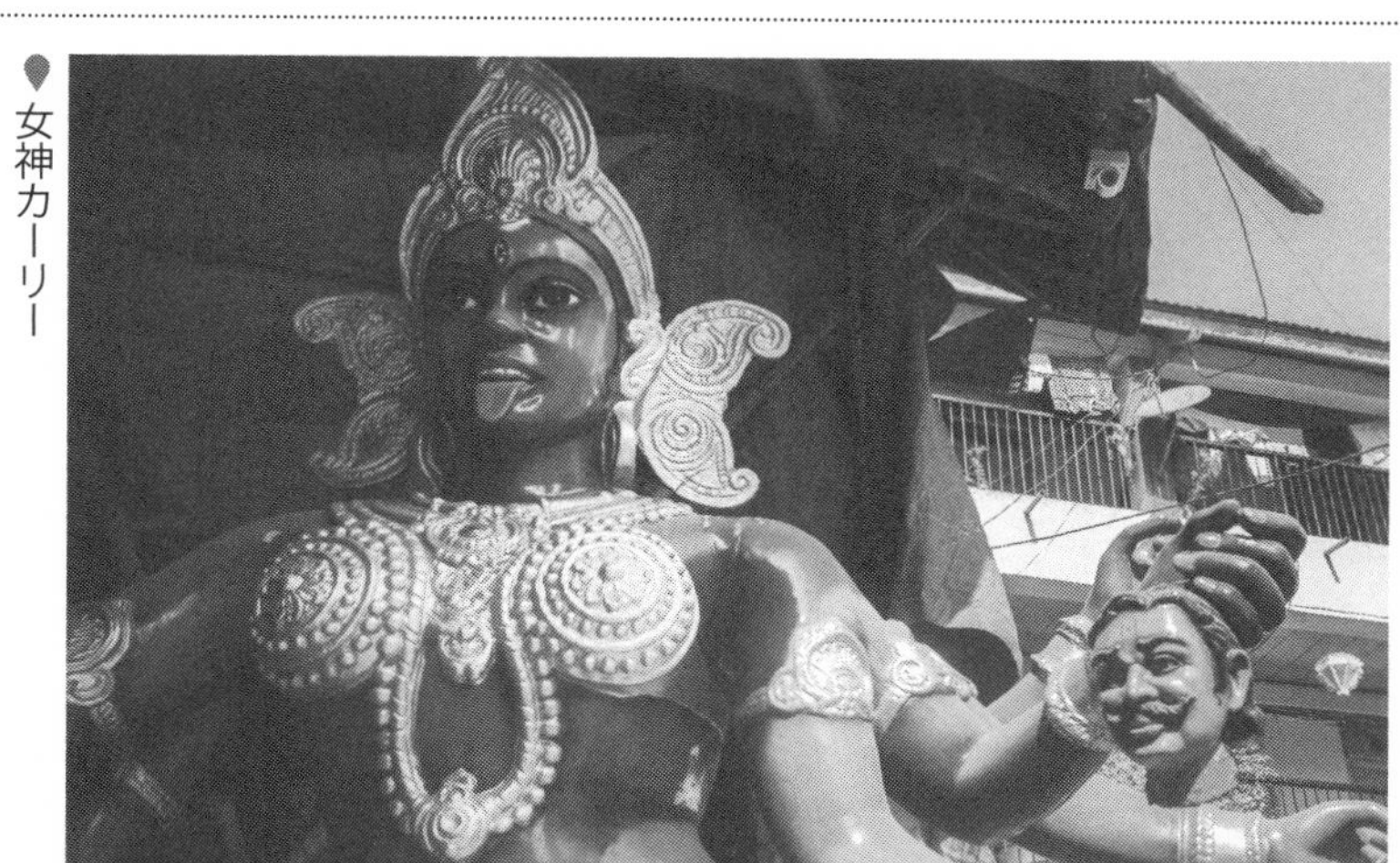

女神カーリー

ったのか、それとも「有」からなのか？　終わりのない論争が続き、仏教僧は仏の宇宙観を体現した曼荼羅で「空」を表現しました。現在の量子論で説明されるビッグバンだとかヒモ理論の高次元解釈がすでにあったんです。すごくないですか？ ちなみにですが、ヨーロッパで「0」はキリスト教で悪魔の数字とみなされて使うと火あぶりになりました。使用許可がおりたのは17世紀に入ってからです。それから産業革命が開花したのは周知のとおりです。

そうした修行者の知恵と工夫によってヨガはさらにタントラに発展していくのです。タントラとはシャクティ（女性エネルギー）を中心にした信仰で黒い女神のカーリーとしてあらわれます。カーリーは口から血で赤く染まった長い舌をベローンと出して、右手に肉切り包丁、左手には生首をぶら下げています。そして興奮のあまりシヴァ神を踏みつけて踊り狂う恐ろしい姿をしています。元はシヴァ神の奥方のパールさんというそれは優しいお姿をしているのですが、地域の神々の紛争を鎮圧するために凶暴なカーリーに変身したのです。ところがその暴れっぷりが壮絶、そこまでやるかの激しすぎ、もはや制止不能か全身に血しぶきを浴びて錯乱の踊りを始めちゃいました。おかげで神界は地響きでグラグラ揺れ出して、さあたいへん。そこでシヴァが慌てて飛んできてカーリーの下になって目を覚ましてあげましたとさ。舌を出したのは旦那を踏みつけてしまったので「あら、やっちゃったかしら」というバッテンの表れだそうです。

シャクティ信仰の教義の内容は様々ですが左道と右道があります。左道はいけにえを捧げる血なまぐさい儀式をして神に祈りを捧げます。その風習は現代でも続いていてカルカッタのカーリー寺院はよく知られています。

一方、右道では女神カーリーを体の根源的なエネルギーとして、宇宙創造の原理であるシヴァ神と結合する修行をしました。そしてクンダリニーやチャクラを覚醒させるために様々なアサナと特殊な呼吸法が編み出されていきます。背骨の自由なコントロールをマスターするために足を枕代わりにして寝てみたり、背中を後ろ側に極限までそりかえらせたりとか奇妙な格好をする行

者が現れました。それがハタヨガとなって13世紀に頂点に達しました。有益なアサナは改良されてより高い効果を引き出し、そうでないものは淘汰（とうた）されました。ヒンズー教の行者や密教僧はこうしたテクニックを使って悟りに向かって修行する一方、そこから得られた特殊能力や錬金術（物質化）、ときには妖術だとかスタンド能力を使って人を操り外敵から身を守っていました。ヨガはバラモン司祭のエソテリック、選ばれし者だけに伝えられる闇の修行法だったのです。こういう話をするとジョジョ好きの人はザワザワするかもしれませんが、このまま続けると私が怪しい人だと勘違いされるのでこのへんで止めておきます。

日本にも6世紀後半の飛鳥時代には仏教伝来とともにヨガが伝わってきました。漢字で瑜伽と書いて「ゆが」と読みます。

よく知られているのは修験道の開祖の役小角（えんのおずぬ）です。呪法を使って鬼をこらしめて飼いならしていました。その後の9世紀平安時代には空海が高度にシステム化した三密ヨガを伝えました。しかし日本に伝わった密教は中期のものでしたので、ヨガによくある異次元からきたアクロバットのようなものは見当たりません。アサナといえば座禅の座り方で知られている結跏趺坐（けっかふざ）（パドマアサナ）くらいなもので、その他は指のアサナである印（ムドラー）と真言（マントラ）が伝わっています。アサナは神様の姿を体で表したものです。ムドラーもまた神仏の姿で、空海は口に真言、指に印、心に仏の姿を観じるならばたちまち即身成仏すると言っていました。即身成仏などとドエライことを言い出すと思うかもしれませんが、コーチングなどの自己啓発では目指すゴールを宣言するアファメーション、それと俳優が演じる役柄になりきるモデリングはすっかりおなじみです。とりあえず体で真似してその世界になじむわけです。すると悟った人になるというのもウソではありません。もっともあの空海と同等になれるとは思いませんがね。

他方、チベットでは8世紀にインドから後期密教の高僧パドマサンバヴァを招いて仏教哲学「空」の奥義を体得するためのヨガ、密教タントラが伝わりました。身体に流れるエネルギーを制御する呼吸法と瞑想が教えられて、カーリーの侍女（じじょ）であるダキニ天を召霊（しょうれい）したのです。こちらもまたおっかない女神で、素っ裸で生き血をすする超あぶない姿をしています（日本の豊川稲荷はこの神様を祀っているのですが、どこかでキツネが紛れ込んでしまって服もちゃんと着ています）。

ハタヨガとは一味違うヨガ行法が行なわれていますが、五体投地と太陽礼拝のポーズはなんとなく似ていますね。しかし11世紀頃からはインドでは仏教が衰退する一方となります。そして12

世紀にはイスラム侵攻によってインド国内での仏教が完全に壊滅すると、ヨガは聖典ヴェーダを基盤としたヒンズー教の宗教観一色になりました。前述したようにハタヨガはその後の13世紀に最盛期を迎えます。そこでバラモンは権力奪回、かつて仏教徒に屈辱を味わわされたことを教訓にしてカーストの地位を絶対的なものにしました。そのころの日本といえば中世期の鎌倉時代、社会が不穏な空気に満ちていて人々が念仏や座禅に救いを求めていた時代です。アジアではフビライハンが大暴れして蒙古襲来があったりと大陸との貿易も難しくなっていました。そして16世紀（日本では戦国時代の真っただ中の頃）インドでスヴァートマーラーマという行者様がハタヨガ・プラディーピカーという経典を作ったのでした。日本にアサナが伝わっていなかったのはそういう時代背景もあったからですかね。

なお、経典ハタヨガ・プラディーピカーにはアサナやプラーナーヤマとは別に体の浄化方法とムドラーも記されています。これはアーユルヴェーダともまた違ったもので、中にはかなり過激というかR-18指定と思われるものもあります。鼻と口からひもを通してシャカシャカやるだとか、3メートルの布を口から飲みこむなんていうのはまだまだカワイイほうで、世間一般の感覚からすると地下の見世物小屋みたいなトラウマ級にヤバいのもあります。インドの一部のアシュラムでは現在でも実践している人たちがいるみたいです。うっかり中に入ってしまうと怖い顔した人が立ちはだかって「これやらんと外に出さんよ」とかありそうでなさそうで、なさそうでやっぱりあるのかもしれません。

〈まとめ〉

ハタヨガとはインド密教がタントラに発展して、さらにヒンズー教の宗教観から編み出されたアサナ主体のヨガである。そこから得られる健康と美容は、あくまでも副作用的なものであって、本来の目的は体に秘めたエネルギー、シャクティと宇宙エネルギーのシヴァを合体させることである。これを知ってヨガを実践するなら、きっと女神カーリーの姿があなたの背中にも現れ出ることでしょう。

ヨガ歴史年表

	バラモン／ヒンズー	ヨガ	インド仏教	日本
BC2500	インダス文明	原始ヨガ		縄文時代
BC1300	アーリア人がインド侵入 バラモン教が始まる			
BC1000	聖典ヴェーダの編集			
BC500	聖典ヴェーダが完成	古典ヨガ	釈迦の生誕	弥生時代
BC300	バガヴァッドギーター			
BC200	ヴェーダの奥義書の ウパニシャッド完成		アショーカ王仏教保護 インド全土に広まる	
紀　元				
3世紀	インド密教が始まる	感覚器官の制御方法	「空」理論と初期密教	邪馬台国の卑弥呼
4世紀	バラモン教から ヒンズー教に移行	経典ヨガスートラ		大和朝廷
6世紀	数字の0（ゼロ）を使った計算 エローラの石窟寺院		中期密教	聖徳太子と仏教伝来
7世紀	タントラとシャクティ 生贄儀式とカーリー崇拝 カーストの差別化が厳格になる	タントラとシャクティ クンダリニーとチャクラの覚醒 ヒンズー教、仏教、ジャイナ教のヨガ行者がお互い影響し合う	三蔵法師のインド巡礼 タントラ密教	役小角が初期密教の 孔雀明王法を修する 大化の改新 天武天皇が古事記を編集
8世紀			パドマサンバヴァが、 後期タントラ密教を チベットに伝える	奈良の大仏 行基と鑑真
9世紀				空海が中期密教を 使った真言宗を開く 菅原道真が遣唐使廃止、 その後左遷
10世紀	ヒンズー教が インド全土に勢力拡大	ヨガがヒンズー教の宗教観一色になる	インド人の仏教信仰が 急落	天台密教の完成 平将門が密教呪術で敗北 陰陽師の安倍晴明が活躍
11世紀			ヒンズー勢力に圧されて 仏教衰退	藤原氏の最盛期 平等院鳳凰堂
12世紀			イスラム侵攻で 仏教壊滅	源平合戦
13世紀	北インドではヒンズーとイスラムの共有になるが、南インドはかたくなにヒンズー教オンリー	**ハタヨガ最盛期**		鎌倉仏教（念仏、座禅） 蒙古襲来
16世紀		経典ハタヨガ・プラディピカー		戦国時代 比叡山焼き討ち 千利休の茶道

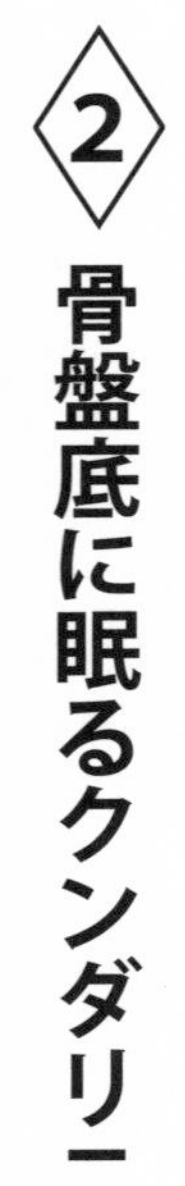

②骨盤底に眠るクンダリニーの蛇

クンダリニーというのはヨガでいう生命エネルギーの根源のことです。骨盤底にとぐろを3回半巻いたヘビが眠っているんです。ヘビといっても本物ではありません。あくまでも象徴的なもので、これはまた欲望と知恵の象徴でもあります。ヘビが目を覚ますと背骨に沿って伸びている気道を通って昇っていきます。気道のことをナーディといい35万本あるといわれています（どうやって数えたんでしょうかね？）。そのうち主要なものは中央のスシュムナー、右側のピンガラ、左側のイダーの3本です。

クンダリニーはスシュムナーに流れ込みますが、それにはまず両サイドのピンガラとイダーを浄化する必要があります。ハタヨガやタントラ密教ではクンダリニーを目覚ましてうまく頭頂に昇華させると欲は知性に転じて宇宙エネルギーと一体化するとしています。するとその行者は聖者になるとも言われていますが、まあそこまで行き着く人はそうざらにいるわけではありません。

確かに本物の伝統的なヨガでは厳しい戒律があって、スワミ・シヴァナンダ氏のような崇高な精神性を持つグルのもとで学び、生活を共にして修行するとクンダリニー感染して聖人化するこ

ともあるかもしれません。でも自分で勝手にヨガのアサナと呼吸法をやったらヘビが目を覚ましちゃいました、という人だったら果たしてそれで聖者になったかといえば答えはＮＯです。またヨガはやっていないけど、ちょっとした事故が引き金になる人もいます。いずれにしてもスイッチが入ってしまうと驚くべき神秘現象と、とめどない高揚感が込み上がるので特別な存在になったものと勘違いするんです。そういうありさまで人様の前に出ると笑いものになるので、落ち着くまでしばらく静かにしているのが賢明です。

クンダリニーは特殊な現象ではありますが、見方を変えると単に体の生理作用にすぎません。ただし人徳には無関係でも潜在能力を開発することは可能で十分起こります。だから悪意のある人がその能力を使うと破滅的な結果にもなります。聖者どころの話ではありません（もっともそのタイプの人は別の手段でもやっぱり行き着くところまで行っちゃうのです）。過剰に神聖視されたのはそうした悪用への対策が必要とされたのでしょう。本書を読まれている方には、まさか聖者志願者や犯罪計画している人はいないでしょうから、健全にクンダリニーを取り扱いましょう。

また逆にむやみやたらと危険視して恐怖心をあおる人もいます。これは神秘思想にのめり込むスピリチュアル好きな人に多いのです。運動もろくにしないで薄暗い部屋にこもったり、長期間の瞑想を集中して続けるなどして体が不活発な人です。

このような生活では「静と動」「陰と陽」のバランスがおかしくなってしまい、バッテリーの過充電のように爆発する恐れがあります。もしもそのタイプの人なら確かに要注意です。幽霊が見えだしたり宇宙人からメッセージを受信したりします。これは笑いごとなんかではありません。火薬庫で火遊びをするようなものです。

古くは禅宗の開祖である達磨(だるま)大師は修行中9年間、瞑想で座り続けて足が腐ってしまったと言われています。そこで神羅万象の宇宙的悟りを開いたから良かったものの、そのままオシャカになってしまった行者様もたくさんいたことでしょう。今日、日本のごく一部の歴史あるお寺では一度お堂に入ったら抜けられない、死ぬか狂うかせとぎわの修行を続けていますが、それができるのは長年に渡るしっかりとした体系があってのことです。とてもシロートが興味本位で真似できるようなものではありません。また体も精神もプロのアスリート同等にきたえぬいた上でやっています。だから本当のことをいえばミュージシャンや芸術家など、部屋にこもって延々と創作活動を続ける人はそこんとこをよく気をつけなければならないのです。

「うちの弟、最近ちょっと様子が変なんだけど、もしかして?」とか水面下での暴走が起こっていることがあります。誤ったやり方をすれば何でもないものでも危険物となりますが、健全にやれば生活レベルを高める有益なものになります。そこでパワーヨガではまずアサナで体を徹底的に絞り込んできたえるのです。その上でクンダリニーの通り道スシュムナーを開通させるのです。エネルギー許容量を十分に増やして、浮上系アサナは練習を繰り返すだけで全身運動になりますから精神面でも健康にしてくれます。

3 背骨に沿った7つのチャクラ

骨盤底のヘビが目を覚ますと、やがて背骨に沿った気の通り道スシュムナーに入って中継地点にあるチャクラを活性していきます。チャクラはプラーナ（氣）が密集する場所で主要なものは7つあります。

① ムーラーダーラ

骨盤底に位置してクンダリニーのヘビが眠っている。下手に起こすと怒って噛みつかれます。パワーヨガと特殊呼吸法を継続して実践してちゃんとヘビ君の通り道を作りましょう。すると機嫌よく目を覚ましてくれます。

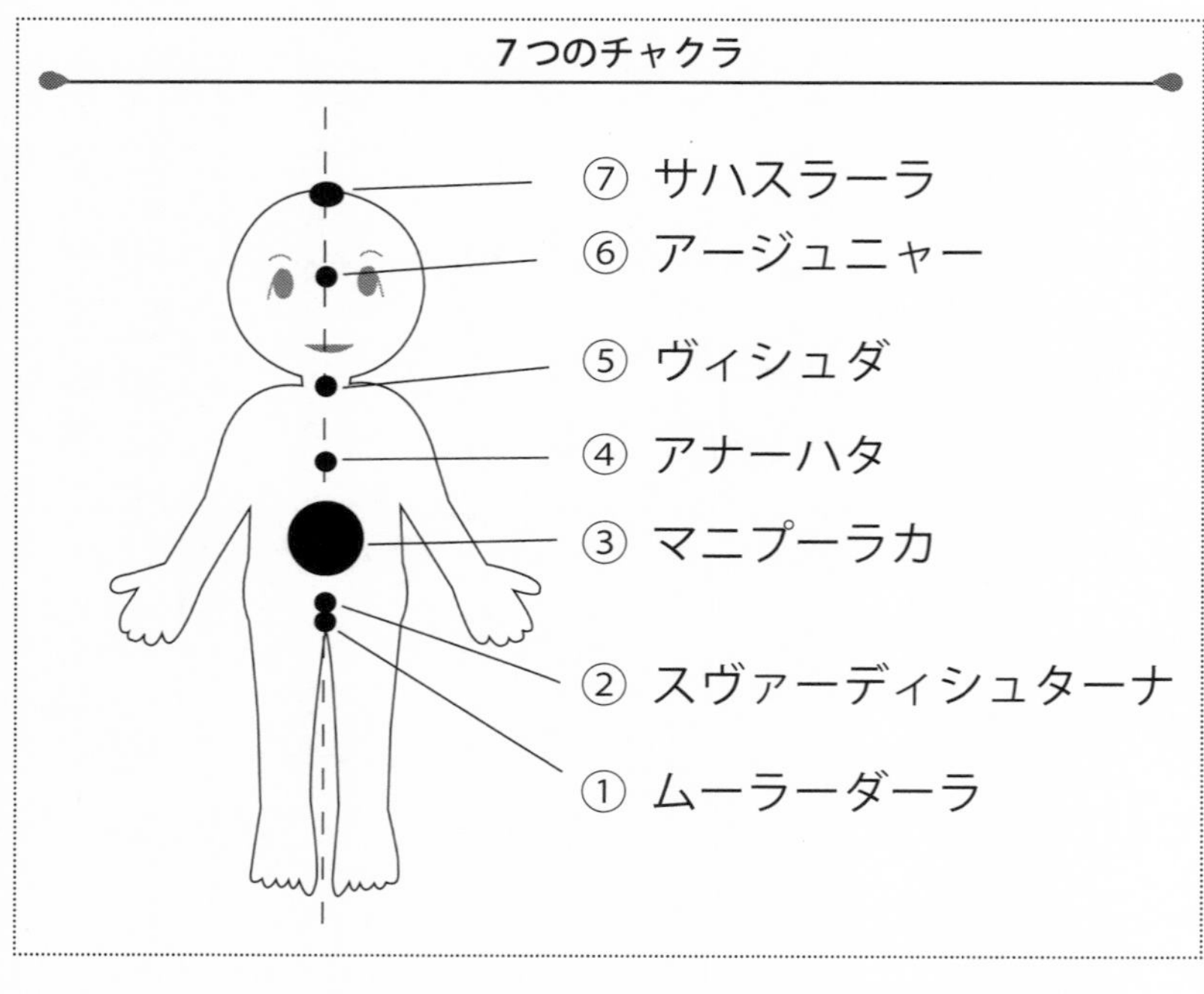

② スヴァーディシュターナ

仙骨周辺に位置する。スヴァーディシュターナが働くと神経系の浄化が起こって五感で感じる世界が変わり始めます。心の洗濯が起こると目から涙がドバーッと流れて、理由もなく突然おいおい泣き出したりとかします。それでこのチャクラの正面はというと丹田があります。位置はヘソから三寸下でプラーナの経路、ナーディの出発地点となっています。ここは武道をはじめ座禅、古神道、仙道など精神を根底に置く活動で重視しています。力のみなもとになる部位で浮上系アサナの動力となります。

③ マニプーラカ

心身の健康をコントロールします。ヨガの経典によると「苦と病が消えて死神をダマして生きのびることができる」とまで書いてあります（ただし何度もダマし続けることはできないみたいですよ）。位置はオヘソを中心に大きく広がっていてみぞおちまで含みます。ヘソとみぞおちとではずいぶん距離がありますが、本来チャクラというのは実体があるわけではないので位置も正確ではなくボンヤリと漂っています。在って無いようなとらえどころのないものなのです。量子論で素粒子の性質、特に電子の動きを勉強するとちょうどこんな感じだそうです。テレポーテーションだってあるし壁をすり抜けることもできます。一般の物理常識は通用しない不思議な光景が繰り広げられています。私たちが日常で毎日使っている電化製品でさえ、ミクロの世界を覗いてみるとまるで次元の異なる世界を垣間見ます。そして素粒子をさらに細かく分類すると最終的にはヒモの振動から生まれていると考えられています。

ヨガでは古来から万物の現象は微細な振動音で成り立っているとしています。その最も純粋な音がॐ（OM）です。目に見えるものも耳に聞こえるものも肌で感じるもの五感のすべては幻影だというわけです。それにもかかわらず私たちは今ここに在るという、とてもあやふやした奇妙な状態です。色即是空で空即是色なのです。目の前にある現実は本当の姿ではない。五感で制限されたお約束事で生きています。そしてそれは小学生レベルの科学実験でも証明できるんです。ミクロの世界をのぞくと精神世界に傾倒する学者さんが少なくないと聞きますがこうした理由からかもしれません。しかしこういう話を外でするとうさん臭く思われてしまうのです。西洋風に言うと魚臭いのです (Smell fishy)。私もさすがにシュールストレミングのカンヅメだけは開けたくありません。だからこれでおしまい。

注：シュールストレミングとはスウェーデンのニシンのカンヅメで強烈な発酵臭のする食品である。フタを開けるとガスが吹き出して液体が付着すると臭いがとれないためゴーグルと防衣が必要である。

それでマニプーラカのみぞおちです。ここは悪玉ストレスの強い人にとっては問題の部位です。精神的なストレスがたまると一番反応にあらわれやすいのが胃です。職場に行ってデスクにつく。ふと前を見ると向かい側には世界一嫌いな奴が座っている。職場ならまだしも家の中にそういう人がいるとなると悲惨ですね。こんな毎日が続くと、それだけで不健康な黒い雲がみぞおちにどんよりたまってきます。この奥に太陽神経叢(たいようしんけいそう)というのがあります。健康な人にとっては何でもないのですが、指でちょっと触るだけでも「ギャー！」と悲鳴をあげる人もいます。グリグリする

ともう阿鼻叫喚でのたうちまわる部位なのです。どす黒い気が充満しているのです。こういうのは万病の元になりますので早急に手を打っておきましょう。

方法は指でみぞおちを押してザクザクかき回します。(断っておきますが健康な人はいくらやっても平気で痛みはありません) 痛みと苦しみで顔を歪ませながら口から悪い気をゲローッと吐き出してください。何度も繰り返しているうちに痛みはなくなってスッキリします。ただしストレス性の胃潰瘍までいっちゃってる場合は医療治療を受けてくださいね。軽めの症状なら薬局のクスリでも治るみたいですよ。

また7つの主要チャクラの他にマイナーなチャクラもいくつかあるのですが、マニプーラカの後ろにスーリヤとマナスという2つのチャクラが左右にあります。ちょうど腎臓の上にくっついている副腎に相当します。ここは心と体をエキサイトさせるアドレナリンを分泌する器官です。腸腰筋の上端にあって、マニプーラカが働きだすとお互い連携して悪玉ストレスの対処が可能になります。

④ アナーハタ

胸部の心臓に位置するのでハートチャクラともいわれます。丹田と同様にここもまたプラーナの製造場所なのですが、この辺りは感情のもつれがややこしい部分で毒矢がぐっさり突き刺っていたりもします。「壊れたハートよりは孤独な心の方がまだましだ」（♬ Owner of a lonely heart Much better than a Owner of a broken heart ♬）なんていう有名なロックの歌がありました。でもアナーハタチャクラの働きで愛のエネルギーが満ちてくると矢は溶け出して、やがては右の頬を打たれたら左の頬を差し出したくなる気分になるかもしれません。こういうときはグッとこらえてよけいなことはやらないでください。本当に殴りかかる人がいますから。

⑤ ヴィシュダ

のどに位置します。ある舞台俳優は声と呼吸の問題に苦しみました。最初はのどのつまりをなんとかしようともがいていました。しかしある時、声が出なくなるときには首筋の緊張が頭のバランスを悪くしていることに気がつきました。そしてそれが原因で胸のしめつけや肩が上がることに気がつきました。すると立ち方や動きにも関係していることがわかりました。最終的には頭頂からつま先、全人格にまで関係しているという結論になりました。こうした発見をすると声と呼吸の問題は消えてしまいました。

チャクラはひとつで働くのではなくて、他のチャクラとシステマチックに連動しています。ヴ

イシュダチャクラも、ここひとつだけを活性させようとしてもうまくはいきません。声の不調に悩む人はのどだけでなくて体の全体性を大切にしましょう。そうすれば一流の政治家も顔負けの香具師（やし）の口舌（こうぜつ）ガマの油売り、二枚舌の八方美人になることうけあいです。

⑥ アージュニャー

俗にいう第3の目、サードアイです。位置は眉間（みけん）だとか脳内やや後方の松果体（しょうかたい）だとか、脳下垂体の上にある視床下部など諸説あります。これらのどの部位にクンダリニーが結びつくかで、あらわれる潜在能力に違いが出てくるようです。またその逆に各個人の気質があらかじめ結びつく部位を決定しているともいえます。

血液型の性格判断のように「私は視床下部の人、あなたは松果体の人」というようにですね。そうなると自分の意志では選択できないわけですから、女神カーリー様におまかせするしかないようです。それにしてもインドの神様はたいてい目が三つありますが、どんなふうに見えるのでしょうね？　アージュニャーが働き始めると自分のまわりで不思議な生き物がイタズラしているのが見えるようになるかもしれませんよ。

⑦ サハスラーラ

頭頂に位置して千の花弁を持つ蓮（はす）として表れます。このチャクラが発達すると次第に大きくなってお釈迦様の頭のようにポコンとふくらみができます。これは決して脳腫瘍ではなくて肉髻（にっけい）といってチャクラが完全開花して悟りに達したあらわれです。肉髻はあくまでもチャクラのイメージなので実際の肉体上にできるわけではありません。またそこまで聖人の域に達する人もそうざらにはいません。ご安心ください。

クンダリニーがシャクティの女神カーリーであるのに対して、サハスラーラはシヴァ神の象徴です。クンダリニーが背骨を伝わって頭頂のサハスラーラチャクラに流れ込むと両者は結びついて楽しいことが起きてしまいます。そして快楽の世界を十分堪能するとその後やがて背骨を下降していき再び骨盤底に戻ります。一方通行というわけではないようです。厄介な女神がいなくなってシヴァ神もこれでほっとするのでしょうか。こうしたプロセスは一回きりではなくて何度も繰り返しながら完全浄化に向かいます。

お茶の小話

●クンダリニーの幻影

ある初夏の週末、晴れの昼下り、のどかなひとときのこと。自宅のベランダに立って雲ひとつない青い空をボンヤリと眺めていた。下には駐車場があって通りをはさんだ向かいの建物の屋上（おくじょう）が、ちょうど目の高さになっている。洗濯したシーツが干されていた。

ふと気がつくとそこに黒いサングラスをかけた男が立っている。そしてこちらをじっと見ている。何となく居心地が悪くなったのでベランダを左右に行ったり来たり歩いたりして素知らぬふりをした。それでもなお向かいの男はじっと私の方を見続けている。私はとまどいを感じて立ち止まってその男に目を向けた。すると男は右手でサングラスをゆっくりとした動作で取りながら左手をふところに入れた。そいつの目はギラギラとまぶしく輝いている。

それを直視した私は体を動かすことができなくなってしまった。男はふところから手を取り出して指先を私に向けた。ピストルの音……その瞬間、私の心臓に熱い銃弾のようなものが当たったのを感じた。感電でもしたかのような鋭い痛みが走る。撃たれたのだ。「なんてことだ？」悔しくて涙が出てきた。そしてひざをついて倒れてしまった。男はそんな私をあざけるように見て姿を消した。

我に返って心臓に手をやると傷も痛みもなかった。でも夢を見ていたわけでもなかった。鼓動は激しく打ち続けていて音は耳に聞こえた。何かとてつもなく危険な世界に足を踏み入れてしまったことはすぐにわかった。そしてそれはほんの序章に過ぎなかった。もしもこんなことが起きてしまったら覚悟を決めましょう。とにかくできるかぎり冷静になってください。そしてパワーヨガに専念して体をきたえてください。丹田が強化されるとこうした幻影はやがて消え去ります。

パワーヨガ

パワーヨガとはアメリカのハリウッドで一躍ブームになったスタイルです。ハタヨガのアサナを伝統的な方法にとらわれずに、ジムナスティックの筋トレや体操、ストリートダンス等で培った体の知識、その他様々なボディーコントロール法を駆使して自由なアプローチで行なうものです。

すると従来のヨガのイメージにあった柔軟系のアサナよりも、もっとアクロバティックなアサナが前面に出てきました。NOTノーマルが大好きで開拓精神が旺盛といった、いかにもアメリカ人らしい気質なのですが、中でも体を持ち上げる〝浮上系〟を得意とする人たちが続々と現れてきました。体各部をアクティブにして、リラックスよりもハイテンションのエネルギーを獲得するんです。

高度なものになると逆立ちからアサナを次々と変化させる、まるで異次元からやって来たアクロバットのような不思議なものもたくさんあります。鶴に孔雀、ニワトリ、そして賢者の名のついたものが多種ありますが、本書では第４章で次のアサナを実践します。

○鶴ポーズ（3種類のバカアサナ）
○孔雀ポーズ（マユーラアサナ）
○賢者ポーズ（ガーラヴァアサナと3種類のカウンディンニャ・アサナ）

やり方は両手を床についで両肘を支点にして全身を床から浮上させます。体の体重はすべて前腕から左右の手のひらにのしかかり、両肘の支点のみでバランスを維持します。ちまたではこの種類のアサナを「アームバランス」と呼んでいますが、実際には腕よりも体の中心バランスが決め手になります。持ち上げると言うよりは浮上作用が強く働くんです。

シロート目には、そんな難しいポーズは自分にはできないと思うかもしれません。しかし物事は見かけとは意外と違うものです。「実際にやってみたら私にもできた！」そんな体験は日常にゴロゴロしています。できない、できるはずがないという変な思い込みの方が、かえって脳のリミッターになってしまっているんです。

実はヨガをある程度実践している人なら、少なくとも一度は試しにやったことがあるんです。ところが二、三度やってもできないのでそのままあきらめるというか、目もくれなくなっているポーズなのです（恥ずかしながらこの私もそうした中の一人でした）。

こうした原因は体を持ち上げるために強い筋力が必要だと思い込んでいることにあります。腕立て伏せのように腕力に物言わせる部類の体操と一緒にしているようです。たしかにまったく筋力はいりませんと言ってしまうとそれはウソです。だけど別にマッチョなお兄さんじゃなくても、コツをつかむとオバさんでもそれなりにできてしまうポーズなんです。

ヨガは筋トレではなくて脳トレなんです。知恵の輪を外すのには力まかせではどうにもいきませんが、やり方を知ってしまうと誰でもできてしまいます。だからまともに体当たりするといくら頑張ってもできません。でも裏ワザ攻略をすると高度なアサナほど緻密（ちみつ）な体の仕掛けが隠されていることに気がつくんです。それこそまさしく古代バラモンの英知、インド5千年の神秘なのです。

運動不足の人でもやれば体の芯からインナーマッスルや内臓を絞り込むことが可能な他に類をみないエクササイズになります。体に新しい刺激を与えてスパークすると若返りホルモンやアドレナリン、さらには脳内麻薬といわれるβエンドルフィンを分泌して究極の気持ちよさを体感することができるんです。これは違法ドラッグ依存者のような退廃的なものとは正反対のものです。窓から外をボーッと眺めているようなものではなくて、体がたくましく変身して創造性や直感の閃きをうながすものなのです。

初めて体が浮上したときの目に映る光景、この感動はいまだに忘れることができません。

5 内部圧縮がエネルギーを高める

世の中には圧を加えると電気エネルギーを発生する物質があります。ピエゾ（圧電）効果といって日常品にも普通に使われています。代表的なのは水晶（クリスタル）です。時計のクオーツは水晶に圧をかけて発振させて正確な時刻を表示しています。他にはギターのマイクやガスコンロの点火スイッチにも使われています。するとスピリチュアルグッズのパワーストーンでエネルギーアップというのもまんざら迷信ではないかもしれません。ピエゾ効果は人の体だって例外ではないのです。骨格成分のコラーゲンや体液の涙でも発生します。筋肉は電気信号で動くのはごぞんじですよね。18世紀にカエルの足に電極を触れたら動くことがわかり、神経システムの研究の元になりました。生体電気といいます。そしてクンダリニーの正体は電気エネルギーとしてよく説明されますが、こんな具合に考えてみるとなるほど納得がいくんです。パワーヨガの浮上系アサナが若返りや活力アップに効果があるというのは内部圧縮によるエネルギー増幅率が非常に高いからなのです。

緊張とリラックスと脱力

ここ最近、どう見ても脱力しきっているのに「緊張して首スジや背中が固まっているんです」などという人をよく見かけます。当然ですがこれは緊張ではありません。体のエネルギーが分散して変なところで浪費しているのです。まるで燃費が悪くて有毒ガスまき散らすポンコツ車のようです。

力が入っていなくてはならない肝心なところ、つまり下腹部の丹田がスカスカになっているのです。適当な言葉が思い浮かばないので、「不快＝緊張」としているのです。体が不活発になる

と問題でもなんでもない部分が強調されて、あちこちに不快な症状が表れます。感覚神経の間違った反応です。

以前、震災があった頃ですが、パニックによる極度緊張の人が続出してリラックスしたくてもできないというのがありました。その改善策として「まずは脱力しよう！」というのがちょっとしたブームになっていました。でも本当はリラックスと脱力は違います。リラックスとは周囲に注意が行き届いていて柔軟に行動できる状態をいいます。よく副交感神経がどうこうとか言いますが、つまるところ心と体がさっぱりして、すがすがしくならなければ意味がありません。冷静かつさわやかで逆に緊張感さえも漂っています。一方、脱力とはダラダラして日常ではあんまり役に立たない状態を指します。たまには何もしないでグータラするのも良いのでしょうが、これが習慣化してしまうと体がなまって不平不満しか感じられなくなってしまうのです。おとぎ話に出てくる困った王様みたいなやつです。ここでさらに不安や恐怖の感情を抱くと悪玉緊張になります。

単に緊張といっても良いのと悪いのがあります。たとえ体に問題はなくても心が病むと得体の知れない痛みや苦しみに支配されます。心と体は表裏一体ですから、たとえ逃げてもどこまでも追いかけてきます。そして実体のないもののはずが本物の病気にもなります。毒には毒をもって制するように悪玉緊張には良い緊張をもって制しましょう。そういうふうに体と心をうまくあつかうワザがヨガ（馬を御するように心身を制御するというのが語源）です。

パワーヨガを実践するとエネルギーが高まって覇気が出ます。すると引きしまった緊張感が備わった本当の意味でのリラックスした体になること間違いなしです。楽しい毎日になりますよ。

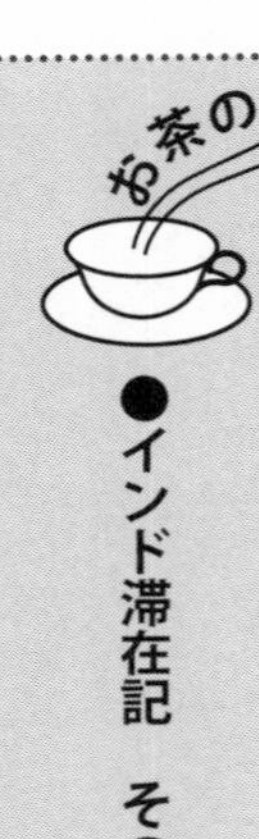

●インド滞在記　その一

インドのカルカッタ、世界のゴミ箱と言われる街です。駅に着いて列車を降りると辺りいちめんゴミの山。ゴミといってもただのゴミではありません。犬の死骸はあるしネズミの家族もいます。ハエがブンブンたかっていて歩き場所がまるでないありさまです。そしてホームレスの人が道路沿いにズラーッと地平線の彼方まで並んで座っています。ゴミの山で身動きが取れないでいると、さっそくウジャウジャと私の方にむらがってきました。私は覚悟を決めてゴミの山の中を猛ダッシュで走り抜けました。暑いのでインド人はわざわざ走ってまでして追いかけてきません。

ここカルカッタには女神カーリーを祀ってある有名な寺院があります。生贄(いけにえ)に今日も子ヤギの首を切断して捧げています。そして女神カーリーはクンダリニーの象徴でもあります。怖いもの見たさに「おお、それはすごい！ぜひ行ってみたい」という人に忠告です。この寺院の案内人はぼったくりバーの客引きの数倍てごわいです。お賽銭程度にチャリンと器に入れると「こんなんじゃローソクも買えない！紙でできたお金を出しなさい。それともこの寺院がどうなってもかまわないと言うんですか？人間としてそういうの平気なんですか？あなたみたいな人は見たことがない。」と私をあわれむような目つきで説教と非難を浴びせてきます。一言でも相手にするなら、もう勝ち目はありません。いざとなったらやっぱり猛ダッシュ、逃げるが勝ちですね。

ここは天竺、神の住む国インディアです。

第2章

準備編

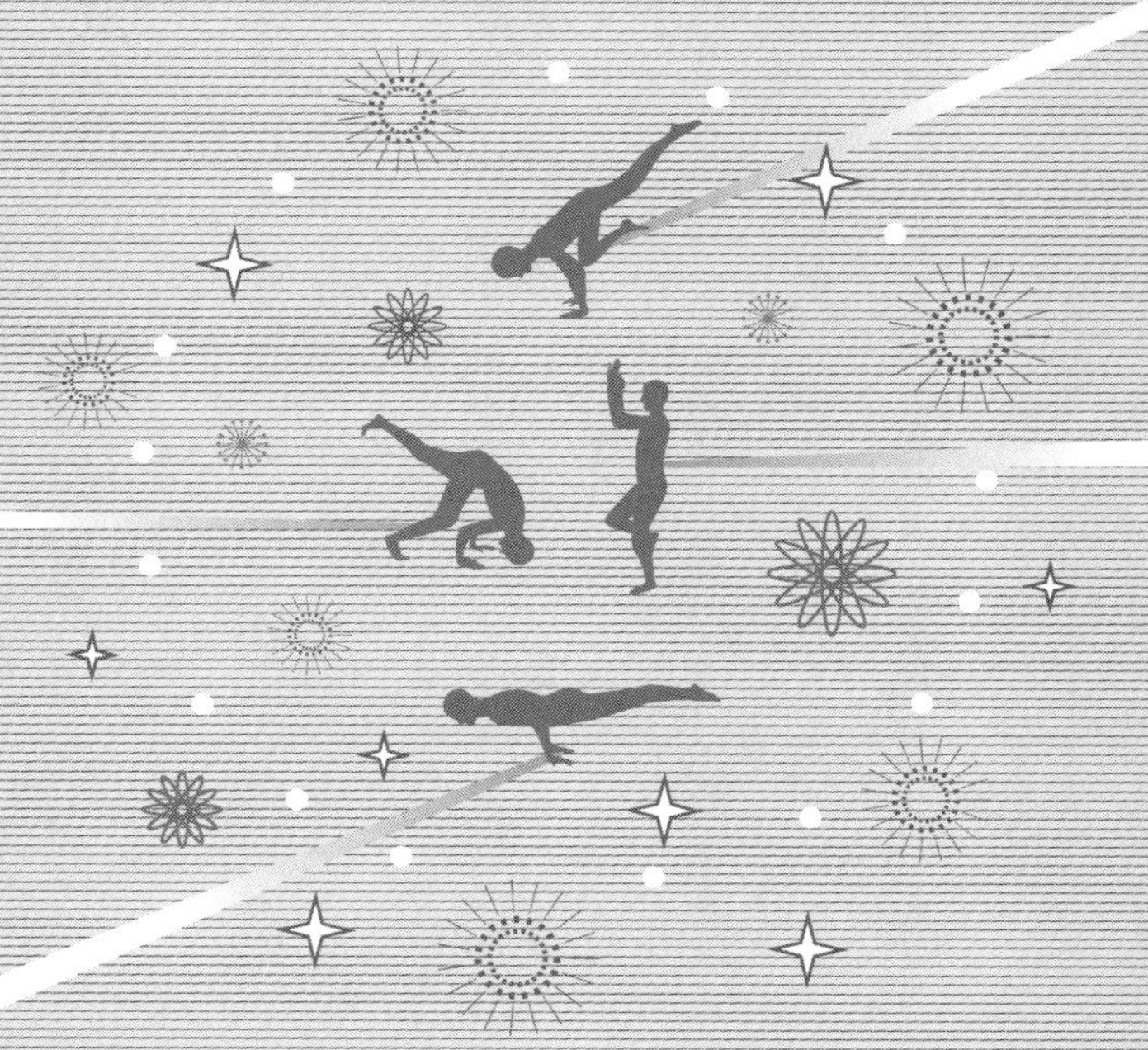

①パワーヨガお勧めの人

普通に体が健康であれば子供から若者、美男美女とあんまりそうじゃない人、オジちゃんオバちゃんから高齢者まで誰にでもお勧めしますが、特に以下の人にはお勧めです。

① 本番前のあがり症や不安緊張する人

・人前でスピーチすると手足が震えて声がでない。
・普段はスラスラ楽器を弾けるのに、ステージ直前になると全身コチコチで実力発揮できない。
・重要な選択を迫られると、ついつい撤回ボタンを押してしまい成功をみすみす逃してしまう。
・今まで順調に進んでいたのにゴール直前になると必ず予期しない不運に見舞われて失敗する。

こんなふうにいざという時になぜか体が固まって苦しい思いをする人が意外と多いのです。人に相談すると「深呼吸して肩の力抜けよ。君はマジメすぎんだよ。ハハハ」となり、しまいには「ひょっとして何か変なモノが憑りついているんじゃあないの? お祓いしてこいよ」とまで言わ

れてしまいます。そこでこのタイプの人は緊張しているのだからリラックスしようとします。ところがそういうのは結局ごまかしに過ぎないので、その場しのぎにはなっても不安緊張からは依然として逃れることはできません。

本番が近づくと必ずまた発作が始まります。おそらく腹筋はフニャフニャで張りがなくて声も弱々しいでしょう。肩はぎこちなく固まって腕はダランと力なくぶらさがっているかもしれません。目線は常時下に落ちていて考える内容もあんまり楽しいものではない。こんなときにうっかり全身脱力なんかをしてしまうと、それこそ腰抜けの人になってしまいます。ちょっとしたことでもビクビクした生活になってておもてに出られなくなります。

こういう問題にはやはり体をきたえるのが一番の解決策です。不安定なバランス状態でエネルギーを下腹部の丹田に込める訓練、筋肉でいうと腸腰筋グループをもっときたえるんです。すると身も心もテンションが上がってスリリングな緊張が大好きな人になりますよ。

もしもあなたがそのタイプの人ならさっそくパワーヨガ、浮上系アサナの練習開始です。そして次の本番ステージは勝ち誇った気分で迎え撃ちにしましょう。

②　ウツや自律神経失調の人

ウツといってもその度合いは様々ですが、だいたいにして体が不活発になっていることが多いのです。パワーヨガは体の芯から刺激を全身に生じますので、ぜひともチャレンジしてみてください。自分の部屋のちょっとしたスペースでできますし、エキゾチックな体操はそれだけでも心を高揚してくれます。体をきたえて下腹部の丹田が充実すると病は気から治ります。

実は私も20代の頃、自律神経失調でウツから対人恐怖、胸のつまった息苦しさや手の震えに苦しんでいました。情けないほど弱っちい男でしたから職場ではよくからかわれていました。体質改善のためにヨガを始めたのですが、最初のうちはちょっとしたアサナでもヒーヒー言ってひっくり返ってしまいました。しばらく起き上がれずにいると耳元でこんな声が聞こえました。「おまえはダメな奴だな。ここで負けたらもう先はないよ」ご先祖様に背中をパシッと叩かれた感じです。そこで毎日ヨガを実践し続けることにしたのですが、エネルギーが高まるとみるみる元気になり、職場ではそれなりに出世もして同僚たちは「あのヨシダがねえ……」と首をかしげていたもんです。

③　年齢40～60代のくすぶりのある人

いわゆるひきこもり症候群の方です。悶々とした時だと思いますが、暗闇の世界から立ち直った人は「人生サナギになることも必要だわ」とも後々語っています。逆にこの機会を活用してパワーヨガをやりましょう。実践するには外に出る必要もなければ人に会う必要もありません。集中的に取り組むと運動不足でなまった体もすっかり生まれ変わって輝きだします。

注意点はその反動でエネルギーが有り余ってしまい「今までの人生は何だったんだー!」と悔しがることになるかもしれません。もっともその時点でひきこもりはほぼ解消しているわけです。

そうした体験記をブログなどに投稿したりすると、そこから社会との交流の窓口になります。世の中には自分と共感する人が案外たくさんいますから、パワーヨガで変貌をとげた人を見ればきっと興味や関心を持って注目されます。そして今度はそうした経験者の言葉、たったひとことやちょっとしたきっかけが同じ悩みを持つ人への手助けになるのです。

④ 会社の管理職の人

新入社員の前でパワーヨガをやって見せると尊敬されること間違いなしです。「うちの職場はねえ、これくらいできないとやっていけないよ。君たちついてこれるかな?」とか言ってバーンとポーズを決めてください。若手社員から「ウワー! さすが部長ですうー」と拍手カッサイを浴びて、女子社員は両手を組んで「キャー、部長ステキー！」と目をウルウルさせてしまうことでしょう。これとは逆に新入社員の場合はたとえできても、うっかり披露するのはさしひかえた方がよいかもしれません。頭のあんまり良くない人がねたんで裏で妨害工作をしてくるのです。そういう者はほっとけば勝手に自滅しますが不要な労力はしなくてすみます。わざと失敗して「僕にはとても部長みたくはできません」と涙顔をみせましょう。上司のメンツを立ててあげてください。すると出世します。

⑤ 時間がないという人

何らかのエクササイズをするならそれなりの時間を要するのは当然ですが、よく忙しくてやる時間がないという人がいます。それは時間がないのではなくて、エネルギーが低下しているため脳がめんどうくさがって言い訳をしているのです。冬になれば着ぶくれして動けない。春になると花粉症で苦しい。夏は暑いから動きたくない。秋は台風で……と一年中こんな感じです。

ところがパワーヨガを開始して、いったん体の内部からエネルギーがアップするとアドレナリンとドーパミンの作用で、まるでギャンブル依存者のように（あんまり良い例じゃありませんが）たとえ忙しくても絶対どこかで1回でもやりたくなるのです。人の心変わりは良くも悪くも簡単

に起こります。ただしそれでもやっぱり寝る暇もなく時間がないのというのでしたら、それこそ生活を見直す必要があるのではないでしょうか。今がその絶好のタイミングですよ。

⑥ 小学生や成長期の子供

鉄棒と同じように体が軽いほうが断然簡単にできます。一度体が覚えてしまうと大人になってもできるし他の運動にも応用がききます。能力開発は子供のときから始めたほうが将来いろんな分野で有利になります。本をたくさん読めば知識は増えますが、せっかくの知識をうまく有効活用して役立てるには、やはり体を積極的に動かして脳の神経ネットワークを活性する必要があるんです。特に12才ころまでに神経システムがおよそ出来上がりますので、机に向かったまま動かない生活を続けるのはちょっと問題なのです。

私が子供の時代は親の言うことといえば決まって「もっと勉強しなさい！」でしたが、今日ではそういうのは流行んなくなりました。心理状態も閉鎖的になりますからね。子供には「もっと遊び（楽しく体を動かし）なさい！」が能力開発の基本です。直感や閃き能力はそうやって高めることができます。

ヨガの複雑なポーズ、浮上系アサナのように体の知覚度を高めるバランスコントロールはIQアップにもつながり、また丹田強化による健全な心を発達させます。これからは教育の一環として学校の体育の授業でも取り扱ってもらいたく思いますね。

⑦ 惰性の毎日を過ごしている不平不満の人

欲しい物がだいたい手に入ってしまうと逆に退屈になってしまいます。何事もマニュアル化されて毎日が型どおりのルーチンワーク。無駄を徹底的に排除することによって作業の効率は確かに向上しましたが、なぜか心は満たされない。自分を表現できる場所がどこにもない。すると次に起こることは何を見てもやっても不平不満の連発です。ネットでの過度な誹謗中傷はその典型です。

パソコンやスマートホンの仮想世界もいいかげんうんざりして体の芯から何かを感じたい、生きていることを実感したい。そんな人にパワーヨガはピッタリです。自宅にいながら自己の極限に挑んでスーパースリリングな体験ができます。体内で生じる強烈な刺激とともに五感が変わり新しい世界が広がります。いったん潜在能力が顔を出し始めると、そこからはまるで火のついた導火線のように次から次へと連鎖反応が起こりだします。すると人生で進むべき道は向こう側から勝手に開けて来ることでしょう。

⑧ 引退した人

退職してこれから隠居生活という人には、新たなる人生起点として精神修行に目覚める人がよくいます。四国のお遍路や山伏体験、座禅もよいですが今からさっそく自宅でできるパワーヨガは手軽でとても刺激的です。人生、生きているうちは何度でも花を咲かせてやりましょう。

⑨ 実践に適さない人

手術直後の人、妊娠中と出産後3か月間、腕に障害のある人、骨や関節の弱い人、その他日常生活で運動制限のある人はやってはいけません。またパワーヨガで生じるデトックス効果や内部調整作用は人によって反応が強く出すぎることもあります。本書の実践編では急がず段階ごとに必要なプロセスを経ておこなうようにしていますが、体調を崩した場合にはいったん中止して様子を見ながら再開するとよいでしょう。

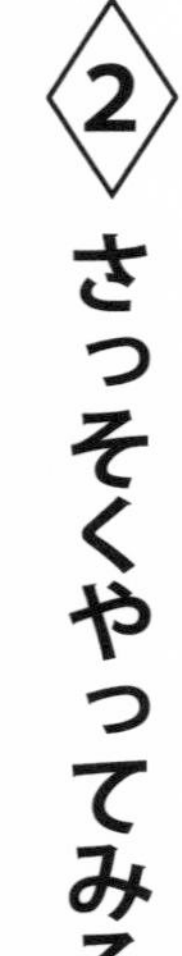

②さっそくやってみる

さっそくやるといってもいきなり浮上系、鶴や孔雀はいくらなんでも無理があります。狂気の沙汰です。「もったいぶらずにさっさと出すもの出せよ〜」と言いたい気持ちはわかりますがそうはいかない。物事には何事も順序というのがあります。

そこでまずは完成ポーズをイメージしてみるんです。何事も型から学ぶのが妥当っていうもんでしょう。鎌倉の禅寺の和尚さんが「型を知らない人のことをカタナシというんじゃあ〜」と言っておられました。余計なことを言って読む気が失せないうちに実践に入りましょう。

浮上系アサナで床から体が持ち上がると嬉しいのですが、それと同時に多くの人はそのなれないバランスに驚きと不安があらわれます。するとせっかくできたのに何か間違った感覚、やってはいけないという思いが生じてストップをかけてしまうのです。俗に言う脳のリミッターですね。そうならないように今のうちから浮上感覚になれておきましょう。

①イスを用意してください。そしてお腹を乗せてうつ伏せになります。

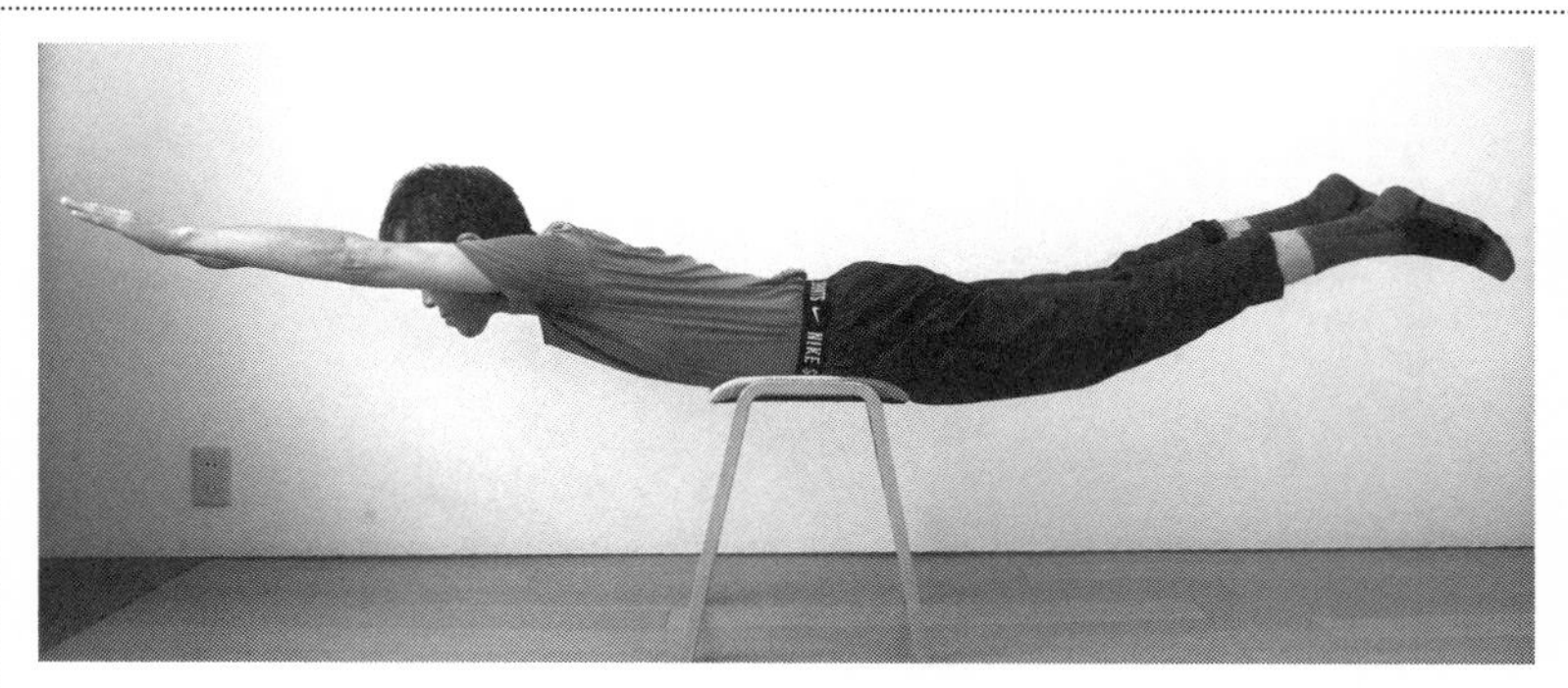

筋トレのバック・エクステンション

息を吐きながら両手両足を上げるのを繰り返す。それで浮上感覚を理解する。まずは10回連続でやってみよう。

②そしてウルトラマンのように元気いっぱい、息を吐き出しながらゆっくりと腕と脚を真っ直ぐに伸ばしてください。

③顔を持ち上げて目線は前を向かせます。

④空を飛んでる気分になって浮上感覚になれてください。でも本当に飛んじゃってイスから転げ落ちないでくださいね。

1）作用・反作用の法則

浮上系アサナを実際に床でうつ伏せになってやると、手首になかなかの負担がかかります。このときに作用・反作用の法則を思いながらやると、意識が変わって力のかかり方も軽減します。作用・反作用の法則は中学校で勉強しましたが、ここで実践を通しておさらいしましょう。

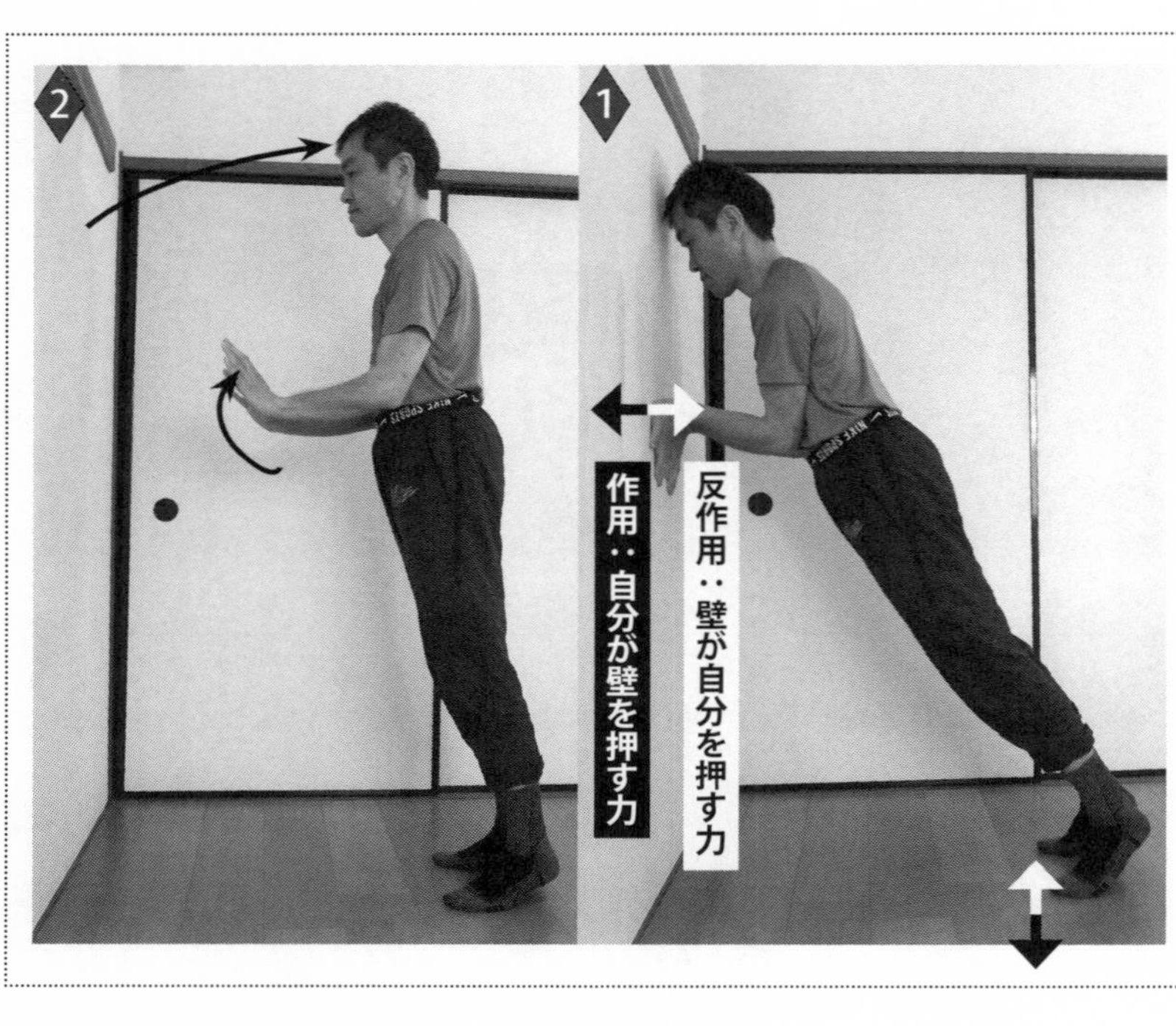

①壁に向かって立ちます。自分と50センチくらいの間隔にします。

②両手のひらで壁をポーンと押してみましょう。すると手のひらは壁に押し返されて体が後ろに傾きますね。このようにある力を加えると、まったく同じ力が反対向きにも働きます。これが作用・反作用であらゆる力において成り立ちます。地球上だけではなくて宇宙空間でも同様に働きます。宇宙ロケットが飛ぶ原理も作用・反作用ですし、月が地球の周りを回っていられるのも作用・反作用があるからです。

物理法則についてもうちょっと詳しく知りたい人は物置から中学校時代の科学の教科書を引っ張り出して読み返してみましょう。（難しすぎて理解できないかも……）

③壁の押し返し運動を繰り返しながら、足の位置を少しずつ後方に移動してください。50センチから60センチ、70センチ、80センチという具合です。壁と自分との距離が広くなると、だんだん筋トレの腕立て伏せのようになって手首がきたえられますよね。

④壁でトランポリンをやるように、ポーン、ポーンと体が行ったり来たりを繰り返しながら、前腕を外回りにして指先を下に向けてください。これをスピネーションといいます。

次に体が押し返されたら、今度は前腕を内回りにして指先を上に向けてみましょう。こちらはプロネーションといいます。こうしたスピネ・プロネを繰り返しながら、壁から押し返されるのを感じとってください。

⑤運動を続けながら、今度は足の裏にも注目してみましょう。体重が足の裏に乗っかって床を押しつけて立っています。これが作用です。すると反作用は床が足の裏を押し返していることになります。私たちは自分で立っていながらも、実は床から立たされていたのです。

こんなふうに体をとらえると意識が変わって体の感じ方が違ってきますよね。これからパワーヨガを実践するときにはこうした作用・反作用を頭に置いてやりましょう。力ずくで強引に頑張るのとは筋肉の使い方（反作用なので使われ方というべきですね）も変わって余分な労力を軽減できます。

2）目を動かす

目は外界の情報を吸収するのに大きな役割を果たしていることはみんな知っています。それにもかかわらず多くの人はあんまり意識的に目を動かしていません。特にスマホの使用により電車の中でも外を歩いていても画面をひたすら見続けて、外の世界と切り離されている人がたいへん多い世の中です。観光地に行っても目で見るよりもスマホのカメラを通して見る人もたくさんいます。仮想世界の中で生きているといっても間違いはないでしょう。

私もスマホを使っていますし、今さら手ばなせと言われても困りものです。（さすがに自転車こぎながらのスマホは危険なのでいけません）でもそのかわりというか、だからこそ日常で積極的に目から体を動かして現実世界とのつながりを再認識する必要があるのです。

目の動きは全身の動きに大きく関わっています。目の動きが先行して体の各部を順番に動かすと、おおよそなめらかでつまりのない状態になります。逆に目を動かさないで下を向いてばっか

りいると体は固まってギクシャクしていきます。そこでひとつ、外の世界に目を向けるエクササイズをおこなってみましょう。

①自分の周りで色のついたものを目で探します。まずは赤色です。赤といっても深紅色の赤（クリムゾンレッド）の物体を探してください。

②このとき頭は動かさないで目の動きだけで探します。時代劇のお侍さんが周囲の気配を探るように目玉を左右、上下、斜めと四方八方に動かしましょう。（もしも赤色を簡単に見つけてしまったら別の色に変えます）

③目を動かして周囲にクリムゾンレッドが見つからなかったら頭も動きに加えます。目を右に動かしたら頭も右に、目が上を向いたら頭も上にという具合に動かします。これで探す範囲が少し拡大しましたね。

④目と頭を動かしてもまだクリムゾンレッドが周囲に見つからなければ、次に首から胴体も動かしましょう。目が先行して頭が続き、さらに胴体が動きに加わります。獲物に迫りよる蛇の動きみたいなやつです。

⑤それでもまだみつからない？　そうしたら骨盤から脚に動きを連動して歩き出してください。

そのうちきっと深紅の王様、クリムゾンキングがきっと見つかることでしょう。

日常生活のいろんな行動中にはこんなふうに目の動きを先行して、体の各部がそれを追いかけていくように動かすのです。目↓頭↓胴体↓脚↓足という順番にです。ヨガの様々なアサナを実践するときにも必ず目の動きに気を配りながら体を動かしましょう。そうすると難しいポーズでも体の流れがとどこおらず、完成度の質感も良好になります。

でたらめな動きで体をつまらせたり、壊すこともなくなりますしね。また目をつぶってアサナをやる人がときどきいますが、そういうのは目をつぶって車を運転するのと同じくらい危険な行為です。五感をフルに働かせて実践するのがヨガです。何か特別な理由がない限り、目はちゃんと開けておこないます。

3）腹筋強化は必要

浮上系ポーズで働く主要筋肉は腸腰筋グループですが、両肘でお腹を支えるためには腹筋もある程度は強化している必要があります。別にボクサーみたいな強靭6個割れは必要ありません。インドのヨガマスターにしたって腹筋が極端に発達している人は見かけません。でもあまりにも

弱っちいということでしたら腸腰筋どころの話ではありません。はるかかなた、それ以前の問題です。それではどの程度の強さが必要なのか？ ちょっとテストしてみましょう。人差し指と中指を立てて手刀を作って、お腹にブスッと突き刺してみてください。お腹がフニャフニャで指が奥にもぐりこむようではいけませんねえ。グッと力を込めてお腹に壁を作ります。そして指が刺さらないくらい、というよりも逆に指先がひん曲がるくらいの強度にしてください。この程度の強度は浮上系アサナうんぬんじゃなくて、日常で健康な生活をするのに最低限必要です。本書のパワーヨガの練習を毎日少しでも続けていれば、そのへんのことには対処できるでしょう。お腹をコブシで叩いてもびくともしない、太鼓みたくバンバン音が出れば合格です。

4）賢者ポーズ（ヴァシシュタ・アサナ）

浮上系アサナの練習を始めると手首が痛くなることがあります。全体重が手首にかかるので、なれないうちはよくあることです。また全身を浮上させるためには気力がものをいいます。それには手首を強化するとともに、下腹部の丹田にエネルギーを充実させておかなくてはなりません。

丹田は身体開発の基本でもあるのでたいへん重要なのです。それをきたえるのがヴァシシュタ・アサナです。初歩的なエクササイズとしては簡単で効果も高いので、まずはこのアサナをやりましょう。

ヴァシシュタというのは賢者の名前です。ヨガのアサナには賢者の名前のついているものがたくさんあります。神の血統をつぐ生まれながらの賢者もいましたが、多くは過酷な苦行を経て悟り（サマーデイ）に至り、そうしてスタンド能力を身に着けました。インドには3千年以上も昔からカーストという階級制度が作られていて、5クラスに分かれています。

① バラモン 僧侶・神官
② クシャトリア 王族・武家
③ バイシャ 平民
④ スードラ 奴隷
⑤ アンタッチャブル 不可触民（日本史でいう、えた・ひにん）

カーストは現在では廃止されていますが、なにしろ長い歴史があるのでそうした風習は簡単には変えられないのが現状です。ヴァシシュタは元は武家のクシャトリアでしたが、厳しい修行をしてバラモンの司祭になりました。たいへんな勢力を持ち太陽王宮の実質的な支配権をにぎっていたそうです。

① 体の右半身が上になるように横になって、壁と床の接点（直角の部分）に左足の裏をつけます。右足はどこか適当な場所に置いてください。

② 左手を床に置きます。指先は壁と反対側に向けてください。

③ そうしたら左手で床を押して左足もまた壁を押しつけます。すると全身が突っぱり棒みたくなって床からバーンと持ち上がります。

④ そこで右腕を天井に向けて伸ばすと斜めに傾いた十字架のようになりますね。

⑤ 胸をめいっぱい開きましょう。このときお腹がくの字にだらしなく引っ込んでしまうとかえってツラくなります。原因は左手の位置の置き場所が近すぎるか、それとも遠すぎるかです。腕と体が十字架になるように左手の置き場所を調節してください。体が一直線にバーンと伸びると丹田が充実して気持ちよくポーズが決まります。

⑥ そこでさらに息を深く吐き出しながら右腕を時計回り、反時計回りに円を描くようにグルーンと大きく回しましょう。目線は指先を追っかけます。胸が大きく開きますのでたいへん気持ちがイイのです。ヴァシシュタ・アサナの完成形では右手で右足をつかんで上に引っぱり上げ

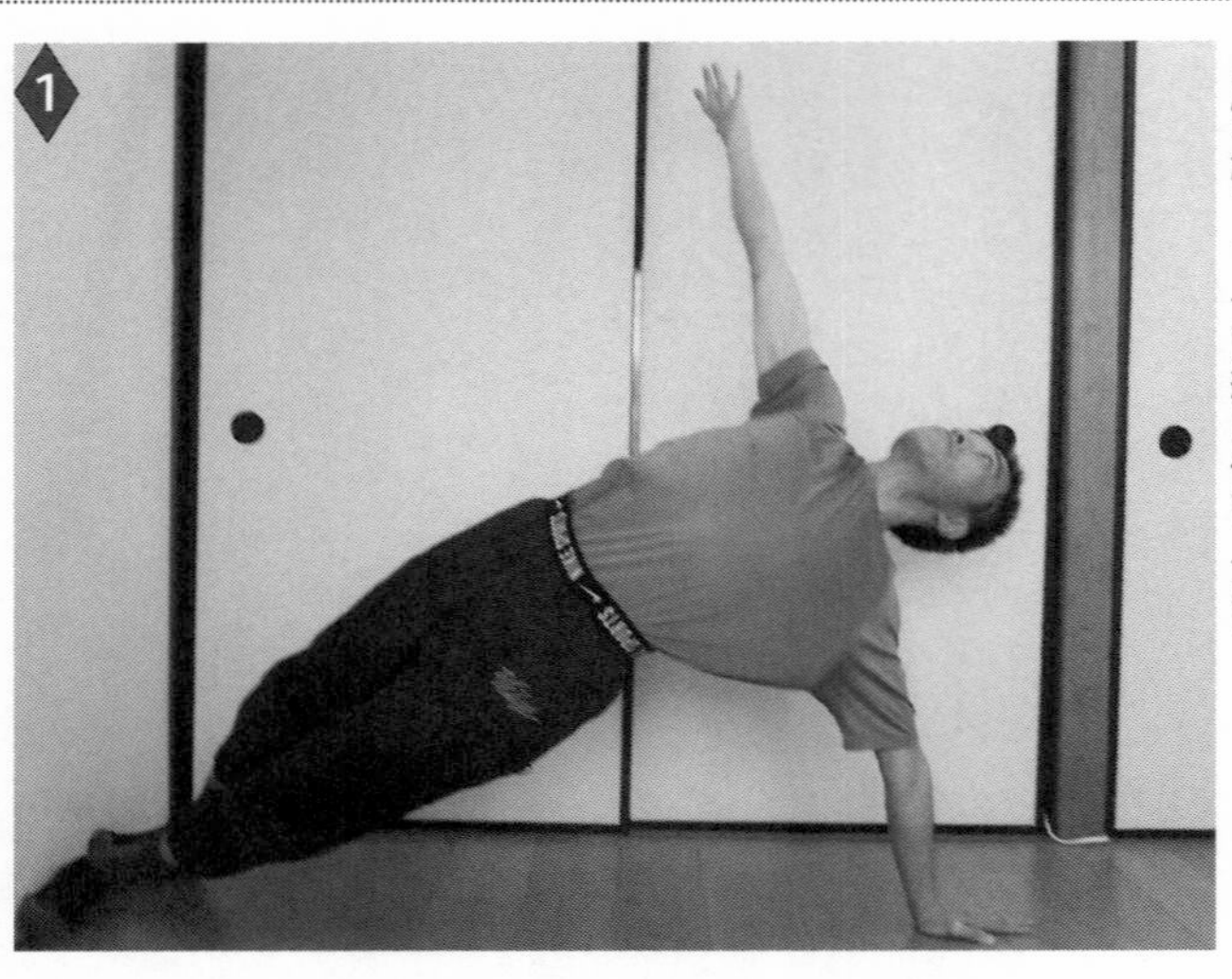

・下側の足（ここでは左足）を壁のコーナーに押し付けるようにする。
・床に置いた左手の指先は壁と反対に向ける。
・胸を張って一直線に伸び上がる。

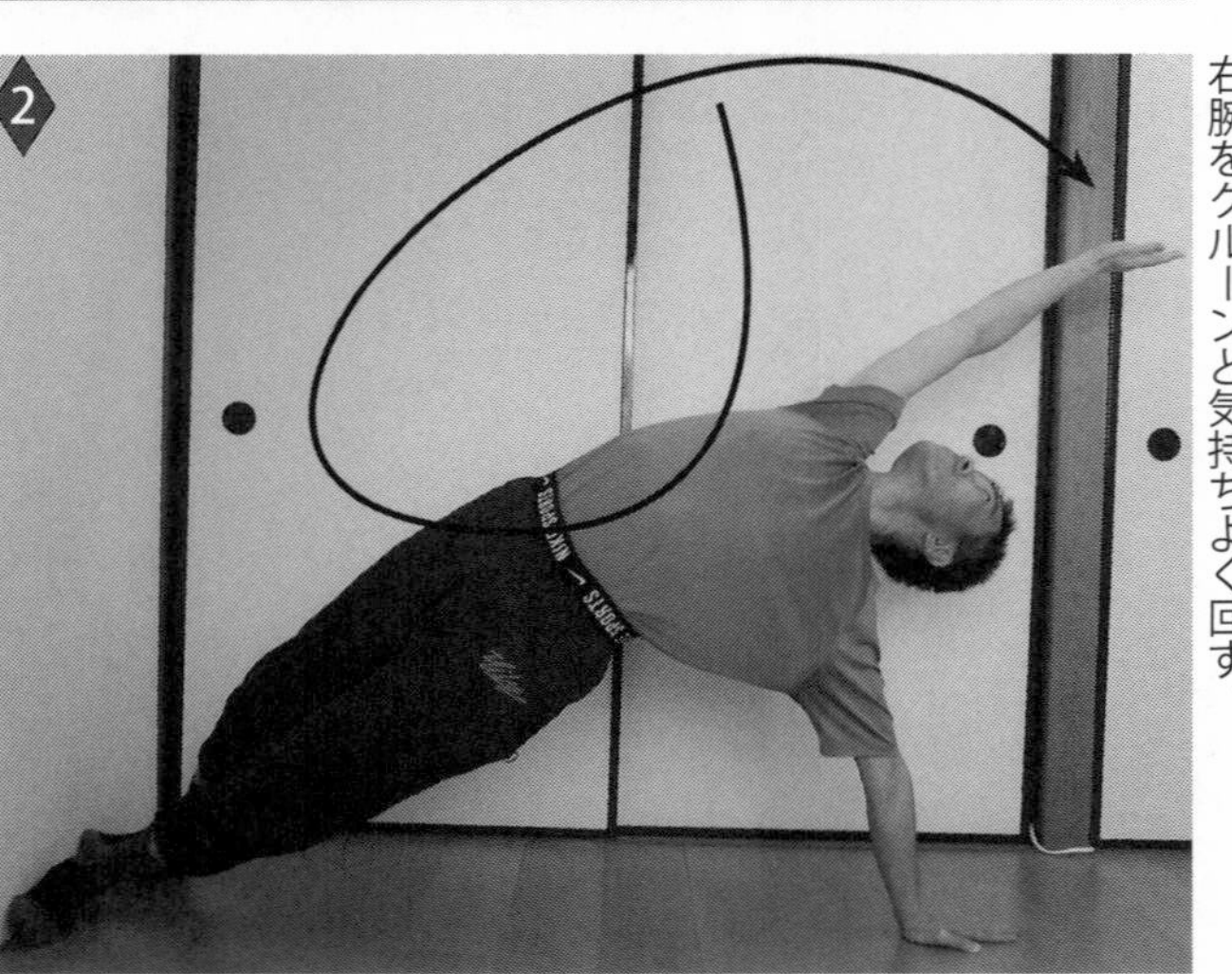

右腕をグルーンと気持ちよく回す。

ます。バランスをとるのがなかなか難しいのですが、余裕のある人はチャレンジしてみてください。

5）逆立ち

逆立ちというとご存知の通りあの両手で逆さまに立つやつです。ヨガではシールシャアサナといって頭で立つ逆立ちがよく知られていますが、その他にもいろいろあって両ヒジで立ったりだとか、異次元アクロバットを思わせる変形逆立ちがたくさんあります。ここでは体操でもおなじみのごく普通の逆立ちをやります。

アドームカ・ヴリクシャ・アサナという長くてややこしい名前がついています。逆立ちは内臓を持ち上げるのを助けて、さらに腕と胴体の接続を良くして丹田を強化します。リフレッシュ度も非常に高くて朝の目覚めの運動としてやるのもよし、お茶の時間にやるのもよし、帰宅して駆けつけ1回やるのもよし、場所さえあればいつでもOKです。

ところが「逆立ちはちょっと……」と遠慮深い人がいます。私はまた日本人によくある謙虚でつつしみを表す作法かと思いましたが違いました。なんでも前に調子に乗って逆立ちしたらコケてしまい、それ以来トラウマになって怖くてできないのだそうです。私も似たようなことがあっ

壁を背中にして立ち、両手で床に手をつき、足で壁をよじ登っていく。

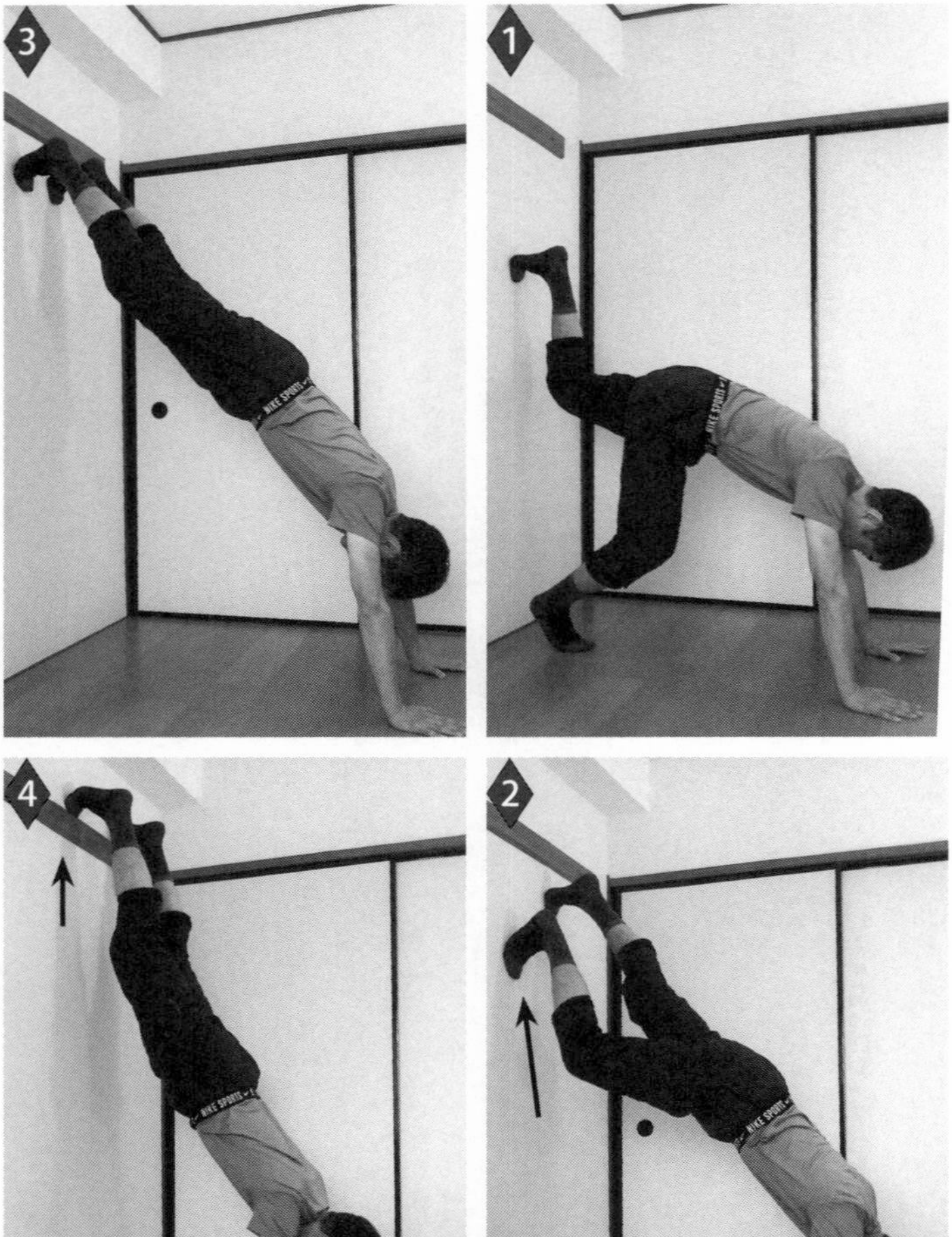

手で床を押して全身をグッと押し上げ、体重を右手、左手、交互にバランス移動。

余裕があれば手を壁に近づけるように一歩一歩移動。足もさらに高い位置へ登っていく。

て、いまだに一部のアサナはやれといっても、寸前でどうしてもためらってしまうのがあります。そこでそういう人のために、またヨガのヨの字も知らない人、まったくの初心者でもできる練習方法があります。壁を使ったウォールワークです。子供のころは壁に向かって跳ね上がって逆立ちをした経験があると思いますが、あれをやるから難しくなってしまうのです。壁を背中にして逆からやるとあら簡単、一度でもやってしまえばすぐに自信がつきます。

① 壁を背中にして立ちます。
② 両手を床につけます。
③ 足で壁をよじ登っていきます。

話を聞くだけだと「足で壁をよじ登るなんて……」と思うかもしれませんが、実際にやってみると本当に簡単なんです。しかも全然、怖くありません。でも苦しくなったら無理をしないで静かに足を床に下ろしてください。

④ うまくいったら手で床を押して全身をググッと押し上げてください。

勢いはつけずにフワーッとエレガントに足を上げる。

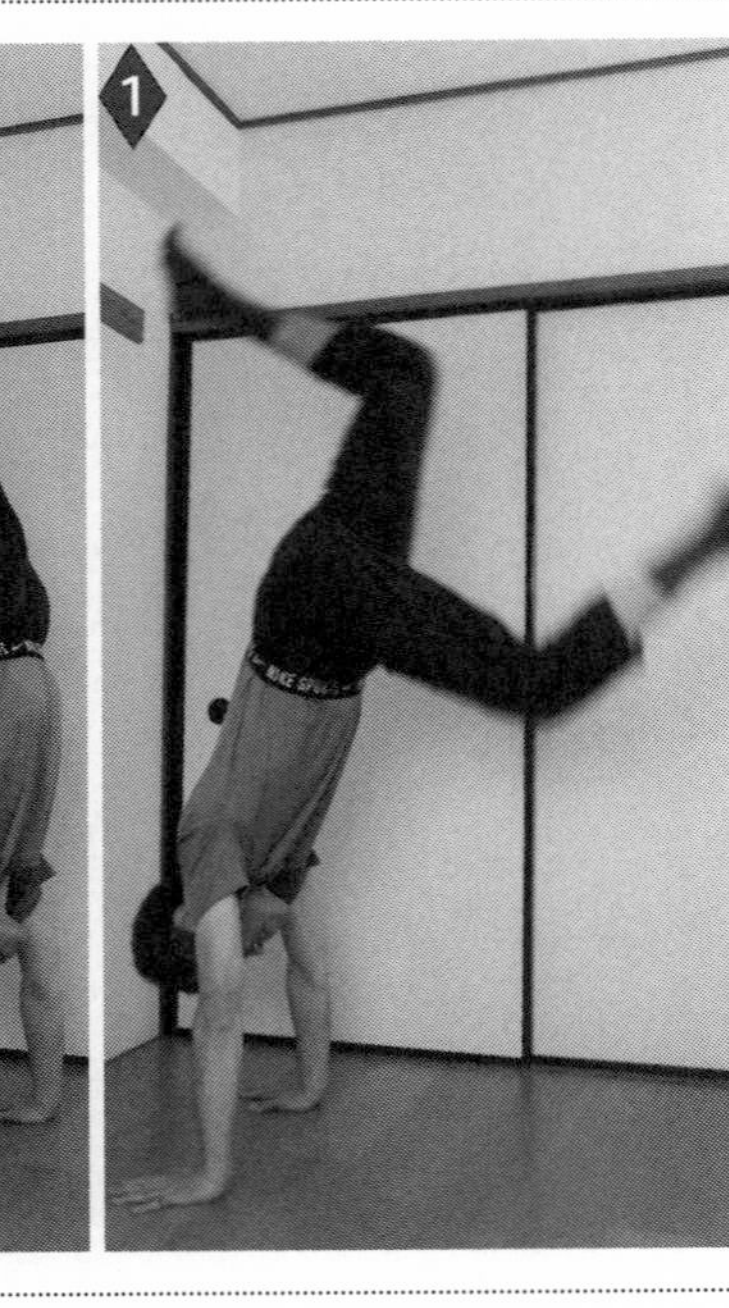

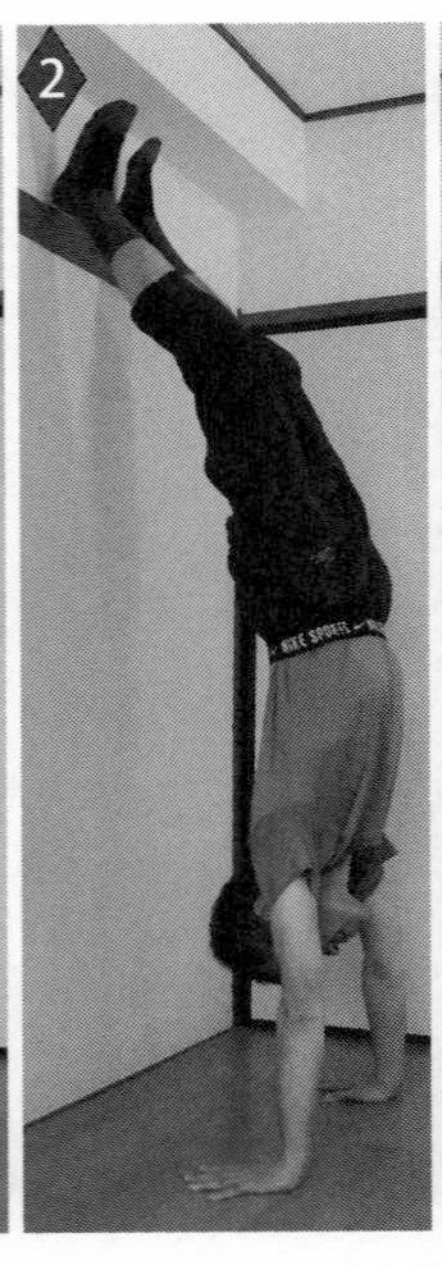

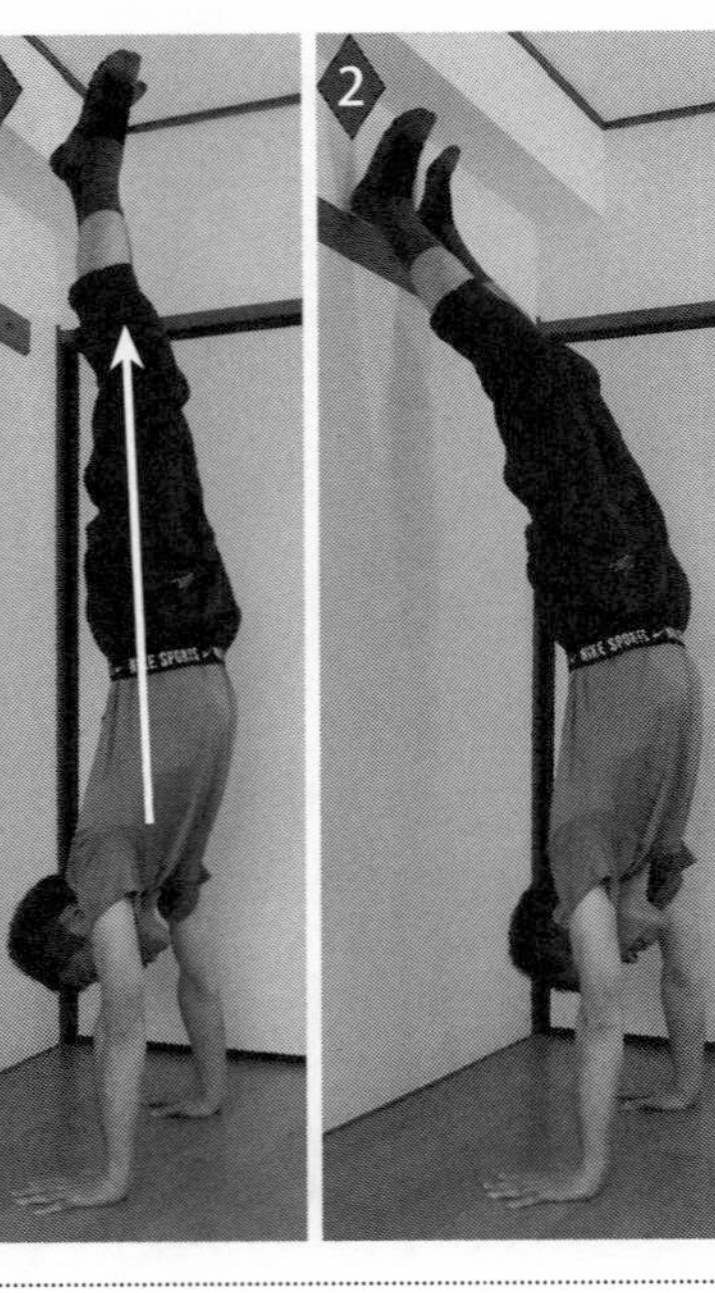

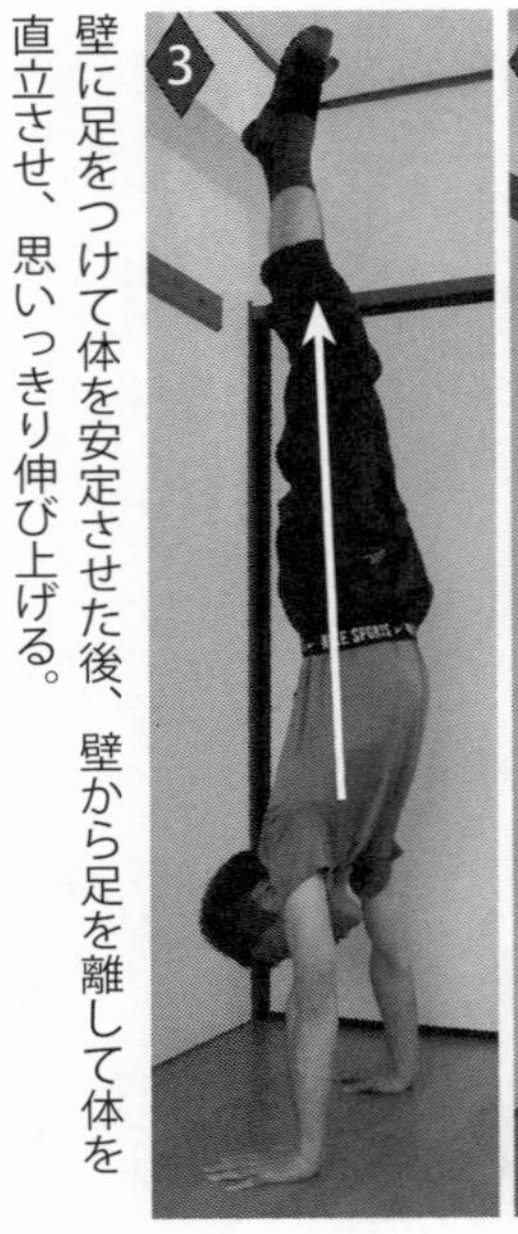

壁に足をつけて体を安定させた後、壁から足を離して体を直立させ、思いっきり伸び上げる。

⑤ そして体重を右手、左手、交互にバランス移動してみましょう。これをやると腕と胴体の接続がたいへんよくなります。

⑥ さらに余裕があったら手を壁に向かって一歩一歩移動していきます。同時に足でさらに壁をよじ登ります。

⑦ 慎重にやって決して無理はしないでください。登ったはいいもの戻って来れなくなると危険です。

⑧ 何度も繰り返していると体がなれてきて、気持ちよく柔軟に逆立ちが決まります。

練習するとすぐにリフレッシュするの

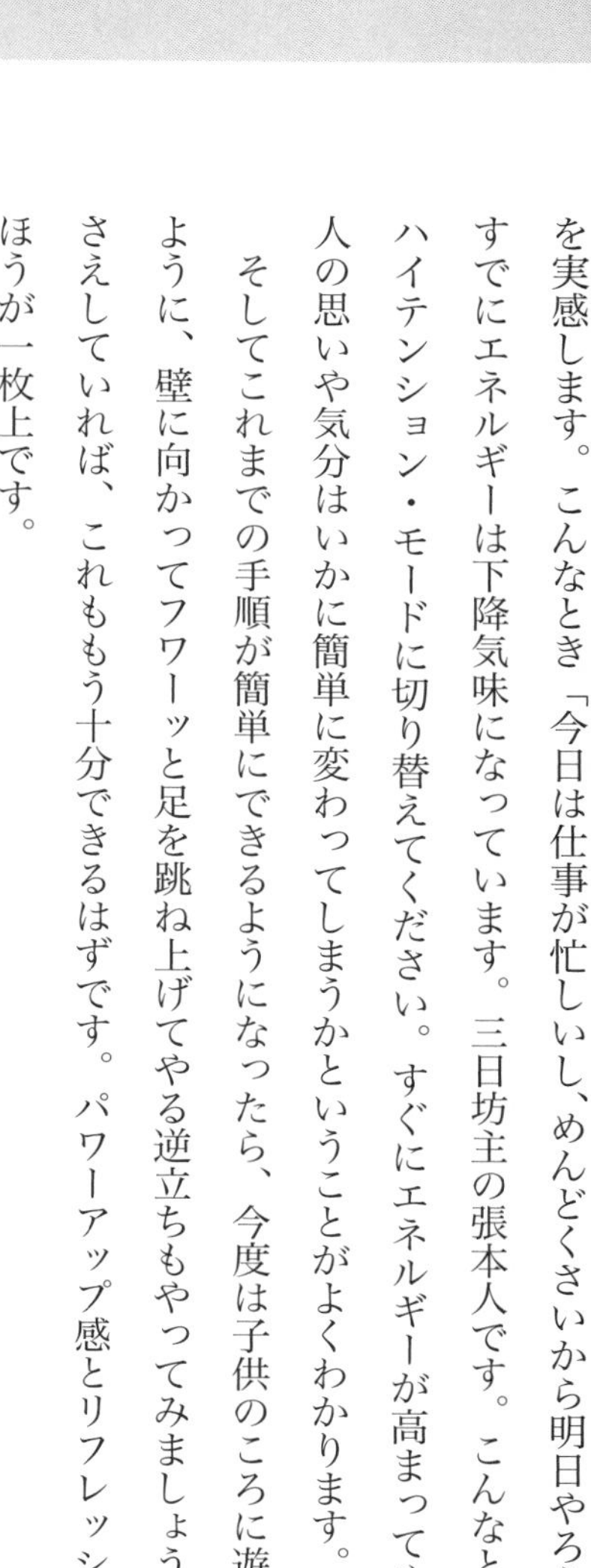

を実感します。こんなとき「今日は仕事が忙しいし、めんどくさいから明日やろう」と思ったら、すでにエネルギーは下降気味になっています。三日坊主の張本人です。こんなときこそ逆立ちでハイテンション・モードに切り替えてください。すぐにエネルギーが高まってやる気が出ます。人の思いや気分はいかに簡単に変わってしまうかということがよくわかります。

そしてこれまでの手順が簡単にできるようになったら、今度は子供のころに遊びでやっていたように、壁に向かってフワーッと足を跳ね上げてやる逆立ちもやってみましょう。恐怖心を克服さえしていれば、これももう十分できるはずです。パワーアップ感とリフレッシュ度はこちらのほうが一枚上です。

6）筋肉痛の正体

激しい運動やなれない動きをすると筋肉痛になることがあります。それも運動直後ではなくてたいていは翌日に起こります。中には3、4日後にあらわれることもあります。するとよく高齢を理由にする人がいますがそうではありません。筋肉痛は急な運動をすると大人であれば若くても誰でも起こります（12才くらいまでの子供は激しい運動をしてもほとんどなりません）。

筋肉痛の原因は筋繊維がこわれるからと考えられています。こわれると言っても悪いものではなくて、筋肉を強化させるのに自然なプロセスです。ちなみに一昔前の乳酸の蓄積説は今日では筋肉痛と無関係だということが明らかになっています。最近ではまた別の説もあって、筋膜が伸ばされたときに感覚神経が過敏になるからというのが研究者の間で有力になっています。こうした反応には時間がかかるため運動直後ではなくて数時間後に痛みを感じます。つまり筋肉が損傷したのではなくて、あくまでも感覚の問題だったということです。（ついでに書きますとギックリ腰の激しい痛みもまた感覚神経の錯覚、ストレスによる脳のしわざだということがわかっています。）

だから運動を毎日繰り返していると感覚神経も落ち着いてきて、だんだん筋肉痛は起こらない体になります。しかし、いったん起こってしまった筋肉痛の処置はどうすればよいのでしょうか？その答えは毒をもって毒を制すように、さらなる運動をして筋肉を動かすのが一番簡単で効果があるようです。普段運動をしていない人がパワーヨガの変わった動きの練習を始めると、体のあちこちに筋肉痛が起こるかもしれません。でも痛みの感覚にダマされないで頑張って毎日継続しましょう。それを乗り越えると浮上系アサナの道が開けてきますよ。

7）休み方：屍（しかばね）のポーズ（シャバアサナとセミスパイン）

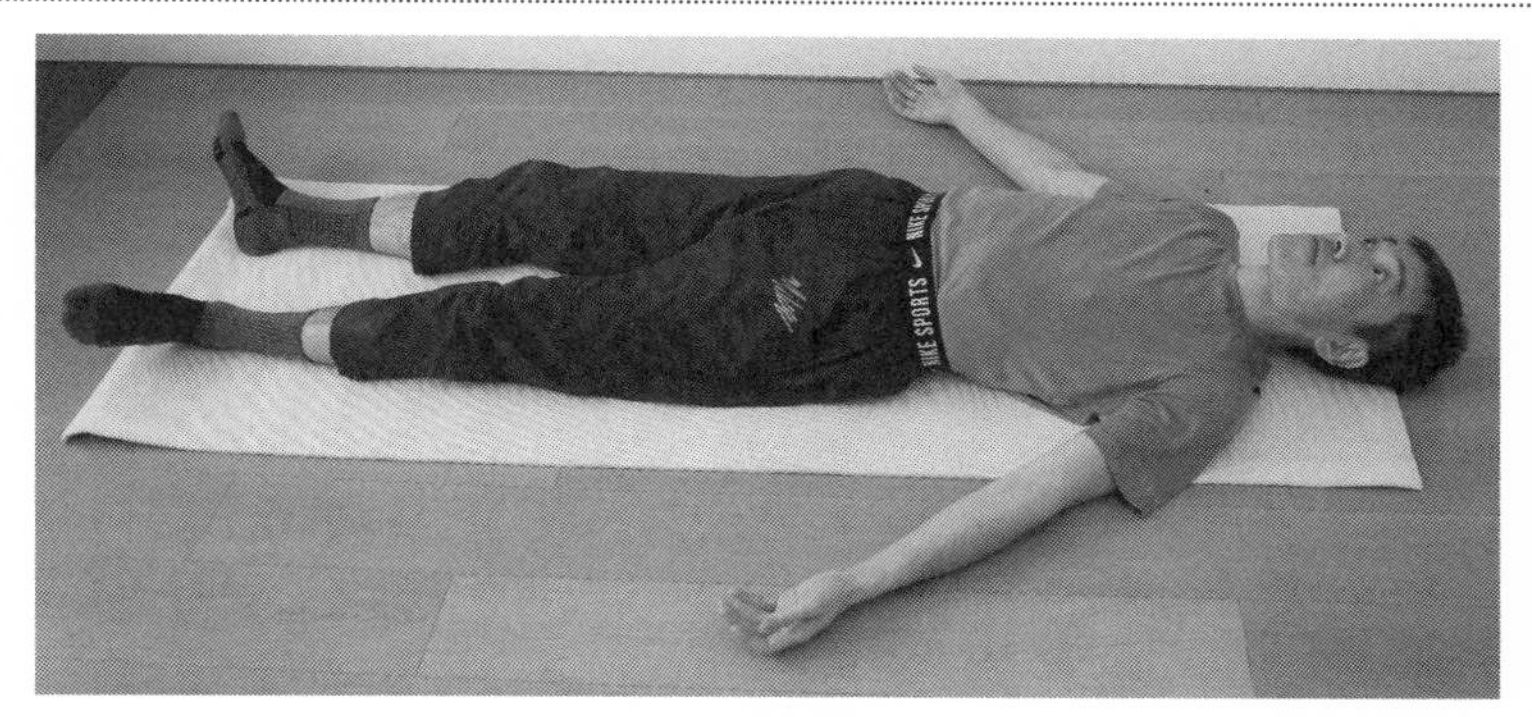

シャバアサナ

仰向けに寝てリラックス。腕は体から 30 度くらいの角度で開いて手のひらは上に向ける。

普段、運動なんかろくにしたことがない人だと、ちょっとしたことでも息をゼーゼーしながら待ったをかけるかもしれません。練習が終わったら横たわって体を休めてあげましょう。ヨガでは屍のポーズというのがあります。シャバアサナといいます。ヨガを習ったことがある人でしたら知っていますよね。頑張って運動したあとにやるとたいへん気持ちがいいので、シャバアサナ目当てでヨガレッスンに通っている人もいるくらいです。

やり方は簡単、マットの上で仰向けになって寝ればいいだけです。腕は体から30度くらいの角度で開いて手のひらは上に向けます。これはアナトミカルポジションともいいます。そして死んだ人間のふりをして動かずに冷静に体の各部を観察します。お香を焚いて波の音や小鳥のさえずり、インドの楽器の

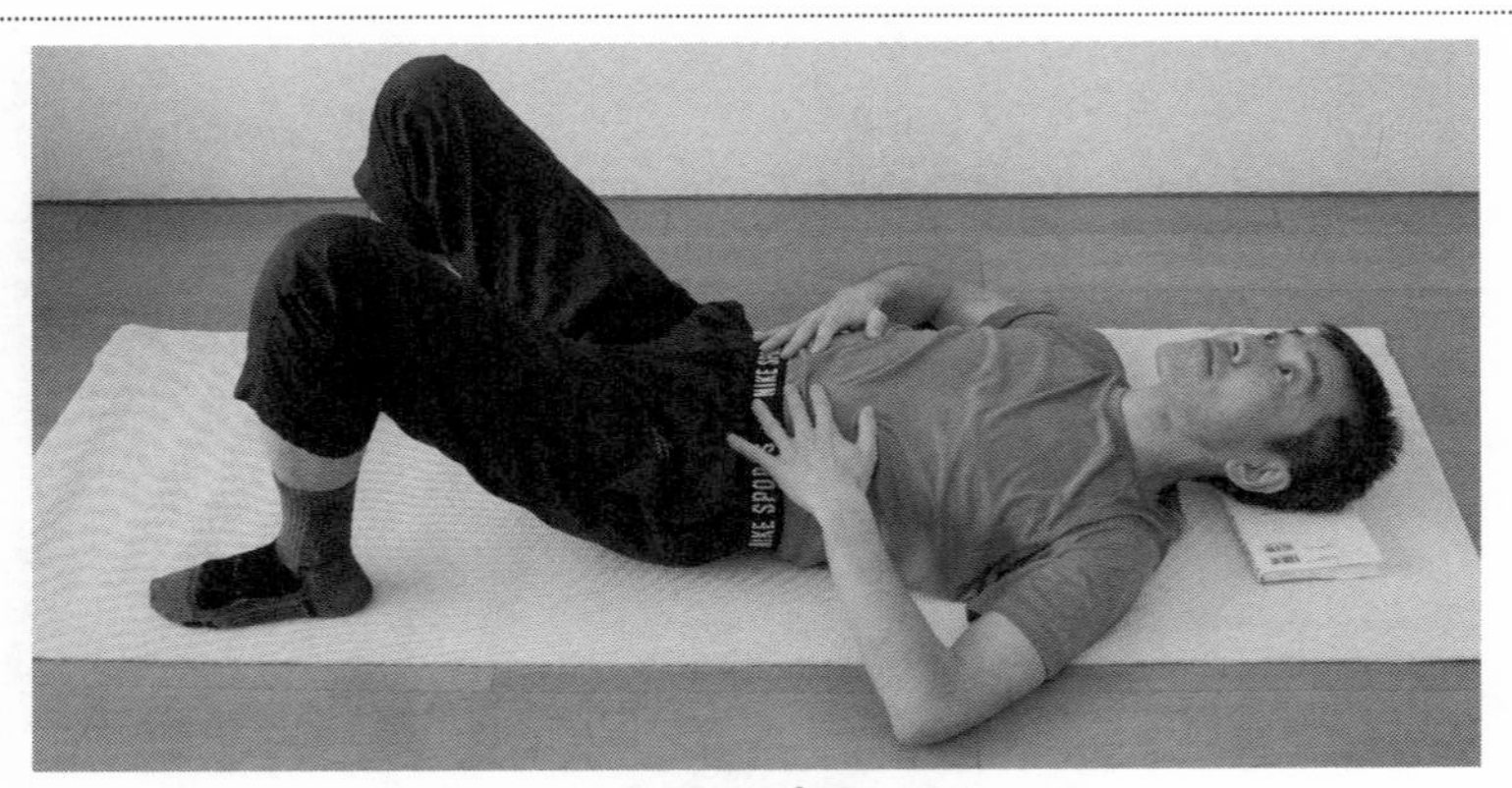

セミスパイン

仰向けに寝て両ヒザを立てる。足は肩幅より少し広く。左右のヒザはぴったり閉じずに楽に立てる。頭の下にはアゴが上がらない程度に本を数冊重ねて枕代わりに。両ヒジを左右に突き出して手はお腹の上に置き休ませる。

シタールやタンプーラの音楽を流したりするとそれだけで安らぎの世界にトリップしてしまいます。晴れた日に太陽の光を浴びながらやると、これはもうシャンバラにでも行ってしまったかのような夢心地を無料で味わうことができるんです。

またシャバアサナの代用としてアレクサンダーテクニークで勧めているセミスパインというのもあります。

①仰向けになって両ヒザは立てておきます。

②足は肩幅より少し開いて置きます。

③左右のヒザはぴったり閉じないで楽に立てます。

④ 頭の下にはアゴが上がらない程度に本を数冊重ねて枕代わりに置きます。
⑤ 両ヒジを左右に突き出して手はお腹の上に置いて休ませるとよいです。

シャバアサナとセミスパインを毎回日替わりでやるとワンパターンにならないのでよいです。

8）正しい食生活にする

準備編の最後に食べ物についてです。本物のヨガでは食生活を厳格に定めています。パワーヨガのアサナや特殊呼吸法をやればデトックス効果がありますが、そうとはいっても食生活が乱れていれば出しても出してもきりがありません。私たちの体は食べ物からできていますので、そこを正しくしないとせっかく持っている自分の能力を引き出すことはできません。食は体重だけでなく思考内容や行動、あらゆるパフォーマンスの基盤なのです。

ヨガ食の基本は食べ過ぎないこと、というよりも小食を心がけることです。これがなかなか難しい。私なども別にお腹がすいているわけでもないのに駅前の立ち食いそば店の前を通るとカツオダシの香りにつれられて、ついついおやつがわりにかけそば一杯、コーヒータイムにはファーストフード店でフライドポテトというのをよくやっていました。お店にとってはありがたい存在でしょうが、健康・美容からするとそういうのはやっぱりいけません。小食の生活を始めるにはまず食べ過ぎの原因になる炭水化物の一日の摂取量を減らすとよいのです。

炭水化物とはご存じの通りラーメン、そば、うどん、パスタ、パン、ジャガイモ、お米、お菓子といったものです。完全カットは逆効果らしいので、そこでお勧めなのがここ最近アメリカン・セレブに人気のグルテンフリーダイエットです。西欧では小麦製品は有害との認識が強まっており、スポーツ選手も取り入れて体調改善の効果を上げています。かわりに野菜とタンパク質、発酵食品を多くとります。あとはオメガ3の油やバターをろ過したギーを摂取するとよいでしょう。特にギーはインドで欠かすことのできない大変重要な食材で、ヨガ行者はもちろんアーユルヴェーダでも用いられていて奇跡のオイルと言われています。

2週間も続けると効果を実感するはずです。すると「そんなことしたら力が出ない」とか「仕事に精が出ない」といちいち言い訳をするのです。食生活をいきなり変えるのはちょっぴり忍耐がいりますが、私の体験ではやってみると体調は予想以上に向上しました。パワーヨガとの組み合わせでエネルギー源であるミトコンドリアが活性するんです。厄介なのは普段と違うことをすると妨害する人が現れるんです。だいぶ前ですが興味本位でベジタリアンをやってみたんです。精神がスーッと清まった感じがして自分としてはなかなか良いと思っていました。ところが近く

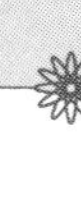

にいるんです。よくもまあ人の食べるものをいちいち見ているもんだと思うのですが「キミキミ、ここんとこウサギみたいに野菜しか食べていないじゃあないか。肉を食わんと死ぬぞ」と目を三角にして大マジメで言ってくる無知な人がいました。仕事中にうっかり疲れたなどと一言でも口にしようものなら、そいつがヌッと顔を出して「肉を食べないからそういうことになるんだよ」と事あるごとにイヤミな注意喚起してきます。

また正月の帰省で実家に行くと事前に伝えていたのにもかかわらず「あんたの好きなカニとウニ、それとラムチョップを買っておいたよ」ときます。手をつけないでいると家族としては当然おもしろくない。気まずい雰囲気のまま帰って出社すると、またあいつがやって来て「肉を食べないからそういうことになるんだよ！」と指をさし向けて糾弾してくるのです。

まったくため息ものでしたがこうなると私としても、ますますかたくなに続行したのでした。ところが当時ちょうど某カルト教団が世界を震撼させる国家未曽有の大犯罪をやらかしてしまったんです。それでそいつときたらハチマキしめてコブシを振り上げて「さてはキミも奴らの仲間か？」と迫って来てさすがにいたたまれなくなってベジライフをやめました。ほとんど強制的に焼き肉店につれていかれて、そのとき久々に肉を口にするとあまりの獣臭さに吐きそうになりましたが、今じゃ平気で肉食やります。まあ極端なベジタリアンならともかくブームに乗ってのグルテンフリーならなんとか切り抜けられるでしょう。またヨガというと断食を思い浮かべる人がいますが、実は本物のヨガでは断食は禁じられています。お釈迦様が修行中に気合いの入った断食をやって骨と皮だけになってしまい、修行ができなくなったというのを教訓にしたのかもしれませんね。ちなみに私はどうよというと、お酒は毎晩あいかわらずですが肝機能を表すＡＬＴとγ‐ＧＴＰは余裕の基準値内です。グルテンフリーとパワーヨガ、そして特殊呼吸法のおかげで実年齢54歳でいながら体年齢27歳に若返り成功しました。

これで下準備はすべてクリアです。自信がついてきたでしょ。いよいよ難関の浮上系アサナに行きたいところですが、その前にこのあたりでいったんアレクサンダーテクニークのレッスンに入ります。体の繊細なメカニズムとその使い方、そして特殊呼吸法を学びます。

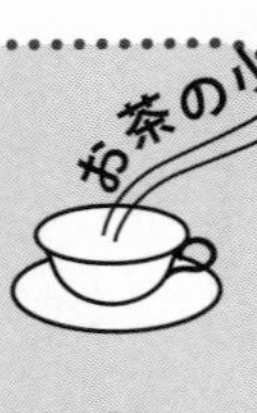

●インド滞在記　その二

だいぶ前にインドのヨガの聖地リシケシに滞在したことがあります。ヒマラヤのふもとの町でガンジス川が流れています。ガンジス川というとゴミ捨て場を連想しますが、上流の水質は綺麗で透き通っています。

ここの町は穏やかでヨガをしにやって来た外国人がわんさかいます。犯罪にあうこともほとんどありません（そのかわり猿にひったくられることはよくあります）。でもたまに町外れの食堂でカレー定食を注文するとヨーグルトなんかが一緒に付いて出てきます。定食のセットだろうと思って、うっかり食べてしまうと実は別料金。私の主張としては「おまえが間違って勝手に持ってきたものに金なんか払えるかよ！」（もちろん間違って持ってきたわけではなくて確信犯です）と言うと、むこうは「食ったのはあんたなんだから金払え！」と日本の常識はまったく通用しません。金額は日本円にするとたかだか10円くらいですから、いちいち腹を立てる自分が情けない。でも悔しい！

それで結局はしょうがない（前に外人がNOジンジャーと言っていました）。めんどくさいので払ってしまうわけですけど、むこうは大真面目な顔してさらに「もっとよこせ！」ときます。最初は私が外国人だから？と思ったのですが、インド人どうしでも日常茶飯事みたいです。でもインド人はガミガミ言い合いしても30秒くらいするとケロッとしちゃうみたいですね。口論はあっても暴力沙汰になることは一度も見たことがなかったです。この点においては今日の日本よりは安全な気がしますね。

第3章

アレクサンダーテクニークと特殊呼吸法

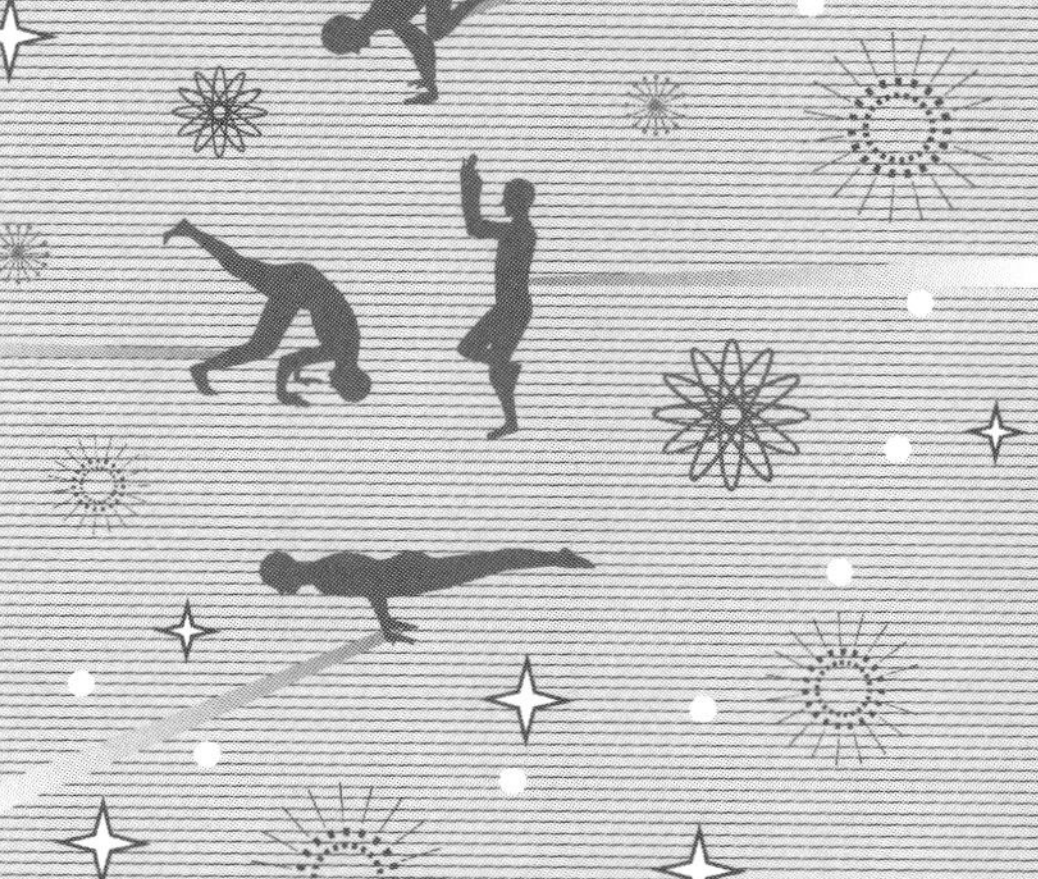

1 パワーヨガにアレクサンダーテクニークを活用

ここで伝統的なヨガに加えて、アレクサンダーテクニークという一般の人にはあんまり耳慣れない言葉が登場します。私自身はヨガのインストラクターというよりは元々アレクサンダーテクニークの講師で本来はこちらが専門でした。ではなぜパワーヨガにそれを持ち込むのか？　それが本書の重要部分なのです。

アレクサンダーは日常生活での正しい体の使い方を身につけるワークです。姿勢改善法として知られていて舞台役者やダンサー等のパフォーマンス重視の人たちに好まれていますが、体の歪みを直したい主婦やビジネスマンなど幅広く学んでいます。やり方は体操のようなエクササイズではなくて自己観察主体のワークです。何かの活動にそれを使って初めて真価を発揮する、いわばパワーアップツールのようなものなのです。だからある人は発声や楽器演奏を向上させるために用いて、またある人はダンスやスポーツに役立てるために学んでいます。そこで本書ではヨガのアサナにそれを活用するのです。

ヨガのポーズは正しくおこなうのであればストレッチオンリーとか筋力一本やりに頼ってやる

ものではありません。ところが人によってはポーズを作ることに夢中になり、本来得られるはずの素晴らしい効能をないがしろにしてしまっていることがよくあるのです。

たまに筋肉や腱を無理やり伸ばしきってしまったのか、体のパーツがちぐはぐになっているヨガの人を見かけますがあれはよくありません。大切なのはポーズそのものではなくて、それを作るために体の繊細な動きに気がついてコントロールすることにあるのです。

もちろん完成すれば達成感の喜びもあるわけですが、プロセス無視の「ジャスト・ドゥ・イット」ではこの場合いけません。ヨガは正しくおこなわなければ見せかけのパフォーマンスに陥って潜在能力の開花とはかけ離れたものとなってしまいます。

アレクサンダーテクニークは自己観察を通して体のメカニズムを学び、最終的にはプライマリーコントロールという体に眠った調整作用を引き出すものです。学び方としては禅問答みたいな部分が多く、初心者にとってはとっつきにくいところもあります。答えを得るには他人の言葉をうのみにするのではなくて、自分で探さないといけないからです。でも自己探求に興味のある人にとってはこんなに面白いものはないのです。だって自分の体という一番身近なところにお宝が眠っているわけですから、まるで徳川家の埋蔵金をワクワク探し当てるかのようなものなのです。使わなければせっかくのお宝も無意味なもので、一生眠らせたまま人生を終焉(しゅうえん)させるのはもったいない話だと思いませんか？

 FMアレキサンダー氏の発見

ここでFMアレキサンダーを知らない人のために、ちょっと説明しておきましょう。生まれは1869年でオーストラリアのタスマニア島。18世紀に植民地開拓のためにイギリスから政治犯がこの地にたくさん送られてきました。そうした人の子孫がFMでした。産声を上げたころにはゴールドラッシュが始まりオーストラリアに多くの移民が流れ込んできた時代です。

FMは幼少期から健康に恵まれず、ぜんそく持ちでもありましたが母親の深い愛情にささえられて、りっぱな若者に成長していきました。そのころは娯楽も乏しい時代で、余暇の過ごし方としてはシェークスピアの語り聞かせ（ストーリーテリング）を見に、お出かけするのがちょっとしたブームだったようです。若きFMは舞台で熱く語る役者にすっかり魅せられて自分もその世界に入ると決意しました。メルボルンに引っ越してからはお茶の給仕、ワインテイスター、その他いろんな雑仕事で生計を立てながらも、役者としての才能はメキメキと頭角を現してきました。人気も着々と上昇してきて舞台回数も増えてきたある日、のどに異変が起こりました。声がつぶ

れて呼吸が荒くなってきたのです。それは日ごとに悪化して、しまいには聞くにたえないものとなってしまったのです。そうなると当然役者としての人生はおしまいになります。観客からも興行師からも見放されて誰にも相手にされなくなってしまいました。

FMアレキサンダー氏は困り果てました。でも医者に診てもらってものどの異常は特に見つからなかったので、声が出ないのは何かきっと別の理由があるのではないかと考えたのです。舞台で声を出すときにじゃまをする、きっと何か良くないことをやっているのだと。そしてさっそく自分の周りに鏡を3枚置いて発声中の体の動きを注意深く観察し始めました。毎日何度も繰り返しているうちに、まず首を固めてちぢこませるおかしなクセに気がつきました。そして頭と首をあるバランスにすると、わずかですが声の出方が良くなった感じがしたのです。そういうわけで固めるのを止めようとしましたが、体にこびりついた悪いクセというのはそう安々と止めることはできません。練習ではうまくいっても、いざというときにはすぐに悪い衝動が現れて声は出なくなってしまいました。

しかしそれにも負けず、獲物をじっと待ち続けるハンターのように常に観察し続けたのです。そんなことをしているうちに首が固まる際には胴体や肩、脚から足の裏にも不快な筋反応が表れていることに気がついたのです。そのときから観察するポイントは首だけでなくて全身くまなく調べあげることになりました。

最終的には声を出すにはのどだけでなくて、頭頂からつま先まで体まるごとで、うまく連動していなければならないという結論になってしまいました。こうした訓練を5、6年の間続けたと本人は語っています。するともうシロートの域を超えて自己観察のプロフェッショナルです。体の内外に生じるささいな変化もとらえることができるようになりました。そして体には何か隠れた調整作用のような働きが本来あって、《すること》ではなく《思うこと》でそれを引き出すことが可能になりました。これをFMアレキサンダー氏はプライマリーコントロールと呼んでいました。それは発声と呼吸が改善するだけでなく姿勢も端正に変わりました。そして体の歪みが解消すると五感でとらえられる世界が大きく変わって映りました。

これは例えていうなら3Dアート画像を初めて見たときの驚きに似ているかもしれません。見たことのない人はみんな口をとがらせて「たかだか絵が飛び出して見えるだけでしょ」とつまらなさそうに小馬鹿にしますが、実際に左右の目のピントが合って絵が見えた人であれば、まさしく別次元の世界が目の前に広がっているのです。

こうしたBODYコントロール法を他者にも手を使って教えたのがアレクサンダーテクニークの始まりです。多くの著名人がレッスンを受けにやってきました。FMは晩年脳卒中になりまし

たが、プライマリーコントロールを働かせて元気に歩き出して医者を驚かせたという逸話もあります。1955年に亡くなると、そのお弟子さんたちは自分で理解したことを人々に教え始めました。「FMはこういうふうに私に教えていましたよ」というぐあいにです。どこの世界でも同じですが、そうなると当然、流派のような枝分かれができてしまいます。さらにそのお弟子さんたちも今やみな亡くなってしまいましたので、正直言ってしまうと実のところFMが当時何をやっていたのかは誰も知る者はもはやいません。しかし開祖が不明で文献が乏しくてもヨガが今日に続いているように、アレクサンダーテクニークもまた探求心のある人たちが、さらなる可能性を開発し続けて現在に至っているわけです。もっともヨガの歴史とは数千年の開きがありますけどね。

首と頭

現在のアレクサンダーテクニークは流派が枝分かれしてしまい、教え方も教師によって多種多様になりました。しかしそうした中でも、ひとつ絶対的なルールがあります。それは「首を固めたりちぢこませてはいけませんよ」ということです。首が固まってちぢこまっていると頭の乗り方が悪くなり背骨全体に負担をかけてしまいますから、自己改善をするにはとても良い着目ポイントです。事実、ピアニストやギタリスト、ホーン奏者などクラシックミュージシャンをはじめとしてダンサーからPCユーザーまで、そしてヨガ実践者の中にも頸部をつぶしている人をよく目にします。そんなんでも良好なパフォーマンスをする人がいるにはいますが、体のバランス、健康面からすると悪いのは明らかです。また見栄えも決して良いものではありません。

ところがここでよくある間違い。「首を固めてはいけません」というので、逆に脱力して頭をグラングランさせてしまう人がいます。そして「ちぢこませるのがダメです」というと、今度はストレッチで伸ばそうとする人がいます。でも**アレクサンダーテクニークでは首を固めたり、ちぢこませてはいけないと言っても、脱力したりストレッチで伸ばせせなどとは一言も言ってはいません！** ここを間違えると、せっかくのワークが逆に体には有害になります。

それではどうするのかというと、何もしてはいけないのです。何かをするのではなくて頭と首の位置関係を理解して観察しましょうということなのです。でも何もしなければやっぱり何も起こりません。まるで禅問答のようですね。そこで腕や脚、体の各部のパーツを連続的に動作させて、中心軸を修正するんです。このときに首コンセプト、つまり「固まらずちぢこませず」が判断の基準になるわけです。直接、働きかけるのではなくて急がば回れ、プロセス重視のインダイ

レクト（間接的）アプローチでひとつずつ学んでいきます。こうしたことを当時の伝統的なスタイルではチェアワークといって、イスに座る立つといった日常生活で頻繁におこなう動作を通して教えていました。

首の次に続くのは頭のバランスです。頭は第1頸椎にある関節、つまりトップジョイントを支点にして乗っかっています。その部分のしめつけや押しつぶしがなくなると、頭はトップジョイントからわずかに浮かぶ感じになるんです。それをアレクサンダーテクニークではネックフリーといいます。ネックフリーになると頭は前に上に送り出されて、体の動きを先行する感じになります。これも首と同様でやはり直接、頭をどうこう動かすようなものではありません。それをやると必ず失敗に終わります。そこで《思うこと》による微弱な筋反応で有機的に起こすんです。

何を思えばよいのかというと、一言で言うならシンクアップ（Think UP）、上に行くことを思うんです。これをヘッドリードといいます。スマホを見るのに頭を下に落としてしまうのがクセになっている人がいますが、あれはシンクダウンです。体にはたいへん有害で呼吸は浅くなり、またストレートネックの原因にもなるので注意しましょう。目を積極的に動かせば頭を落とさなくても画面はちゃんと見れます。そしてネックフリーとヘッドリードがあらわれると体の各部パーツはシステマチックに連続して、プライマリーコントロールという内部調整作用が働きだしま

正）ネックフリーとヘッドリード

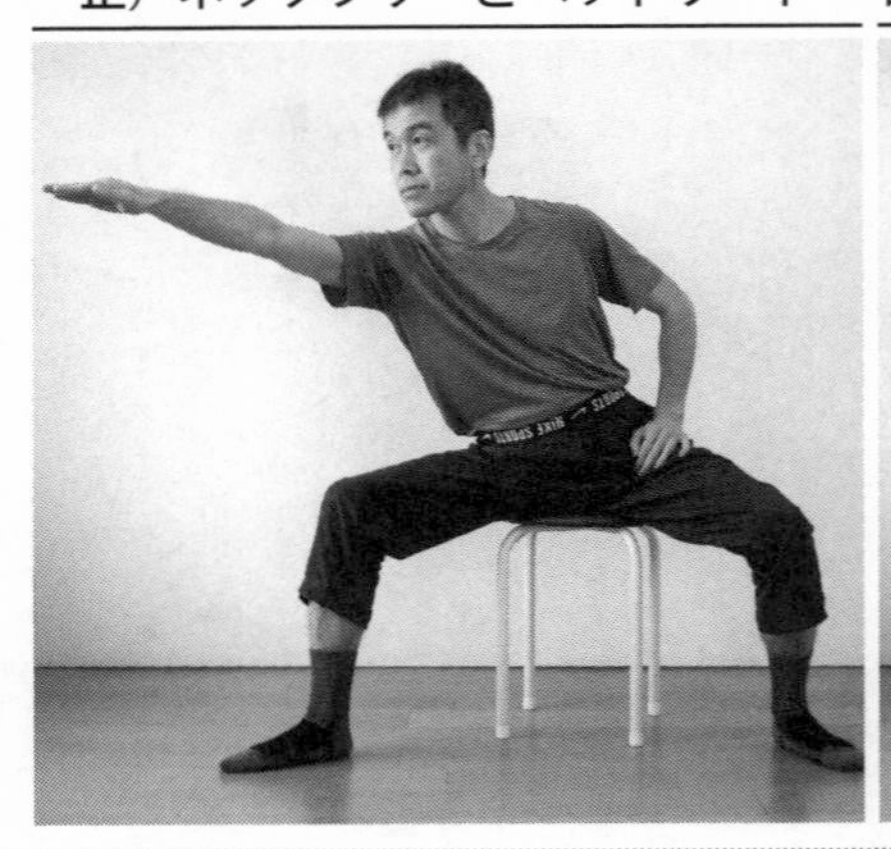

誤）固まってちぢこまった首

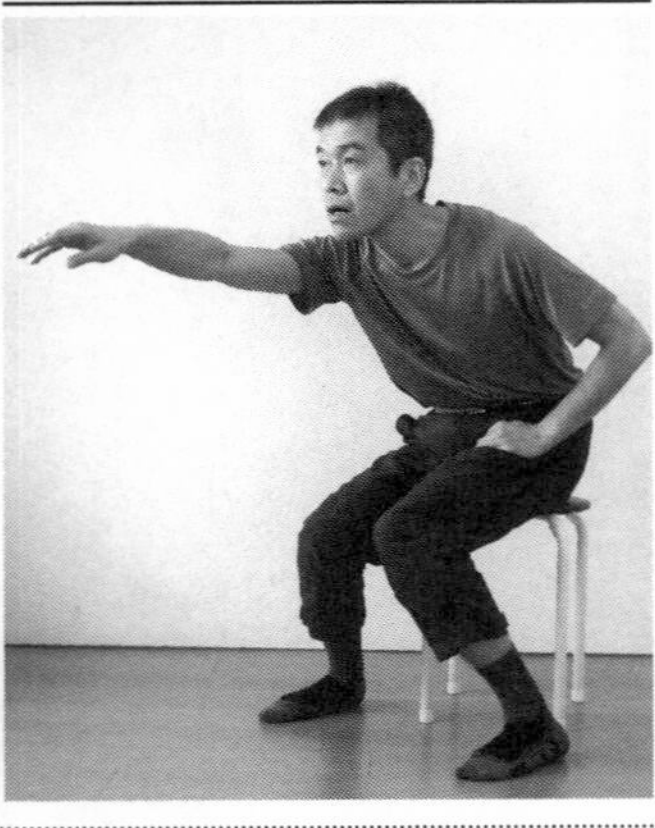

す。

○実験：あなたはどっち？

イスに座って近くの物に手を伸ばして取ろうとしてみましょう。よくあるのがアゴが上がって首をちぢこませてしまうケースです。原因は頭と首のバランス以外にも足の置き場所にも問題があります。やってる本人はリラックスしているつもりですが、股関節は固まり体にはかえって不要な労力が発生しています。

体をうまく使うにはまず目線からです。欲しい物に目を向けます。そして手を伸ばしますが、そのままだとイスから転げ落ちてしまうので、足に協力してもらう必要があります。体の各パーツのコントロールが身につくと、ほとんど反射的に足の位置が適

当な場所に移動して、体のバランスを安定した状態に維持してくれます。すると首を固めずちぢこませず、ヘッドリードで動作できます。

4 プライマリーコントロール

ＦＭアレキサンダー氏はプライマリーコントロールを説明するのに脊椎動物の頭と背中の関係性をよく引き合いに説明していました。「頭が体をリードする」というダイレクション（方向性）があるんです。わかりやすいのが競馬のサラブレットです。スタートすると頭と目が前を向いて背中に一連の流れができます。前脚と後ろ脚はそれに追従して走り出します。これは野生動物の本能です。

人間は体各部をもっと複雑に動かすことが可能ですが、それでも刺激に対して体が機械的に反応して動いてしまう反射作用というのもあります。ヒザ頭(がしら)を軽く叩くと足がポンと跳ね上がったり、こっそり人の背中で風船を破裂すると首がギクッとちぢこまったりとかです。また幼少期には原始反射といって本能による特有な動きが表れます。頭の向きを変えると背中が弓形に丸まったり、そり返ったりだとか赤ちゃんには普通にみられます。また姿勢反射というのもあって位置関係と運動状態から自動的に頭と胴体のバランスを維持するものです。たとえば濡れた路面で足がツルッと滑って転倒しかかると、瞬間的に体がバランス調整して立ち直った経験がある人も多いでしょう。この機能が低下すると転んでしまい、打ちどころが悪ければ救急車を呼ぶことになります。

筋肉の働きは通常は意識的ですが、こうした反射作用のように無意識的なものもあります。また両方同時に働く場合もあります。時にはまるで腸の蠕動運動のようにグニャグニャうごめいたりだとか、必要に応じて筋肉が自ら動くこともあります。卓越した身体能力を持つ舞踏ダンサーの中にはそんな不思議な動きを出せる人もいます。皮膚をさざ波のように動かしてみたり、ウジ虫の動きなんかを再現して目の前でそれを見た時は私もあぜんとして声が出ませんでした。

他には火事場の馬鹿力なんていうのもあって、これが働くと通常では信じられないような力が出てしまうこともあります。（前に70代の男性が山でクマに襲われたところ、果敢に立ち向かってクマを斜面に突き落としたというのがニュースに出ていました）

ヨガのポーズにも常識的に考えると理解困難なものが多くあります。背中をグンニャリと後ろにそり返らせて頭を股下からヌッと出したりとかは筋トレやストレッチオンリーでできるようなものではありません。さらには頭を地面に埋めて呼吸を長時間とめてみたり、中には心臓を停止

させるなど下手をすると死に至るようなものもあります。それでもヨガのマスターは平然とやってのけて元気そのものなのです。もっともそうした極限の状態にいたるまでにはそうとうの修行をしたはずで、それはヨガに限らずどこの世界でも、限界にチャレンジして壁を乗り越えると何か特殊な働きが起こることがあります。体の動きを追求すると単純に脳と神経ネットワーク的な理解だけではことはすまない、科学者を悩ませる何か非常に複雑なことがあるのです。

本書で取り上げる浮上系アサナはそこまで極端な体の制御法ではありません。一般の人でも練習すると十分できる範囲ですのでご安心ください。

そのやり方とはまず頸椎の押しつぶしを回避して、首がフリーであることを心がけます。そして重力との作用・反作用を理解して、ここぞというタイミングで頭と背中を連続的に動かすと床から浮上します。腕力だけに頼って体を持ち上げようとするとうまくいきません。従来のアレクサンダーレッスンのチェアワークでは立つ座るのシンプルな動きを通して教えていました。立ち姿勢やイスに座った位置では胴体は床から垂直になります。一方、浮上系アサナの場合は床と水平になっているので、はるかに大きな負荷が体にかかります。しかしその分完成すると躍動する野生動物のように頭頂からつま先までがバーンと伸びていきます。そして体の内側から生じる強烈な筋反射があらわれて内部圧縮を発生させます。それは体の深部にあるブロック・固まりをコアの部分から解き放って全身に調整作用が起こります。姿勢は端正にスーッと上に伸びて同時になめらかでパワー感のある動きが生まれます。これがアレクサンダーテクニーク、プライマリーコントロールの本質です。

ただし、こうした一連のプロセスを引き出すためにはレッスンを持続的に受ける必要がありました。アレクサンダー教師は核心の部分は言葉よりも熟練した手と指を使って生徒に教えていたからです。ハンズオンワークといって、軽量タッチで生徒の体の表面をそっと触れて、わずかな変化を繰り返して働きかけていました。深部よりも皮膚感覚に浸透させるんです。こうした繊細な領域は非言語アプローチのほうが、余計な疑問や変な思い込みフィルターをすり抜けるので、体は吸収しやすいのです。

するとここでひとつ問題があらわれるのです。教師の手から離れてしまうと生徒は自分で学習する術（すべ）がほとんどなかったのです。私自身も習い始めのころはそうした部分に困り果てました。

こうした問題をクリアするにはやはり原点に戻る必要があります。つまりＦＭアレキサンダーはいかにして自分の体を人に頼らずに作り変えることができたのか？それはさっき鏡を使って自己観察でやったと書いてたじゃないかと思うかもしれません。確かに本人は著書にもそのように語っていたんですけど、でもそれをそっくり鵜呑みにしてはいけないのです。だって私にした

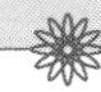

って3年前に人に言っていたこと、固く信じていたことさえも今日ではまるっきり正反対のことを平気でやっていますからね。人から「あの時こう言っていたじゃないか！」と今さら言われても困りものです。ましてやFM氏の常軌を逸する性格からすると、ますます怪しくなるのです。信奉者はたくさんいましたが、人とコミュニケーションをとることがたいへん難しくて口から出る言葉はまるで意味不明だったそうです。たまりかねた生徒の中には頭がイカれているとまで言い出す人もいました。そこで当時の資料をあらためて調べ直して気がついたのが呼吸法とスクワットなんです。

5 アレキサンダー式呼吸法

アレクサンダーテクニークは姿勢と動作改善の方法として知られていますが、元々は呼吸法として教えられていました。「ウィスパード〝あー〟」といって息を口から「ハー」と音を立てて吐き出します。口の格好が「あ」の発音をするようにアゴを下げて開いて、実際には声を出さないささやき声なのでこういう名前がついています。特徴は肋骨の両サイドを意識的に働かせて吐くことに集中します。肋骨が固まって左右の動きのバランスが崩れていると、それが背骨を歪ませる原因になるのですが、ここをもっと動かすように吐き出すと調整作用が出るんです。また息を吸うときは深呼吸のようにはやらずに、吐いた分だけ勝手に入ってくる、体におまかせします。

それではやってみましょう。

【やり方】

立ち姿勢になって指の背面を左右の肋骨に触れます。そして首を固めずちぢこませずに下アゴを下げて口を開きます。「ハー」っという息の音を立てながら吐き出しましょう。指の背面で肋骨の両サイドが狭くなって収縮するのが感じられますね。息を入れるときは基本的には鼻から吸い込みますが、通りがスムースにいかなければ口からでかまいません。これを繰り返すのが「ウイスパード〝あー〟」です。

ここではより高い呼吸力を引き出すために、吐く息にもっと集中しましょう。同じ要領で再び吐き出しますが、このとき息の音をもっともっと大きく立てて深く強く絞り込むように「ハー」っと吐き出してみてください。すると肋骨の両サイドの動きと同時に下腹部も収縮します。このとき肋骨に触れている手で、さらに収縮をうながすように軽く押しつけてみてください。そうするととてもパワフルな呼吸になって、背骨の配列を整えるとともに体のしこりや固まり、ブロッ

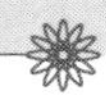

まず指の背面を肋骨の両サイドに触れて、息の吐き出し時に収縮するのを感じ取る。さらに収縮をうながすために軽く押しつけてみる。

ク解除が可能になるんです。継続すると胸郭（きょうかく）の柔軟性を回復して壊れてしまったハートも修復できます。

この強化型の「ウィスパード〝あー〟」をまずは10回繰り返してください。

6 スクワット

スクワットは筋トレでもヨガでもやるおなじみのトレーニングです。しゃがんで立ち上がるを繰り返すやつです。でも体のどの部分をきたえるか、その目的によってスタイルが若干異なっています。

アレクサンダーテクニークでは首を固めずちぢこまらせずを基本コンセプトとして行ないます。

FM氏はスクワットを「ウィスパード〝あー〟」を使ってよく実践していました。ところが不思議なことにティーチャー・トレーニングでは「ウィスパード〝あー〟」もスクワットもそれほど重点的に取り扱われておらず、多くの時間は《チェアワーク》と《何もしないことをする》ことに割り当てられていました。きっとFM氏が手を使って生徒の体に働きかける魔法のようなハンズオンワークがよほど魅力的に思えたのでしょう。

また当時の西洋人はかかとを床につけたまま深々としゃがみ込むことが苦手で、お上品な生徒たちはアレクサンダーテクニークで苦しい筋トレみたいなことをあえてやりたいとは思わなかったのかもしれません。しかし今考えてみると「ウィスパード〝あー〟」とこのスクワットこそがワークの原点だったと私は考えるのです。事実、当時の写真を見るとFM氏の体つきは高齢にもかかわらず、若い生徒と比べてもはるかにガッチリしていて、力強い足腰で歩く姿が見てとれます。外を歩くと子供が指をさして「見て！　あの人、顔は年寄りなのに体は若者みたいだ！」とよく言ってたもんです。やはりちゃんと体をきたえていたんです。

この呼吸法を使ったスクワットを実際にやってみると体は強化されて中心バランスがただちに修正されていきます。これを繰り返すならアレクサンダーテクニークの独習は十分可能で、FM氏自身はこの方法でワークを開発した可能性があるのです。これがプライマリーコントロールを

引き出す原動力になった、その上で自己観察の手段が成り立ったと推測するのです。
それではこれからそれをさっそく実践してみましょう。

ハー

【やり方】

ここではパワーヨガに適した体作りを行なうために、しゃがみ込む動作そのものよりも呼吸力を徹底的に優先させます。先ほどの「ウィスパード〝あー〟」ですが、息の音が部屋に響き渡るほどの馬鹿でかい大きさで口から「ハー」っと吐き出すんです。いいえ、これじゃあまだまだ小さい。お話になりません。体の中心を圧縮してエネルギーを高めるには、ですね。どこまで大きな音を出せるか限界にチャレンジしてください。私のレッスンに来てくれた人はみなギョッとした表情をして「そんなこと言ったって、まさかここまで大きな音でやるとは思いもしませんでした……」と口をそろえて言います。試しにスマホの音量測定アプリを使ってテストしたところ83デシベルを超えていました。目安としては直近（ちょっきん）の救急車のサイレン以上のレベルです。ただし周波数帯が違いますので、耳で感じる響きはさすがにあのようではありませ

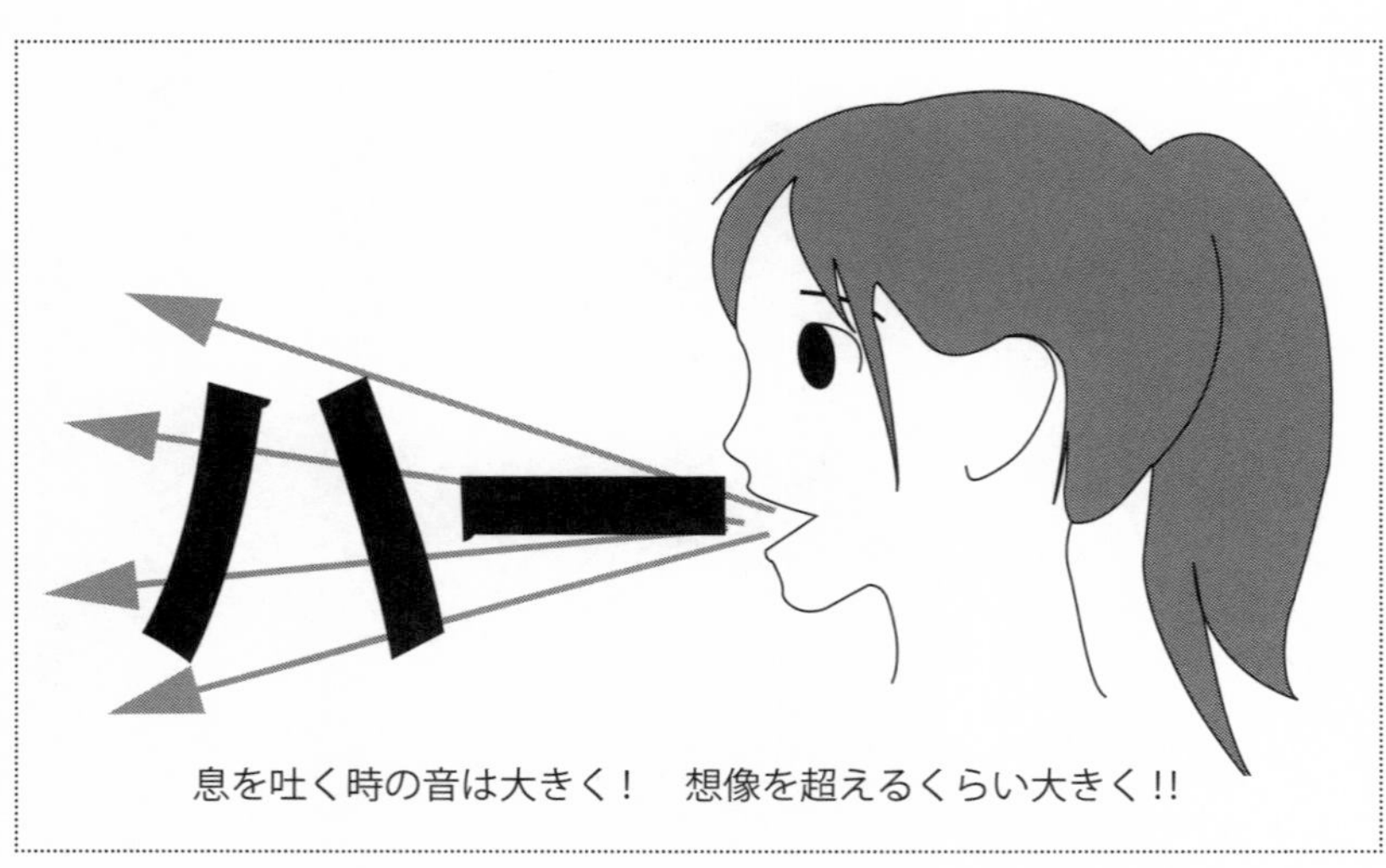

息を吐く時の音は大きく！　想像を超えるくらい大きく!!

んが、それにしても息音としては文字通りの迫力です。

注：デシベル（dB）とは音の強さを表す単位。60デシベルが通常の会話、70デシベルは人通りの多い街中、80デシベルを超えると走行中の電車内やサイレン等でかなり激しい音量である。

そこで私は追い打ちをかけるように「もっと大きく！　もっともっと大きく！」とテンションを上げていき、生徒のみなさんに息をめいっぱい吐き出してもらっています。そして胸郭と腹部を圧搾機のように絞り込むんです。すると呼吸器官がダイナミックに働いて二酸化炭素を思いっきり吐き出すことができます。ためらいを捨て去って自分を息音「ハー」に追い込んでください。この呼吸法に合わせてスクワットします。左右の足を肩幅より少し広めに開い

て立ちます。そして、

ハー

っと息を口から強烈なジェット音を立てて、かかとを床につけたまま深々としゃがみ込みます。このとき背中を丸めてはいけません。お尻が後方にグッと突き出るようにしてヒザの高さより低く落とします。また頭のバランスを維持するのでアゴは上がらず目線は斜め下を向くようになります。深くしゃがみ込んだら息を入れて再び、

ハー

で立ち上がります。筋力ではなくて呼吸力で立ち上がってください。動作中は常に首を固めないように注意しましょう。この動作をまず1ラウンド10回（20呼吸分）繰り返します。肺の空気の出入りの量がいきなりガラッと変わるので、初めてやってみると多少クラクラきます。なれてきたら少し合間を入れて3ラウンドできるようにしましょう。合計60回分の吐き出しですね。

かなり激しいですがこの呼吸法を使うと血液中の炭酸ガスを強制的に排出するので、酸素分子が効率よく血液に溶け込んでくれるんです。ターボエンジンみたいなやつです。気分は壮快にな

って頭が冴えわたります。筋力オンリーのスクワットだとこうはなりませんが、呼吸力で肋骨と腹部を積極的に働かせるとエネルギーが高まって細胞レベルで元気になります。

さらに腕の動きも付け加えましょう。下降しながら左右の腕を外回りして、手のひらが前を向きます。しゃがみ込んだときには内回りして手の甲が前を向きます。そして上昇、立ち上がりながら腕を外回りして、直立姿勢時に内回りします。

動作中は腕をブランと脱力しないで、しっかりと胴体に接続してください。スクワットに合わせて腕をなめらかに動かしましょう。すると体の各パーツの連続性が高まります。

また別の方法では強化型「ウィスパード〝あー〟」でやったように、指の背面を肋骨の両サイドに置いて軽く押しつけるというのも有効です。こちらは体のセンターラインをすっきり整えてくれます。でも最重要項目はあくまでも息を吐く音をとにかく大きく出して響き渡らせること、それがすべてです。やればやるほど呼吸力を高めて深部のブロックを解除することを可能にするんです。息音が出なければいくら体を動かしても悪くはないにせよ、一線を画す効果は得られません。

今さらですがアレクサンダーテクニークのハンズオンワークとは氣功ヒーリングと大差ないものでした。ＦＭのお弟子さんたちはみな魔法にかかっていたんです。しかし当時は何しろ医者や

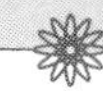

スクワット

1 息を「ハー」っと吐き出しながらお尻を突き出して深々としゃがみ込む。

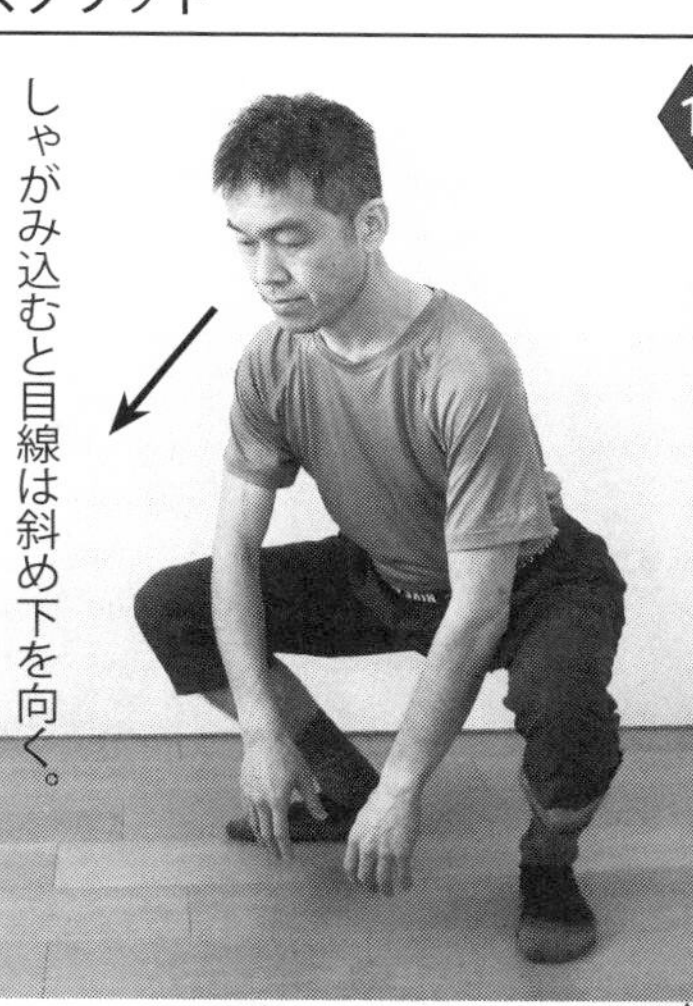

しゃがみ込むと目線は斜め下を向く。

2 下降中、及び上昇中は左右の腕を外回りして手のひらを前に向かせる。

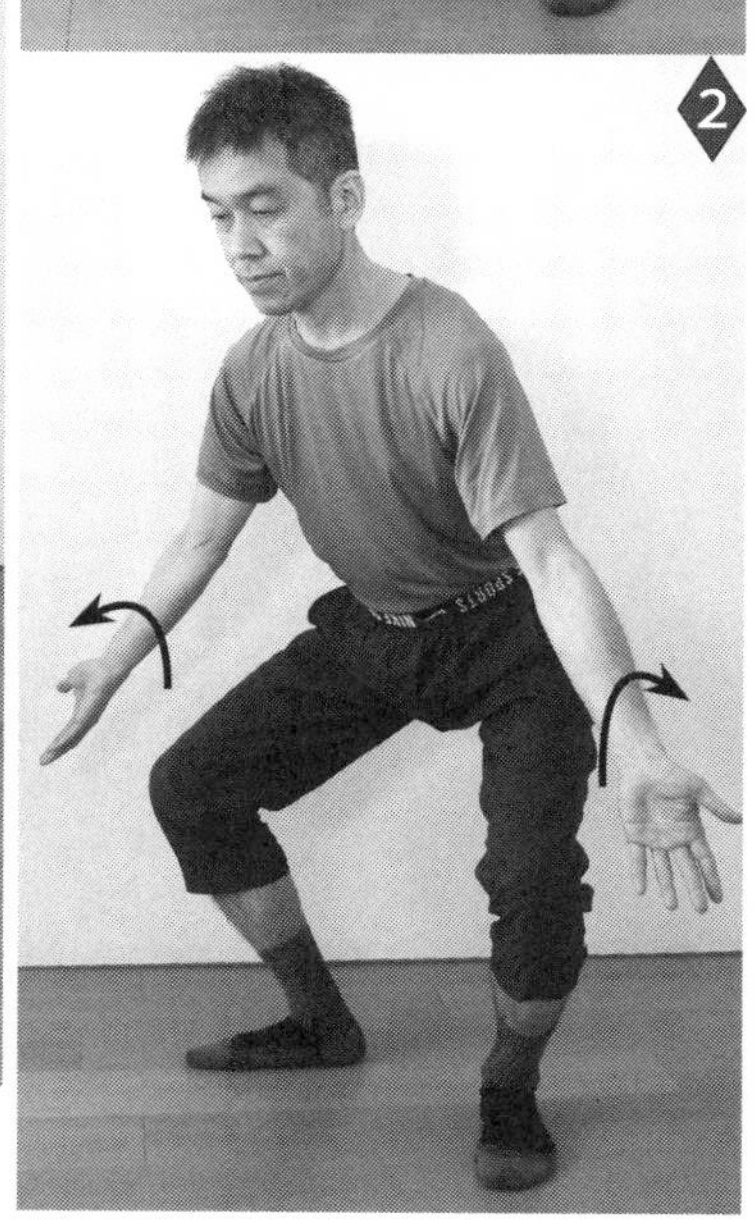

3 立ち上がると目線は正面を向く。

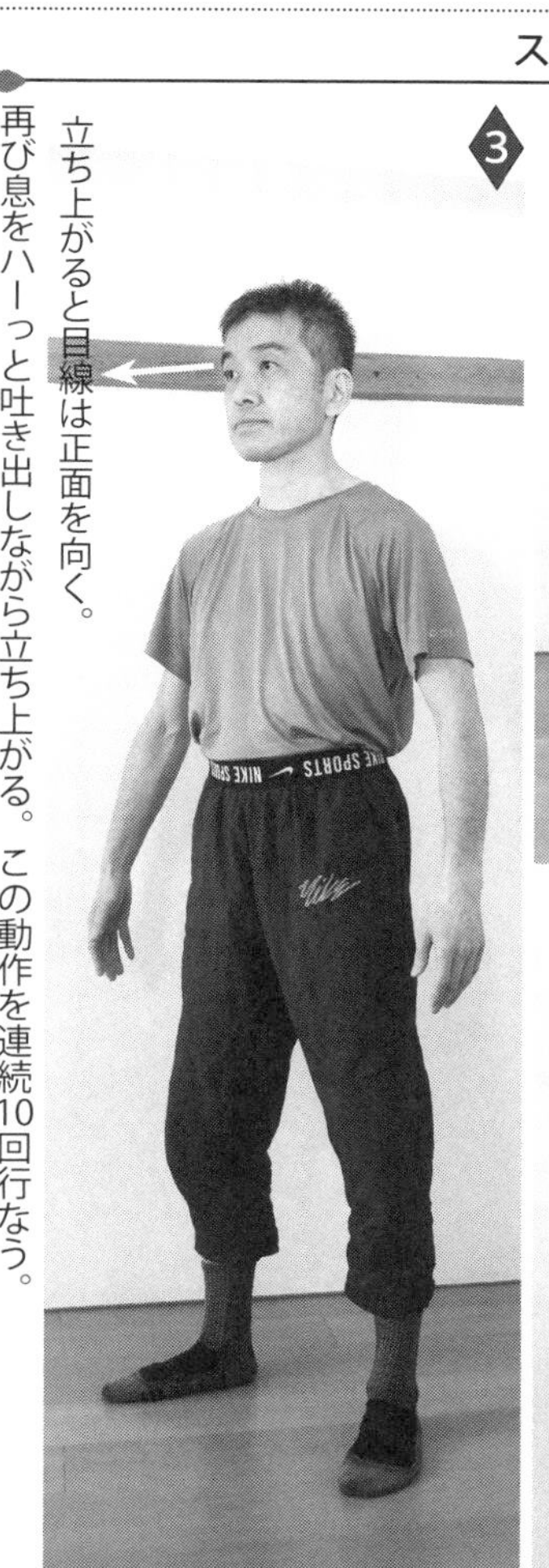

再び息をハーっと吐き出しながら立ち上がる。この動作を連続10回行なう。

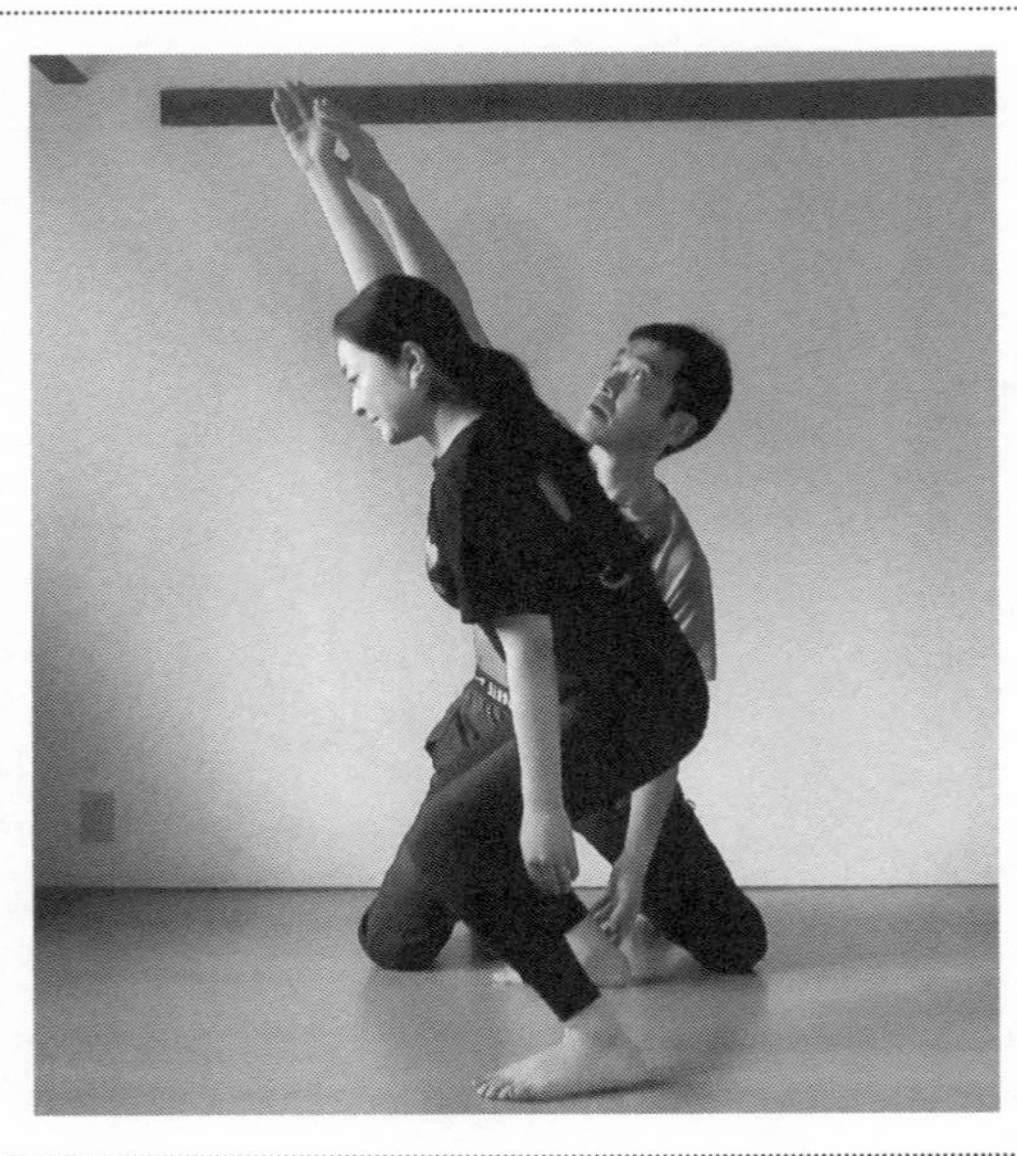

ハンズオンワークで生徒に働きかける著者。

学者の注目の的になっていたので、スピリチュアルな解釈は避けて解剖学モデルを使って理解しようとしてしまった。その結果、ワークのあり方を大幅に制限することになり本質を見誤ってしまったと私は考えるのです。

ハンズオンワークの秘密、プラーナを高めるには肉体の鍛錬(たんれん)と呼吸法は不可欠なので、これなら納得がいきます。スクワットと「ウィスパード〝あー〟」の組み合わせはアレクサンダーテクニークを体得するのに絶対はぶくことのできない要素なのです。またスクワットはヨガの太陽礼拝(スリヤ・ナマスカ)のシークエンスの一部でもあるので、ここでしっかりと身につけてください。

⑦スパイラル・ルートで目覚める体の秘密

原人アウストラロピテクスの骨の発見者として有名な学者、レイモンド・ダート博士は人間の発育にも興味を持って研究をしていました。南アフリカに住んでいてアレクサンダーテクニークにすっかり傾倒していたのですが、ある日教えてくれていた先生が国に帰ってしまうことになりました。困った末に学者としての知識を使って自分で体の使い方の研究を続けました。そしてダート・プロシージャーという実践マニュアルを作成し、人間が主要な行動をする際にはスパイラルの筋肉ルートが働くと指摘しました。

スパイラルとはらせん階段のように回転しながら上昇・下降する曲線のことです。これを二つ組み合わせると、DNAの形と同じ二重らせんのダブル・スパイラルになります。ヨガのクンダリニーも同様に2匹の蛇のイメージで表されています。体の筋肉の配置には縦のルート、横のルート、深部のルート、そしてらせん状のルートがあります。といってもあんまりピンとこないかもしれませんが、首筋にある胸鎖乳突筋はスパイラル・ルートの一部です。かの有名なミケランジェロの彫刻ダビデ像で、その部分が克明に浮き上がって彫られているのを見たことがあるでし

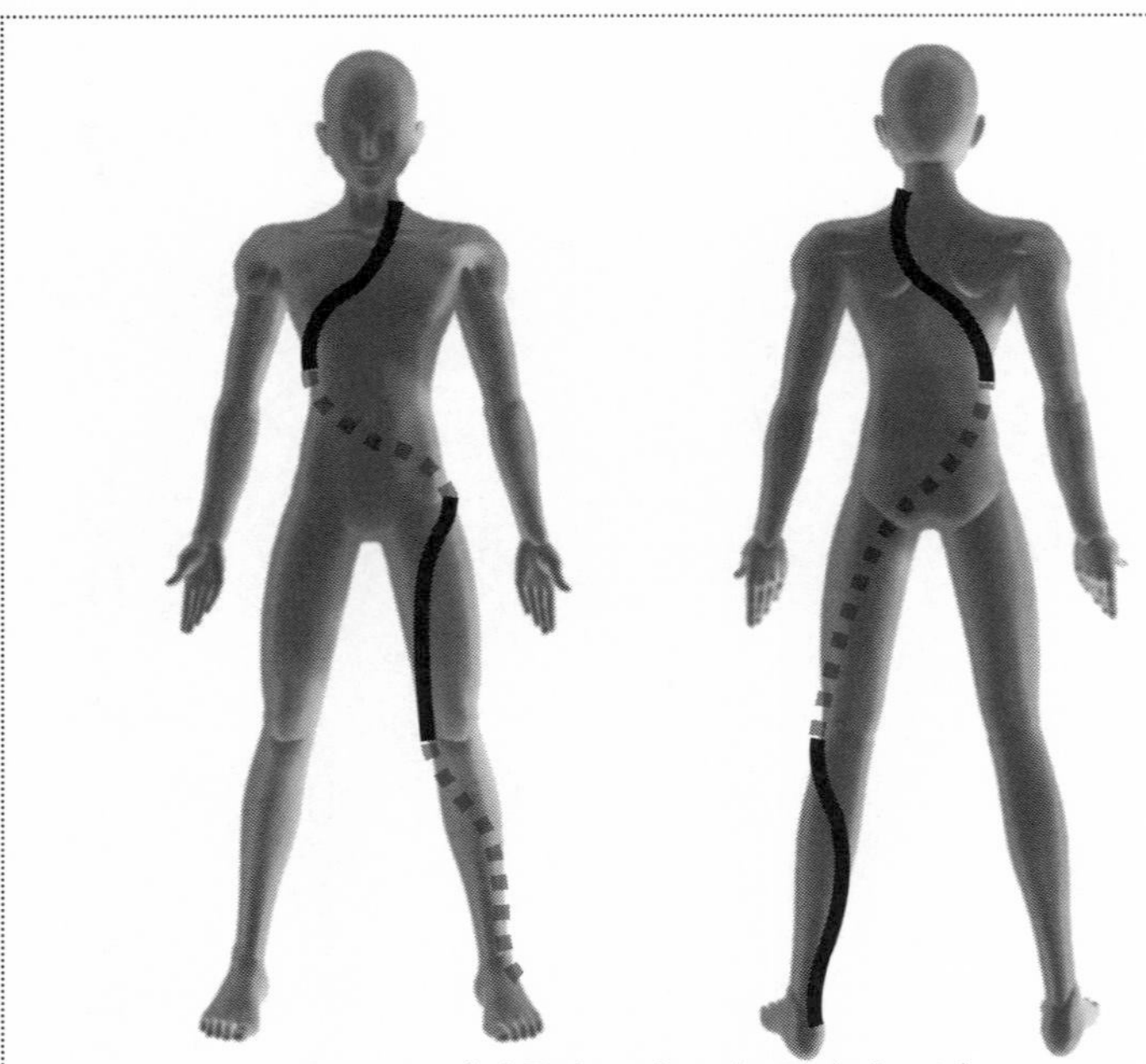

スパイラル・ルートのイメージ

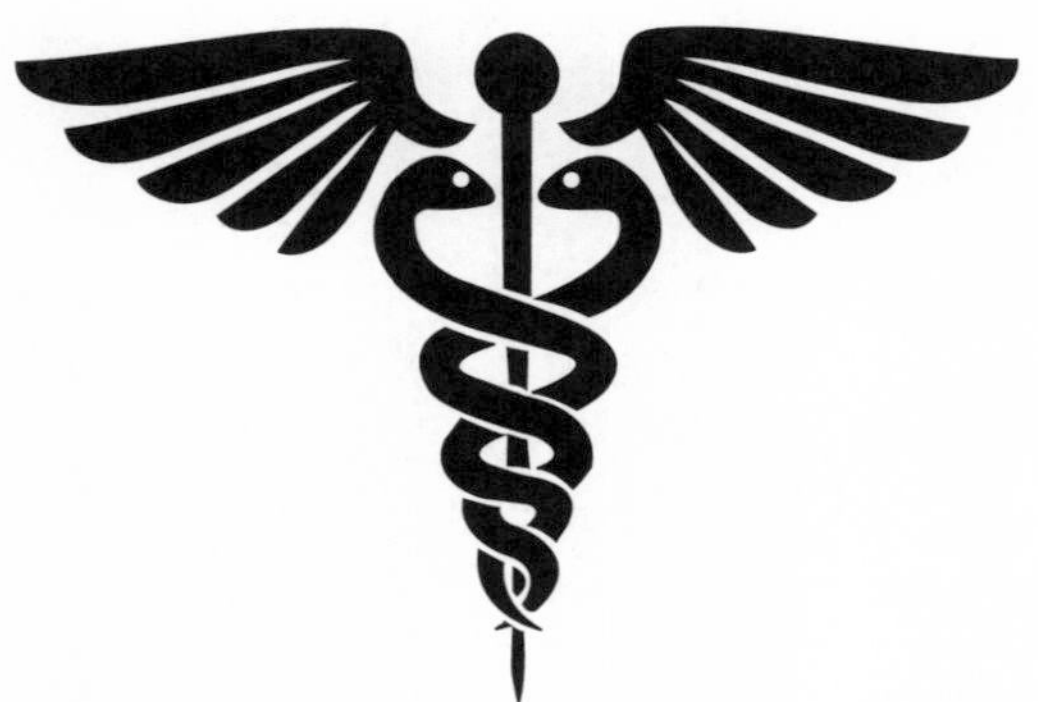

クンダリニーのイメージ

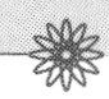

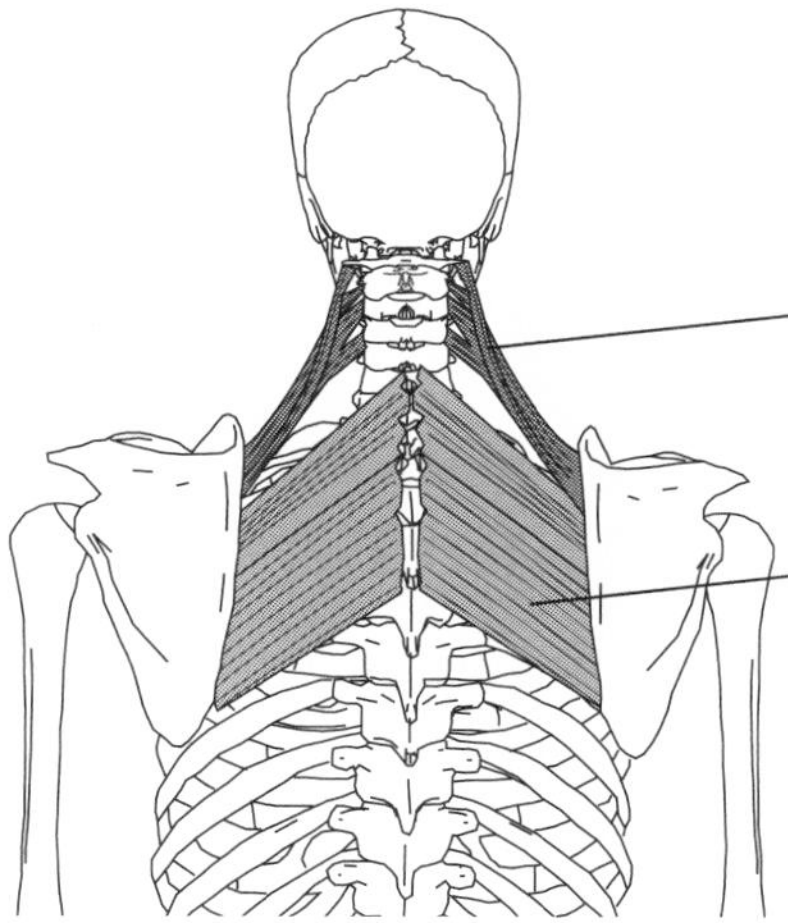

肩甲挙筋

菱形筋

ょう。鏡で自分の首を映すと外からでも見えるので指でつまむこともできますね。そして関連しあった筋肉どうしを保護膜の筋膜でつなげています。見た目ではもろにつなぎソーセージといった感じです。ここで深部筋肉のスパイラル・ルートを少し見てみましょう。

8 肩甲挙筋と菱形筋

肩甲挙筋は頸部と肩甲骨をつなぐ筋肉で、菱形筋は肩甲骨と背骨をつなげる筋肉です。イラストを見るとその形状からスパイラル・グループの一部だということがたやすくわかるでしょう。このあたりの使い方が悪いと首と背中が固まって動作不良の原因になります。浮上系アサナは腕で全身を支えるので、ここのルートをイメージで理解（ＢＯＤＹマッピング）することがとても大切です。

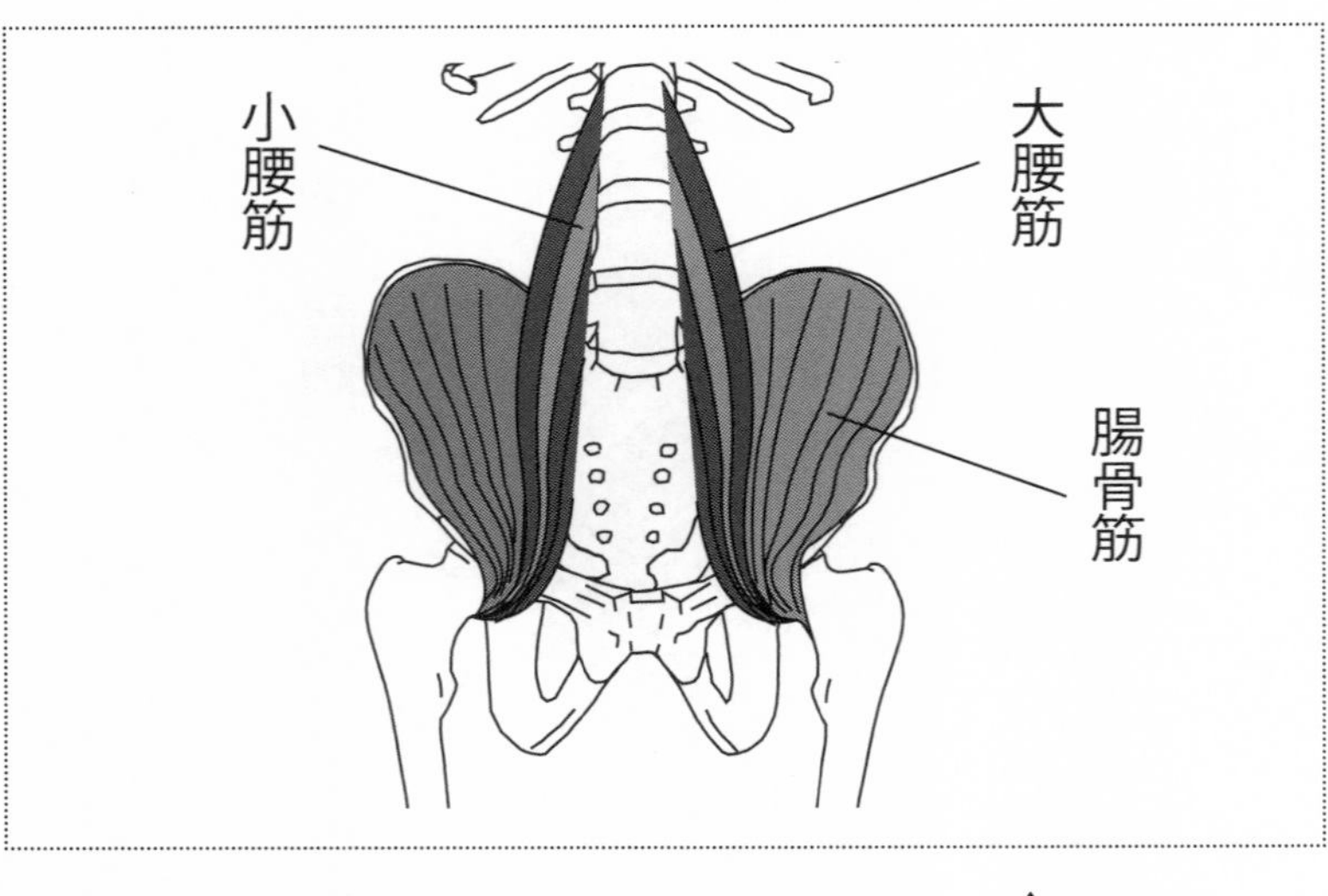

腸腰筋

骨盤の内側にはスパイラル・ルートの一部である腸腰筋がついています。腸腰筋は焼肉のステーキでいうヒレ肉の部分です。背骨の腰椎と大腿骨を結ぶ筋肉で大腰筋、腸骨筋、小腰筋の三つが組み合わさってできています。運動には極めて重要で姿勢維持にもなくてはならない筋肉です。ちなみに黒人の腸腰筋の断面積は日本人の3倍あるそうですから、ある種のスポーツではやっぱり断トツで強いです。

中でも大腰筋は胸椎12番から始まって骨盤底を通って股関節につながるという、とても複雑なレイア

ウトをしています。浮上系アサナでは腸腰筋が筋反射によって働き、下腹部に強烈な圧縮作用をあらわします。ヘソから三寸下の丹田とはまさしくその位置です。

パワーヨガではこうした深部筋肉、インナーマッスルのグループの働きがとても重要になります。ところがこの辺の部分には嫌なやつ、肉の芽みたいなのががっちり入り込んでいるんです。背骨の動きを低下させて体を歪ませる原因になってるやつです。押しても叩いてもどう頑張っても除去することができない。ところが先ほどのアレキサンダー式呼吸法とらせん状の動きを組み合わせると筋肉のみならずプラーナ（氣）の通り道であるナーディが迅速に浄化して、この嫌なやつを取り除くことが可能になるんです。

10 スパイラル呼吸法

スパイラル呼吸法は強化型の「ウィスパード〝あー〟」とスクワットを応用して私が考案したものです。アレクサンダーテクニークを使ってパワーヨガ実践中に少しずつ改良を重ねて出来上がりました。難しいことは特にありません。ただし体に表れる反応はすさまじいものなので、びつくりしないようにそれを最初に言っておきます。これをやると主要な気道であるイダーとピンガラ、そしてスシュムナーが浄化していきます。頭頂から指先、そしてつま先までプラーナの経路が開通するとプライマリーコントロールが発動、やがてはクンダリニーのヘビとしてあらわれます。

⑪ 基本動作（Ⅰ～Ⅳ）

【基本動作Ⅰ】

①足を肩幅より少し広めにして立ちます。そして息を先ほどのスクワットと同様にドバーッと

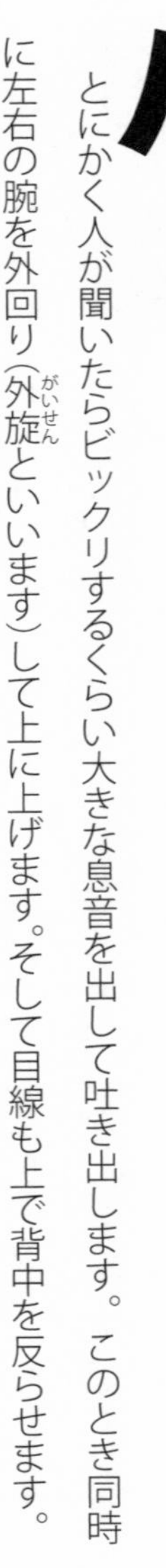

とにかく人が聞いたらビックリするくらい大きな息音を出して吐き出します。このとき同時に左右の腕を外回り（外旋(がいせん)といいます）して上に上げます。そして目線も上で背中を反らせます。

②ここでいったん息を入れて（意識的には吸い込むことはしません。体におまかせします）から再び

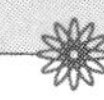

基本動作Ⅰ

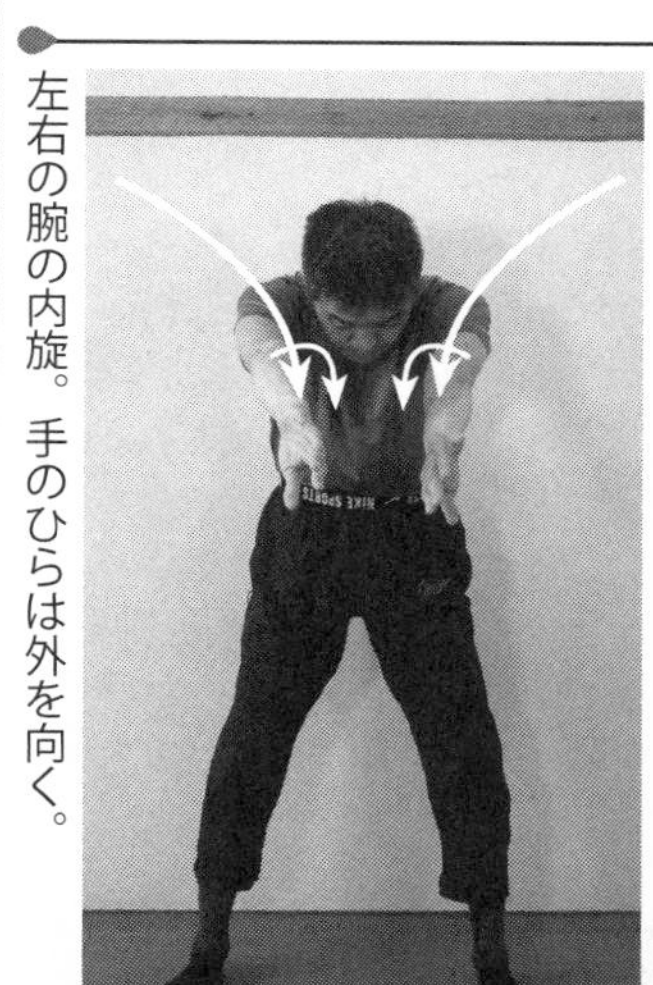

左右の腕の内旋。手のひらは外を向く。

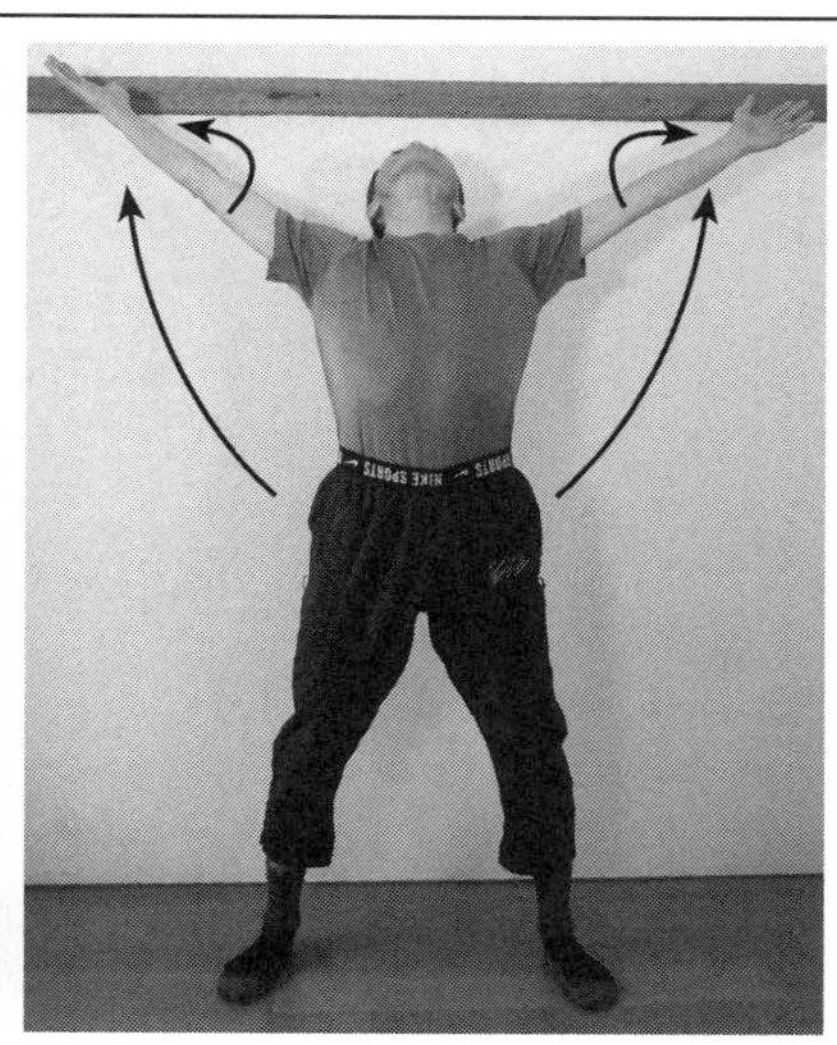

左右の腕の外旋。手のひらが上を向く。

ハー

で吐き出します。このとき今度は腕を内回り（内旋〔ないせん〕といいます）して下げます。目線は下で背中を丸めます。

吐き出し時に肋骨の両サイドが圧縮するように意識を当てると、よりいっそうパワフルになり同時に柔軟性が高まります。中心バランスを強化して全身が躍動〔やくどう〕しますよ。この動きを20呼吸分繰り返します。後に続く基本動作Ⅱ～Ⅳもそれぞれ20呼吸分おこなってください。これでさすがに息音の大きさが最大級に肝心だ、ということを理解していただけた

基本動作Ⅱ

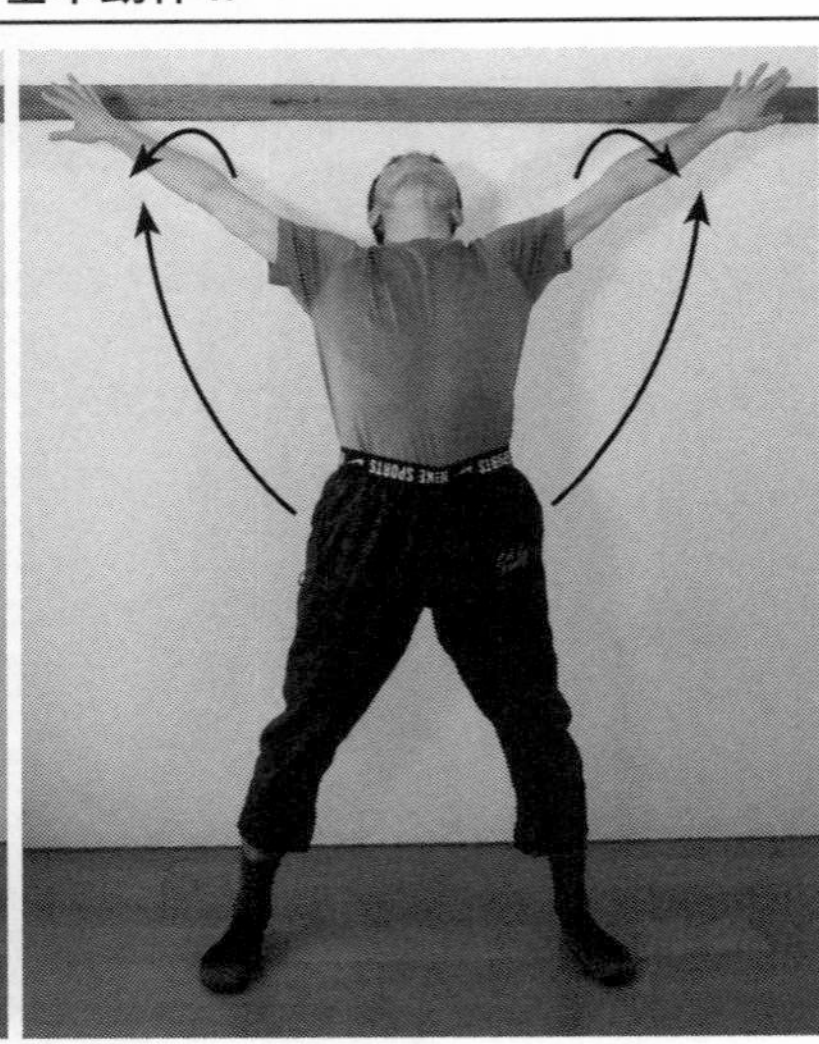

左右の腕の内旋。手のひらは後方を向く、

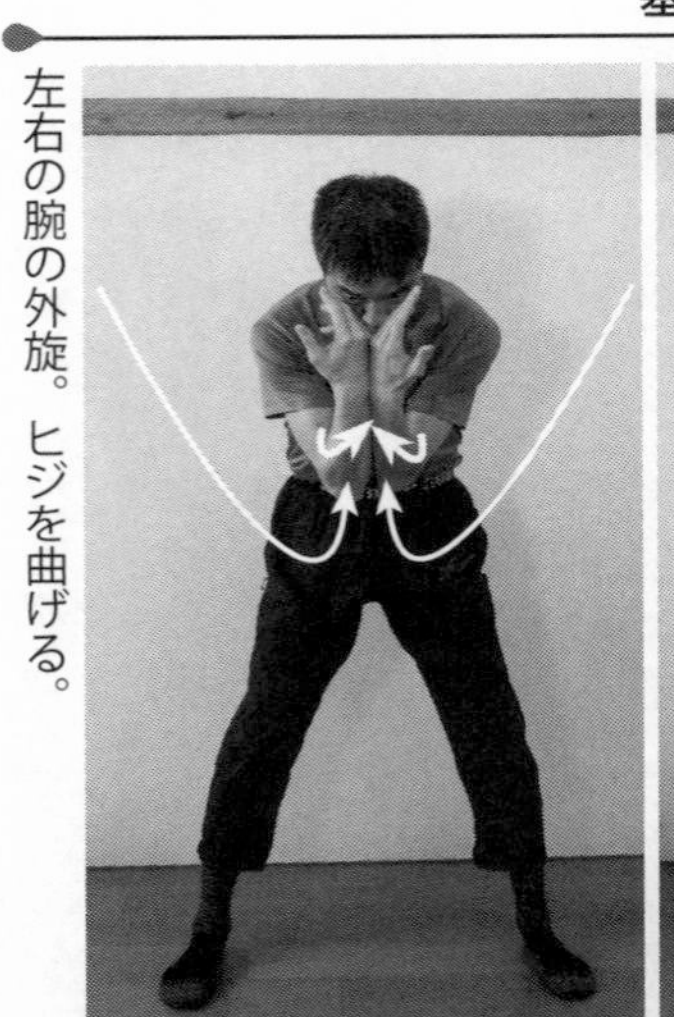

左右の腕の外旋。ヒジを曲げる。

と思いますので以降は小さめの表記にします。（だっていくら何でもあのサイズで書き続けたんじゃ紙が無駄じゃないですか）

【基本動作Ⅱ】

基本動作Ⅰと腕の使い方を反転します。

① 息を「ハー」で深く吐き出しながら左右の腕を内旋しながら上げます。目線はやはり上、背中を反らせます。

② ここで息を入れてから再び吐き出しで「ハー」目線が下で背中を丸めます。

左右の腕の外旋。ヒジを曲げましょう。

左右の腕の内旋。手のひらは後方を向きます。

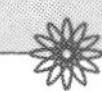

基本動作Ⅲ

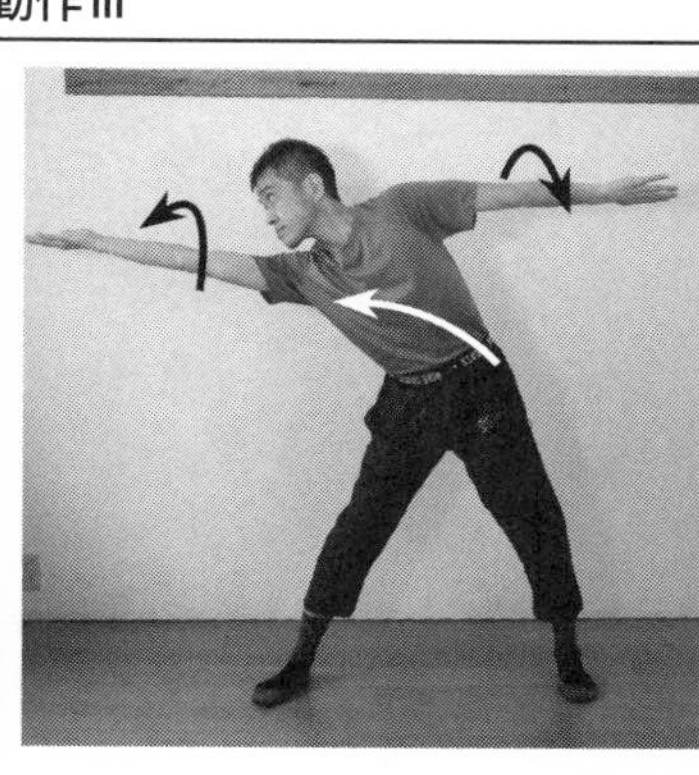

右腕外旋、左腕内旋で胴体をひねる。

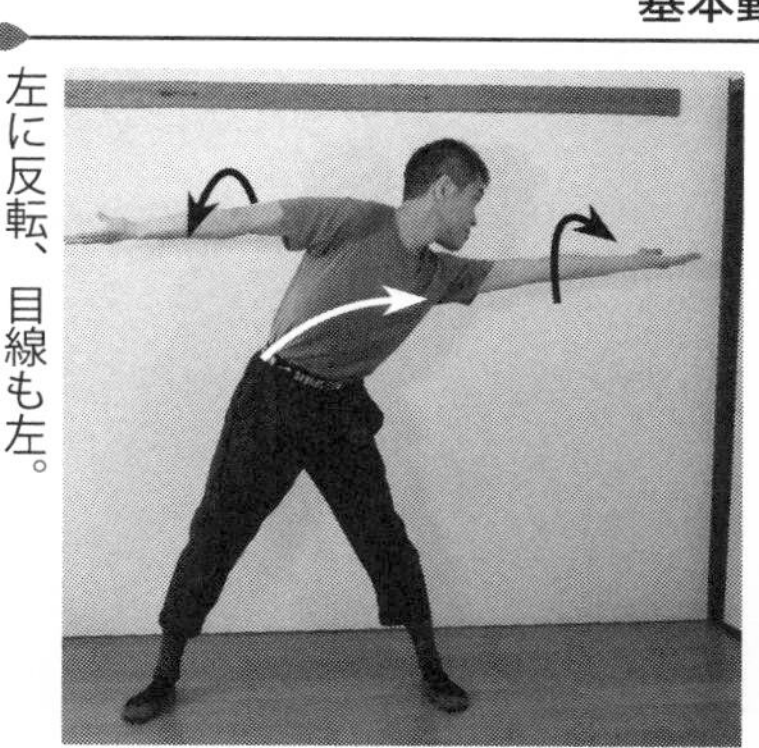

左に反転、目線も左。

【基本動作Ⅲ】

次は体をひねる動きです。

① 息を「ハー」で吐き出しながら右腕を外旋、左腕を内旋しながら目線と胴体を右に向けるようにひねります。

② 再び「ハー」で今度は左腕を外旋、右腕を内旋、目線と胴体が左向きです。

【基本動作Ⅳ】

次はヒザを少し前に突き出して腰をやや落としてください。このときよくヒザを内側に向けてしまう人がいますが良くありません。ヒザはつま先の方向に向けましょう。そして右手のひらを下腹部に置いて、左手の甲（指の背面）を仙骨に置きます。なぜ左手は手のひらではなくて指の背面側なのかというと、こうした方が左肩が詰まらずに楽でいられるからです。こういうの、すごく大切です。日常生

基本動作Ⅳ

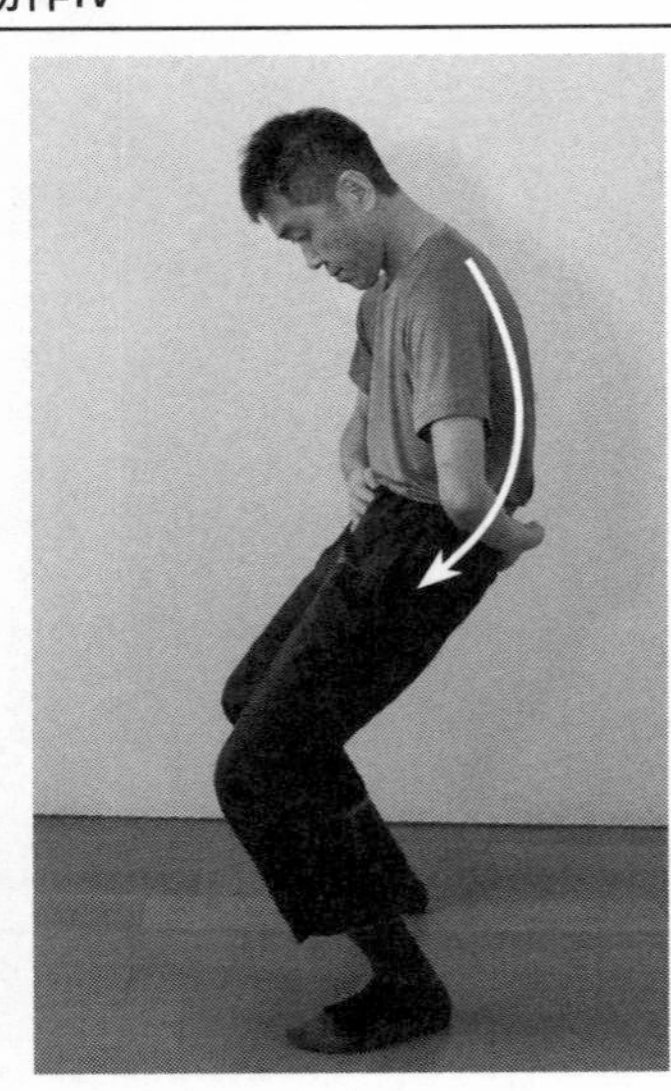

骨盤を前に巻き込んで背中を丸める。

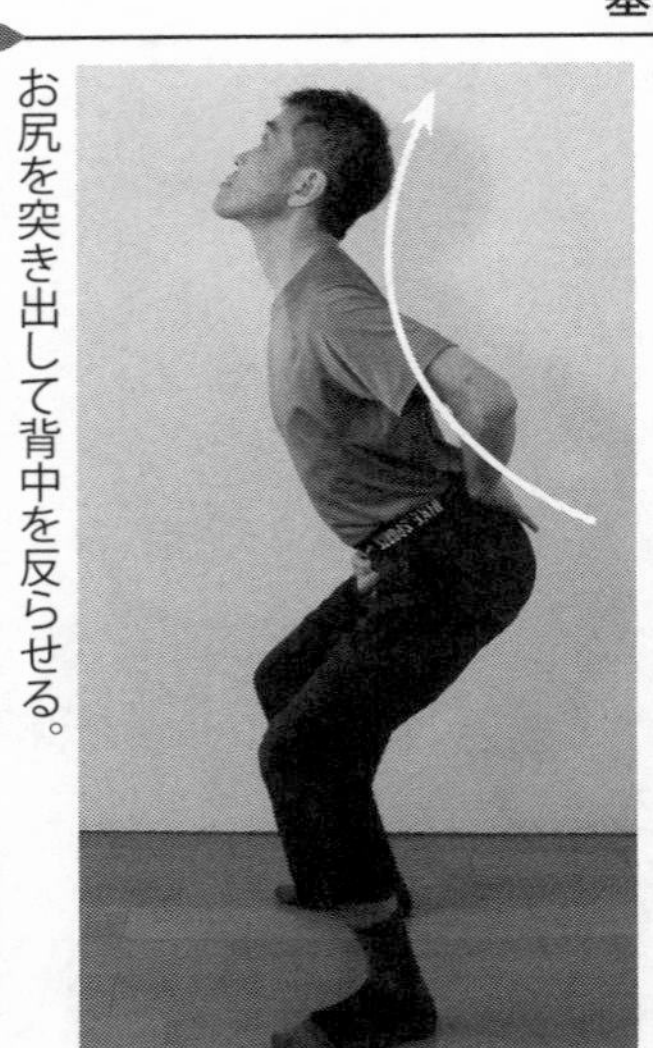

お尻を突き出して背中を反らせる。

活でも知らず知らずのうちに、ぎこちない体の使い方をしていることがあります。これをきっかけに普段から自分がどのように体を使っているのか観察しましょう。それがBODYコントロールというものです。

①手のセッティングをしたら息を**「ハー」**

手で骨盤を前に巻き込むように動かして背中が丸くなるようにします。目線を下にして頭と胴体のラインが横から見ると弓型の曲線になるようにします。これ、正確にやるとなかなか難しいです。

　自分ではちゃんと弓型にしているつもりでも、外から見るとこりゃどっこい、まるでイビツな姿勢になる人が多いです。鏡を使ってチェックしましょう。

②次にいったん息を入れながら元の直立姿勢に戻ります。

③そして再び「ハー」でヒザを突き出しながら今度は骨盤を後方、お尻を突き出します。背中をやや反り返らせて目線は上です。こうした動きでは目の動きが頭と首のバランスを決定的にします。目の動きが常に先行していれば、頭を下げたり上げたりしても体の連続性は失われません。

これで基本動作のⅠ～Ⅳ、全部で連続80呼吸分の息の吐き出しをおこないましたね。気分はいかがですか？ 息音をちゃんと大きく出して部屋に響かせてやっていれば、それだけでもう効果を十分すぎるくらいに実感するはずです。

⑫ 骨盤の回転運動

基本動作を理解したら次は骨盤の回転です。動きはそれほど機械的でなくてかまいません。フィーリングで自由に動かしましょう。これがスパイラル呼吸法の真骨頂で内に眠るヘビを引き出すことを可能にするのです。

左右の足を肩幅くらいに開いて立ちます。手の位置は肋骨の両サイド、指の背面で触れます。そして手で肋骨を軽く押しつけながら息を大きく深く長く深く

ハー

っという音を部屋に響かせるとともに骨盤をゆっくりと動かします。息を吐き出すことにひたすら専念し続けて骨盤を少しずつ動かしてください。息を吐き出す速さは好きなようにやります。

ハー――、ハー――、ハー――

という感じでやってもいいですし、もっとピッチを上げて

ハー、ハー、ハー、ハー、ハー

っと激しく絞り込みを繰り返してもよいです。

こうなると吸う息も鼻からではなくて一方的に口呼吸になりますが、それでOKです。とにかく吐き出す息、ジェット音の大きさと手で肋骨を押しつけるポンピングアクションが効果を引き出す決定的なポイントになります。また他の呼吸法であるような息を完全に吐き切るということはやりません。肺の中に空気が残っていて大丈夫です。（もっともいくら頑張って吐いてみたところで、生命維持のために肺には1リットル程度の空気が残っているんですけどね）

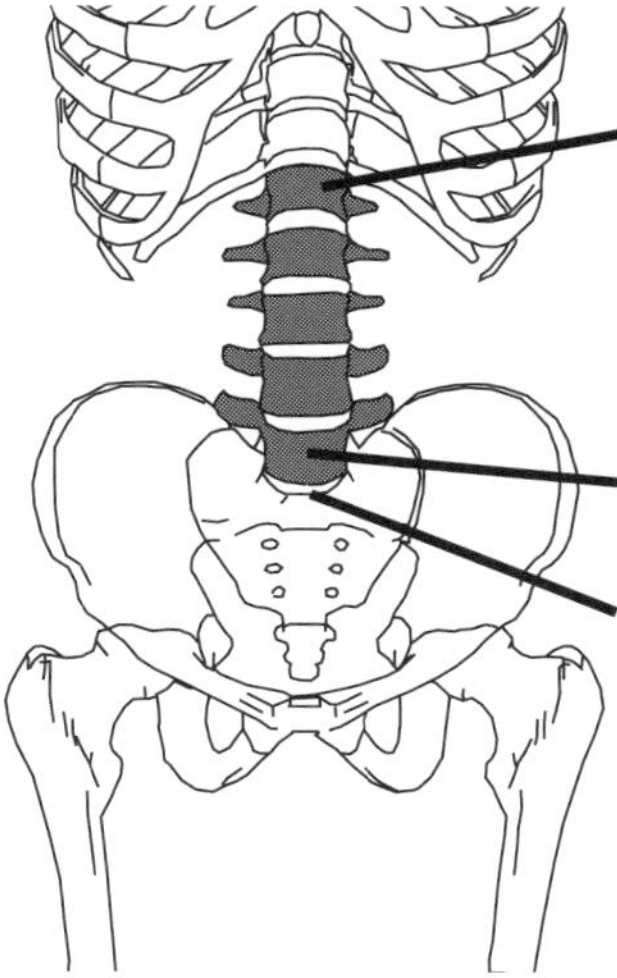

第1腰椎

第5腰椎

ボトムジョイント

ここで骨盤を回転していきましょう。ちょうどフラフープでもやるような動きです。でもスピードはつけずにゆっくりと動かします。そして背骨から頭に動きを連動させるんです。

目線が下に落ちてボーッとしないように周囲をちゃんと見てください。少しすると深部ブロックが表面にあらわれてきて骨盤の動きがいびつになってきます。背骨も引っ張られてファイヤーダンスでもやっているような変幻自在な姿勢にどんどん変化していきます。

テクニカル的には骨盤は仙骨と腰椎5番、つまりボトムジョイントから動くようにしたいです。ダンサーがなめらかにグルングルンやるやつです。スパイラル呼吸法ではあのようなスピーディーにはやらないで、ゆっくり動かして精

息を「ハー」っと吐き出すときに手で肋骨の両サイドを軽く押しつける。同時に骨盤を動かしていく。

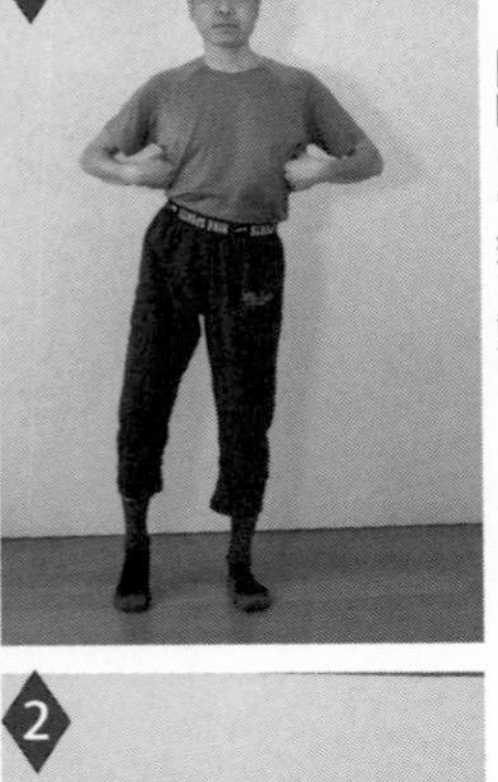

息の吐き出しに合わせて骨盤をゆっくり回転させる。

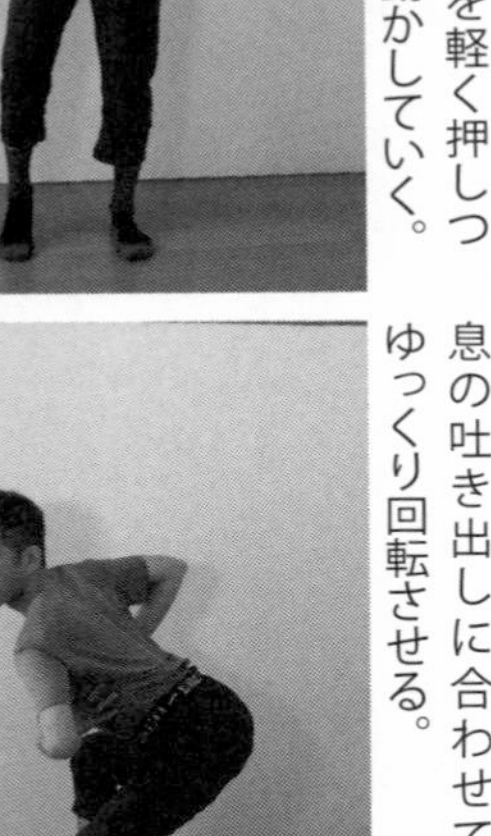

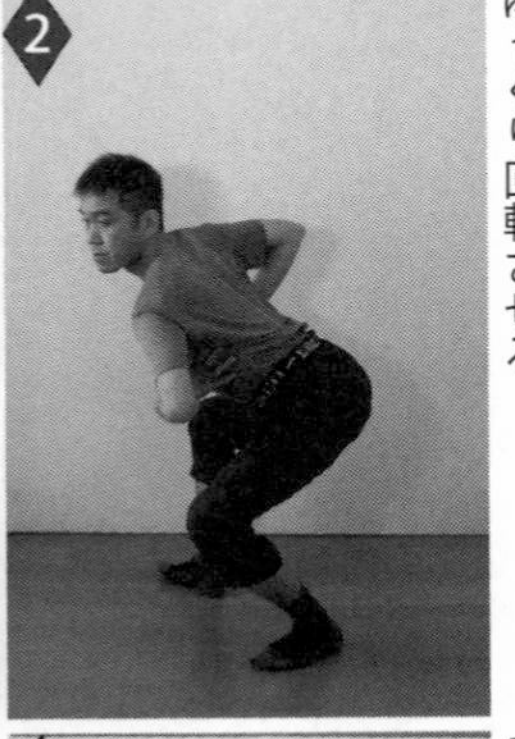

骨盤の回転を背骨から頭まで連動して動く。

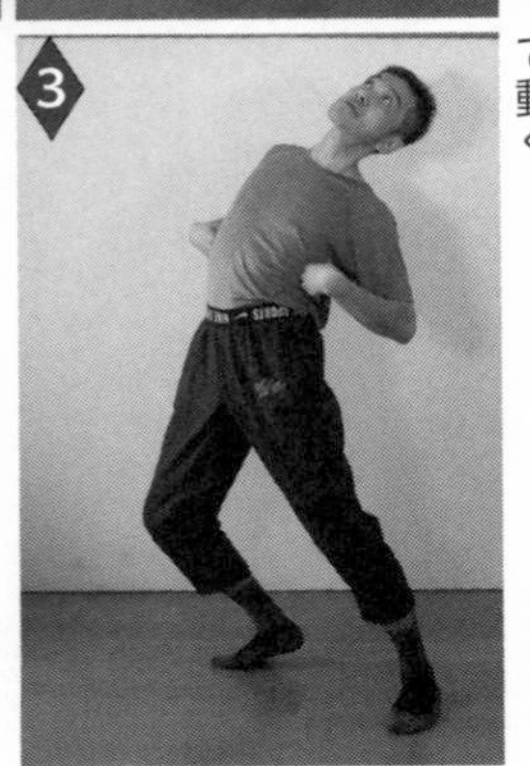

5分ほどしたら腕の外旋・内旋の動きも加えて全身で連動する。呼吸力で動かすこと。合計10分間、この呼吸を続ける。

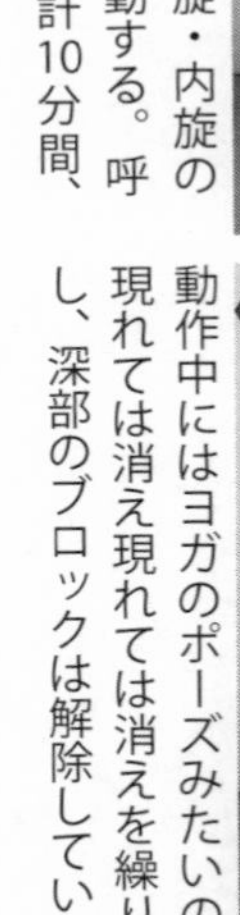

動作中にはヨガのポーズみたいのが現れては消え現れては消えを繰り返し、深部のブロックは解除していく。

度を重視します。ところがこの部分はたいていガッチリと固まっているので、そう簡単には独立した骨盤回転はできません。やり始めではおそらく第1腰椎くらいからのグルングルンになる人がほとんどのことでしょう。最初はそれでかまいませんので、これをまずとにかく10分間続けます。5分くらい動かし続けたら手を肋骨から離して、腕の外旋・内旋も一緒に加えましょう。

息が途切れたりツバを飲み込むのに一時的にストップするのはかまいませんが、とにかく連続で息の吐き出しと骨盤の動きを続けます。吐いて吐いてドバーッと吐きまくってください。血液中の完全なるガス交換が行なわれます。すると全身がビリビリしてきて毛穴がカーッと開いてガスが噴き出すかのような猛烈な刺激に襲われます。初めてこれを体験すると、ちょっとこれはかなりヤバいかも……と思うはずです。でもパワーヨガをやる体力があれば大丈夫。この超越的な感覚に圧倒されて恐怖を感じるかもしれませんが、なぜか頭の中は静まってリラックスしていることに気がつくはずです。

10分間やったら座って休みますが、しばらくはこのビリビリ感が持続します。外に出ると危険ですので、おさまるまで休んでください。そのまま瞑想に入るのも良いです。感覚器官に修正が起こって目の前の世界は今までとはずいぶん変わって見えてきます。自分の声も何だか頭の中まで響く感じがします。この現象が起こると体に眠る神秘のヘビの点火スイッチが入ります。毎日実践して呼吸力が強くなるとプラーナの吸収率がどんどん高まります。やがてヘビが冬眠から目覚めると呼吸とともに体の中を這いずり回りナーディを浄化、深部筋肉に入り込んでいる嫌なやつ、肉の芽を消滅してくれます。(するとにくめない人になるとジョセフ・ジョースター氏が言っていました) さらに浄化が進んでいくとヘビは頭頂に向かいます。このプロセスは何度も繰り返されて体と心はエネルギーに満ち溢れ、生きていることそのものに最大級の感謝と喜びを感じます。この呼吸法の唯一の欠点は二酸化炭素をまき散らすので地球温暖化を促進してしまうことですかね。

⑬ 丹田の圧縮

さてスパイラル呼吸法の可能性はまだ続きます。これまでのスクワット、基本動作(Ⅰ~Ⅳ)、骨盤回転運動を実践して十分な呼吸力が備わったら丹田の圧縮を付け加えましょう。

オヘソから三寸下、丹田の中心に意識を当ててください。そして息の吐き出し時に、ここを圧縮するように絞り込むんです。やり始めはまだ丹田が固まって機能していないと思いますので、絞り込むといってもなかなかうまくいかないと思います。まあここはひたすら繰り返して下腹部

の固まりを解凍するしかありません。下腹部と仙骨がお互い近づく感じが出るとうまくいっています。丹田はプラーナの製造場所ですから、ここが働き出すと中心エネルギーが猛烈に高まってハラのすわった人になりますよ。

お茶の小話

●インド滞在記　その三

ガンジス川の沐浴でよく知られているのはバラナシという街です。ここにはゴミというゴミ、工場廃液に人の死体、何でもあります。とにかく汚い。大腸菌は基準値の百倍ですからトイレに浸かっているのと大差ありません。それなのにインド人はまったく平気、恍惚とした表情で泳いだり潜ったり、バイ菌だらけの水を飲んだりしています。世界七不思議と言ってよいでしょう。たまに無茶な日本人の男の子がマネをしてエラい目にあっています。上流のガンジス川の水は綺麗なのに、なんでそっちに行かないのか？　私は不思議に思ったので宿の主人、ヨガの教師でもある正統派のインド人に聞いてみました。何でもバラナシは宗教的に重要でエネルギー的に違うんだそうです。「でも不衛生じゃないですか？」と言うと完全否定で絶対に認めませんでした。

彼らには伊勢の美しく清らかな五十鈴川とガンジス川は同じものに見えるみたいです。川沿いの路地は危険地帯です。7歳くらいの子供が窓から顔を出して「ヘロイン、コカイン買わんか？　通行料払え」などという恐ろしいことを言ってきます。大人は丸見えのウソをあの手この手を使って言ってきて、なんとしてでも私からお金を巻き上げようとします。よくあるのが「私の家には6人の幼い子供がいてミルクを買うお金がない。US百ドルよこせ」というおなじみのやつです。他には腕をつかんできたと思うと「マッサージ料払え」なんていうのもありました。私はうんざりしてその路地から走って抜け出しました。ちなみにここにはクミコ・ゲストハウスというのがあって、日本人のクミコさんという女性がバックパッカーのための宿を経営していました。今でもあるのかな？

第4章

浮上編

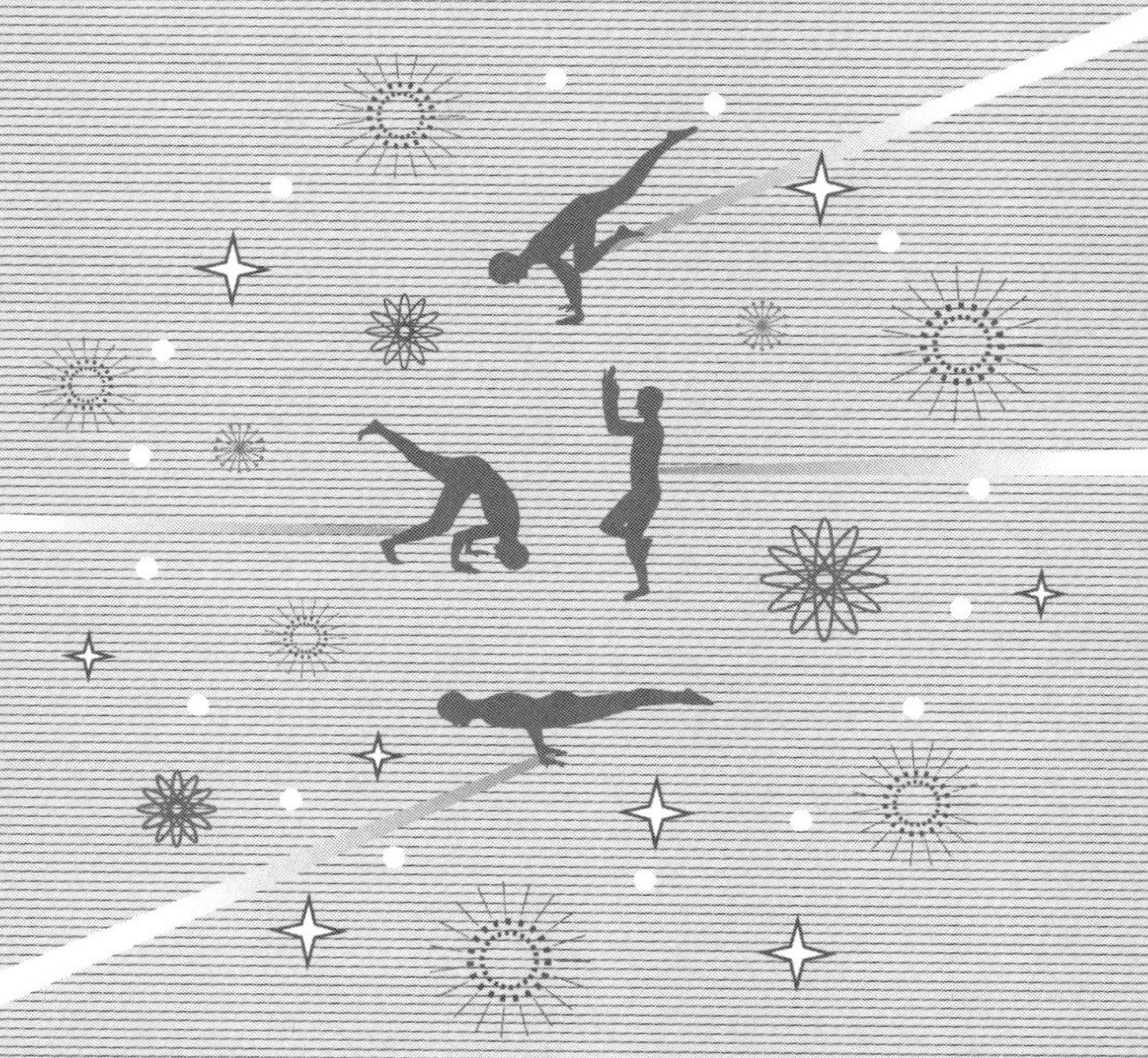

1 パワーヨガへの道

これまでは割と穏やかな感じで体の準備を整えながら実践してきましたがいよいよ本番です。ハードルが上がって急に厳しくなります。ぬるま湯につかっているだけではいつまでたっても壁は乗り越えられません。こういうときは禁じ手のスパルタでやるのです。ちょっとやそっと苦しくてもビシバシやり抜いてください。

2 修行開始前の基礎知識

1）用意するもの

体をサポートするためにマットは必要です。練習中は転倒することもよくありますから、事故防止のためにも必ず使いましょう。また各アサナのスタンバイ時には頭をマットにつけるため、負担がかかりますので少し厚めのものを使います。あまり柔らかすぎるものだと安定感をそこないますので、私は以前はお風呂マットを使っていました。ただ需要が減ってきたのか近所で売っ

ているお店をあまり見かけなくなったので、最近は厚さ1センチのヨガマットを使っています。価格もお手頃だし弾力もあってショックを吸収してくれます。薄いマットの場合は2枚重ねたりとか考えられますが、まあこのへんは手を抜かないでください。自分の体を守る必需品です。

2）ウォーキング効果

修行は楽しいのが本物ですが、ときにはツラく感じることも出てきます。そんなときには耳もとでささやき声が聞こえてくるのです。「なあ、こんな疲れることとやめようぜ。こんなことやっても何にもならないよ。ムダなだけ。どうせうまくいきっこないしさ」さあどうしましょう？

こういう変な声に惑わされてはいけません。雑念をふり払うには威勢よく行進するのが一番です。ウォーキングです。時々、勘違いしている人がいます。ウォーキングは買い物のついでに何となく歩いたり、ブラブラお散歩のようなものではありません。またウォーキング・メディテーション（歩行禅）のようにゆっくり歩いて自己観察するのとも違います。もっと積極的にたくましく歩くことに集中するんです。

先日、街に出かけると若い女の人がリズミックなテンポで、さっそうと歩いて来て私の横をサーッと通り越していきました。その姿を見てカッコイイと思いました。そうかと思えば頭を力なく落としてトボトボ歩くガッカリした男というのも見かけました。気の毒ですけどカッコ悪いと思いました。よほどのことがあったのかもしれませんが、これでは健康だけでなく運気も逃げてしまいます。

パワーヨガの合間にするウォーキングでは外に出る必要はありません。部屋の中を力強くズンズン歩き回ってください。（部屋にスペース上の都合がある場合は外に行きましょう）

①こぶしを軽くにぎって腕を振りながら胸を張って歩く。

②前脚を伸ばして一歩出す。（このとき間違えて足を高く上げてしまうと怖いファシスト行進になってしまいます）

③最初のうちは歩幅をかなり極端と思えるほど大きくしてスピーディーに歩きます。自分では大きくしているつもりでもカメラで撮影してみるとそれほどでもなかったとかよくあるんです。感覚は当てになりません。このように歩幅を大きくすると大殿筋が強く働いて腰を強化してくれます。

悪い例では歩幅が小さくて前につんのめるように歩く人がいますが、こうすると股関節が固まって、さらに胸が閉じて呼吸が浅くなるのでいけません。歩けば歩くほどダメになるという恐ろしい歩き方です。「私のお母さんそれやってる！」とか身に覚えのある人も多いことでしょう。

④かかとで床をガツッ！ガツッ！っと打ち鳴らしながら威勢よく行進します。すると自然と胸部が開きます。

⑤頭は絶対に下に落としてはいけません。目を積極的に動かして周囲の空間を広く見渡しましょう。

⑥スパイラル呼吸法を使って息を深く強く吐き出しながら歩くとさらにパワーアップします。

⑦歩きながらお腹をコブシで叩いて腹筋チェックをします。ここが弱っちいと何やってもうまくいきません。（私が若いころにすっかり経験済みです。）グッと力をこめてください。

ところが多くの人はパワーヨガ（浮上系）の練習最中にするウォーキングの効果を残念ながらまったく知りません。「歩いたってどうこうなるものではないよ」と頭から決め込んでいます。だから実際のレッスンでも生徒にウォーキングを勧めると、最初はほぼ全員が「ヨガをやりに来たのにそんなことしたくないなあ～」というつまらなそうな顔をします。でも浮上系に取り組んでいる合間にちょっとやってみると、すぐにアドレナリンが五臓六腑を駆け巡ります。そして闘志と覇気が出て「もう1回！」再チャレンジに挑むんです。

3）シャバアサナのやり過ぎは禁物

実践中に疲れたからといってシャバアサナで休んでしまう人がいますが、これをやるとリラックスどころか脱力しきってしまい、せっかく高めてきたエネルギーが全部流れ出てしまいます。するとかえってげっそり疲れて練習を続けることはできなくなります。シャバアサナは本来もっとも難しいポーズだともいわれています。それは自己観察が目的なのに、気持ちよくなってついつい眠ってしまうからです。中にはイビキをかいてグーグー眠ってしまう人がいますが、こうなるともう本末転倒もいいとこです。

シャバアサナは練習を終えるときにのみ行ないます。それも直前に必ずウォーキングをしてテンションを上げておきます。そうすればシャバアサナをしても眠くならずに、はっきりと目覚めたまま適度なリラックスができるのです。通常のヨガレッスンでは気持ちよさそうに眠ってしまっている生徒をわざわざ叩き起こす先生もいませんので、休んで脱力するものと思っている人がいますが、本当のことをいうとシャバアサナで眠りこけるのはあまりよいものではありません。これはアレクサンダーテクニークのセミスパインも同様で、いねむり防止のため目は開けておく

としています。私もティーチャー・トレーニング時代のころ、よく眠ってしまってトレーナーの先生からつつかれました。寝るのは夜に布団でちゃんとした睡眠をとりましょう。

4）転倒こそが成功への近道

物事は失敗から学ぶとかよくいいますが、練習中の転倒は失敗でもなんでもなくて、絶対に必要な体の学習のプロセスなのです。アメリカの民間航空宇宙メーカー、スペースX社のロケットが打ち上げ後に爆発を繰り返していました。でも開発エンジニアであるイーロン・マスク氏はがっかりしないで、その度に「良いデータが取れた」というコメントをしています。もっともこちらは莫大なお金がかかるわけですが、浮上系アサナの練習にはいくら失敗してもお金がかかりません。（よほど無茶をして事故でも起こすと話は別ですけどね）笑顔で「良いデータが取れた」と言いましょう。

ところが多くの人は2、3回転倒を繰り返すと無力で敗北した感じがする、というよりもその背景には転倒してはいけないという不安の感情が先行しているのです。不安感があれば体が固まりますから、それこそわざわざ転倒するのを引き寄せているのです。これを解消するには転倒することになれてしまえばよいのです。幼い子供だったとき歩き始めるのに、何度も転倒を繰り返したのを思い出してください。つらいと思ったことは一度もなかったはずです。それどころか転倒すればするほど起き上がって立ち上がる、元気な意欲とエネルギーがわいてきたはずです。そんなときに「あなたはすぐ転ぶから、立ち上がってはいけませんよ」とか誰かに言われてしまったら実にもったいない話で、長い人生そういう経験もあったかもしれません。だから今、そこに気がついて深層にある意識のプログラムを変えてしまうんです。脳のリミッターを解除するためにわざと転倒してみましょう。すると不思議と転倒しなくなります。これは小脳の学習効果で自転車乗りの原理と同じで誰にでもそなわっているものです。体はかしこくできていますね。

5）身軽さを作ろう

簡単なウォーミングアップで体を身軽にしておきましょう。重い気分でいるとそれだけでエネルギーも低下しちゃいますからね。そこで誰でも簡単、手軽にできるのがラジオ体操でやっている飛び跳ね運動です。リズミカルにピョンピョン飛び跳ねてください。足を左右に開いたり閉じたり、腕を上げたり下げたり部屋の中を跳ね回ってください。心も体もすぐに身軽になりますね。もっともよほど深刻な悩みを抱えている人はそういうわけにはいきませんが、パワーヨガやるのにそこまでプレッシャー感じる人もいないでしょう。オフィスワークで座りっぱなしの人にとっ

ても、飛び跳ね運動はその場でできるリフレッシュとしてお勧め一番です。

◎ステージ1

1 初級鶴のポーズ（バカアサナ） 難易度★☆☆☆☆

最初からモロ出しでやると脱落者続出しますので、まずは簡単なやつ、星1個のから始めます。それが鶴のポーズです。バカアサナといいます。バカというのはサンスクリット語で鶴の意味ですが日本語だとあんまりいい響きではありませんね。バカとアサナの間に「の」を入れると、すっかりやる気がしなくなってしまいます。そこで「空手バカ一代」みたくして、「ヨガバカ一代」なんていうとカッコがついてなかなかたくましい感じになりますね。

このポーズはやり方しだいで初心者でも割と簡単にできるので、ヨガ経験者やダンサーだけでなく中学・高校の体育の授業でやったことがある人もいるかと思います。そこそこ元気であれば高齢者の方にもチャレンジしてもらいたいです。まずはこのポーズをうまくできるようにして手首と腕をきたえましょう。そして体が浮上した不安定なバランスになれて「やればできる！」と

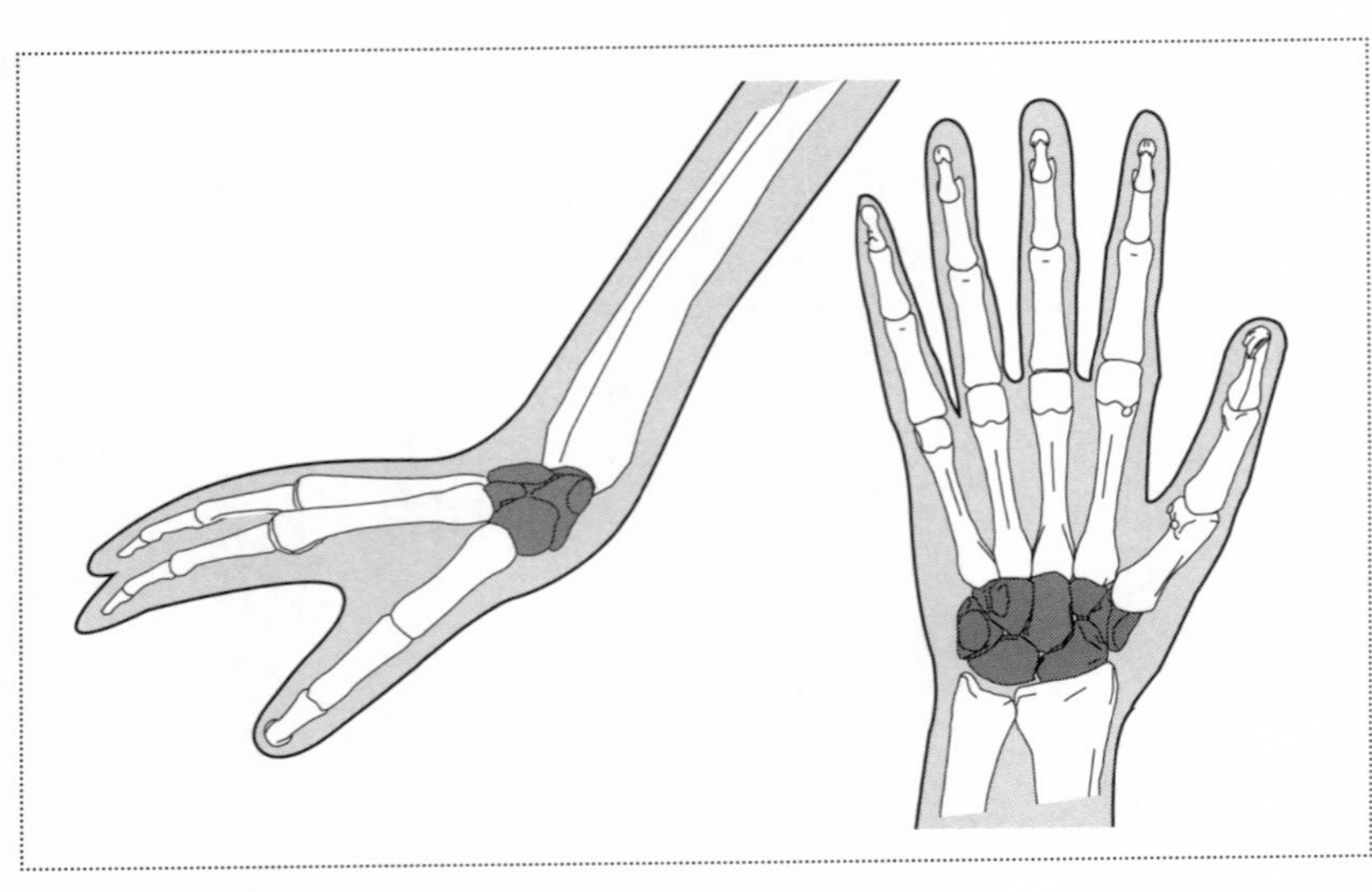

いう自信をつけてください。エネルギーがみなぎり始めます。

〈**手首の構造**〉

ここでやる前に手首について説明しておきましょう。本書を読んで初めてパワーヨガにチャレンジするという人もいるわけですから、構造は多少なりとも知っておいたほうがよいのです。

指と手のひらは違いますが、骨格の形状からみると手のひらも指の骨の延長でできています。一枚板なんかではなくて柔軟に動かせるようになっています。そして手首につながります。

手首の骨格構造はたいへん複雑にできています。小さい骨の集まりで8個もあります。なぜそんなにあるのでしょう？ 神様が作ったのですからきっとちゃんとした理由があるはずです。やはり転んで手をついたときや何かにぶつかったときのショックを和らげるためでしょう。浮上系アサナではこの部分に体重の大部分がかかりますが、バランスをうまくとるために5本の指にも力を分散します。

それでは鶴のポーズ、バカアサナをやりましょう。

①両手をマットにつける。指先は前方に向けます。

②つま先は立てておいて、左右の上腕をそれぞれヒザではさむようにする。そしてヒザと腕をお互い押しあって密着させる。このときアレクサンダーテクニークで首は固めずちぢこませずです。

③そうしたらネックフリーのヘッドリードで、両手を支点にしてヤジロベーみたく前後に行ったり来たりバランスを取りながら動いてみてください。その動きに合わせて片足をマットから上げちゃいます。とりあえず右足を上げてみましょう。

④続けて残りの足も上げてしまいましょう。バランスを崩さないように慎重に上げます。これで鶴になったわけですけど、どちらかというとED-209のポーズといった方がしっくりきま

鶴のポーズ（バカアサナ）

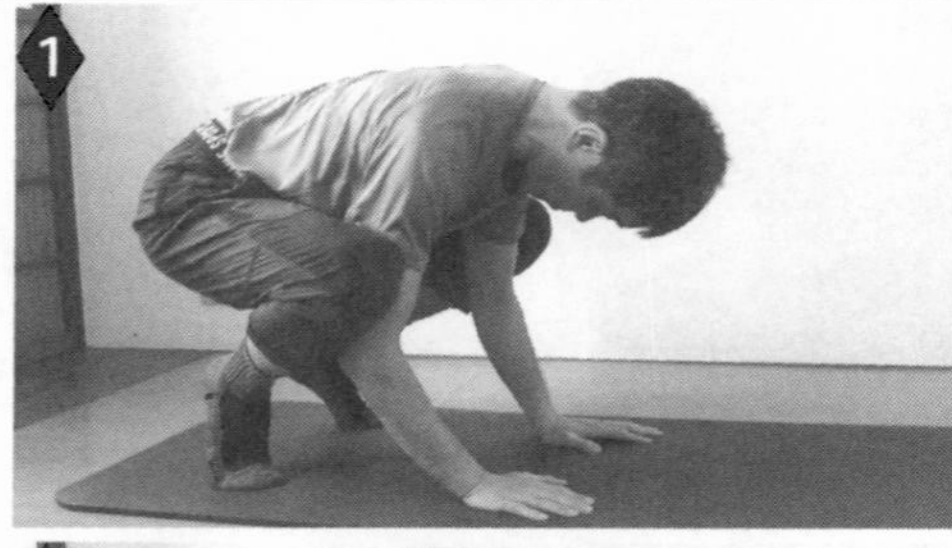

つま先は立てて両ヒザで上腕をはさむ。

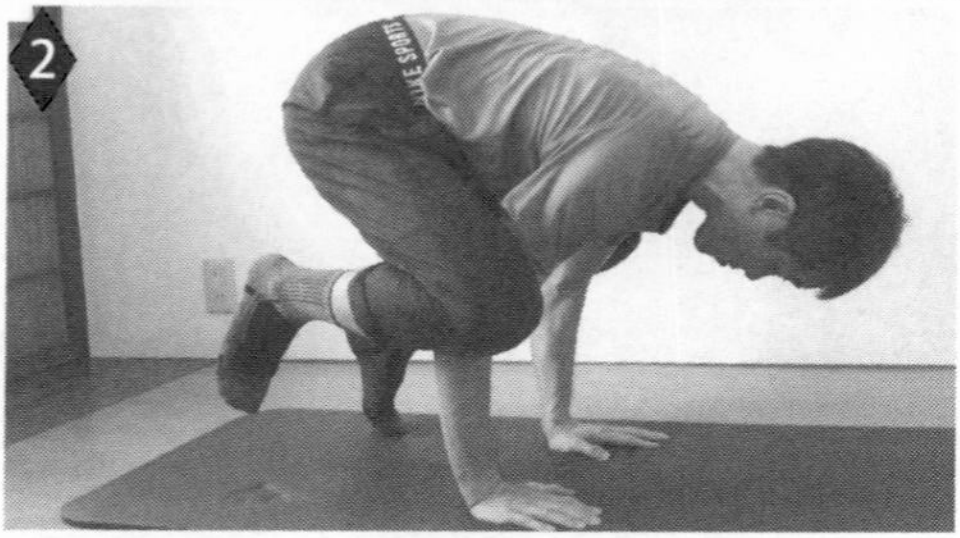

2

バランスをとりながら、まず片足をあげる。

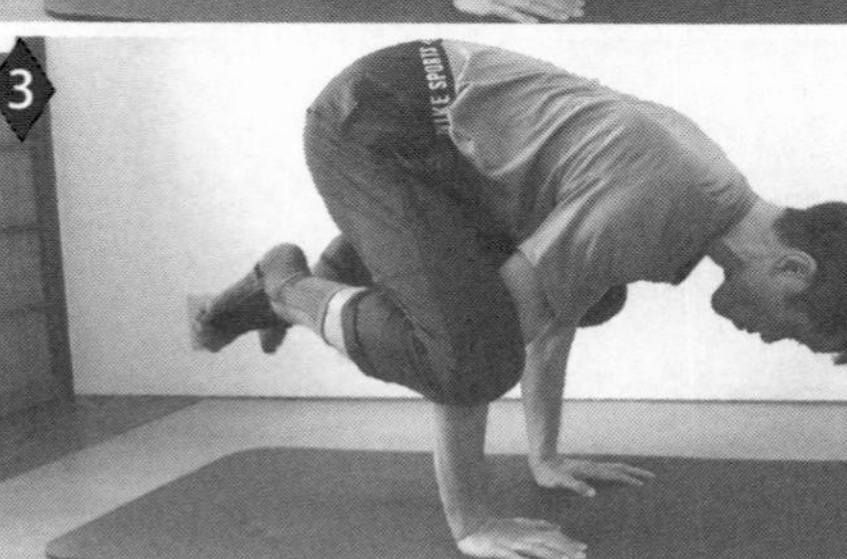

続けて残りの足も上げると初級鶴になる。

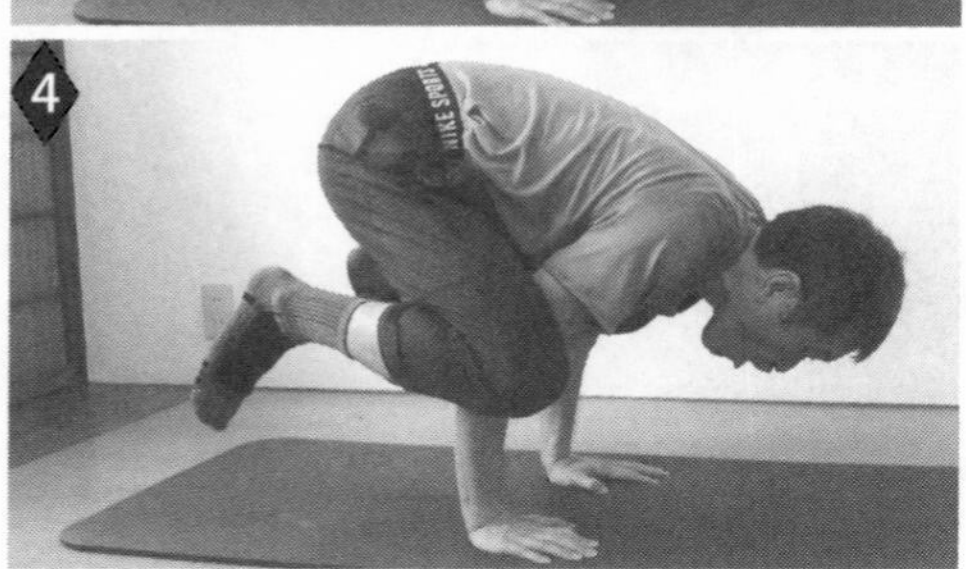

〈悪いやり方〉
首をちぢこまらせてはいけない。変な緊張が生じて流れがとどこおってしまう。

すね。最初は1秒でよいです。何度も繰り返しているうちに体がなじんで腕も強化されると5、6秒は平気で鶴になっていられます。（ちまたではカラスともいうそうです）このポーズが安定してできると、次の「横足の鶴ポーズ」への道のりもグッと短縮されます。

注：ED-209とは米オムニ社が開発した治安ロボットである。プログラムに致命的な欠陥があったため開発中止を余儀なくされた。

2 横足の鶴ポーズ（パールシュヴァ・バカアサナ）難易度★★☆☆☆

鶴の初級ポーズをクリアすると、次はヒマラヤ1万メートル上空を飛ぶ横足の鶴の登場です。「そんな鶴いるのかよ?」と思うかもしれませんがヨガの世界ではいるんです。両脚そろえて片側の腕に乗っけます。これは見るからに初級鶴と比べると格段に難しいのですが、手を上げての降参はちょっと待った。プロセス重視でひとつずついきましょう。私のレッスンではこのポーズを初心者の人にも教えて一緒にやっています。落ち着いてやれば多くの生徒は本人もビックリするくらいできてしまいます。顔を赤らめて「あら、私ったらできちゃったの」とか言っていますよ。腸腰筋グループを筋反射で働かせて丹田を一気に強化しますので、ぜひチャレンジしてください。

やる前にひとつタネあかしをしておきましょう。このアサナの秘密は上腕と大腿部（だいたい）の接点と、それを支える前腕にあります。ちょうどテコの原理が働くので小さな女の子でも大男を持ち上げられるように、最小限の力で体を浮上させることができるんです。古代ギリシアのアルキメデスはテコの原理を使えば地球をも持ち上げることができるとさえ言っていましたからね。

（初級）基本ポジション

基本ポジション、足の移動は浮上系アサナのスタンバイ位置を作るために必ず習得する必要があります。この段階はヨガがまったく初めてという人でもできて、体に強い刺激を与えて健康と美容、若返りをもたらします。また足や手の置き方や位置関係をコントロールするので、ただ機械的に体を動かすのではなく頭を使います。ボケ防止にはもってこいです。高齢者の方もぜひチャレンジしてください。

① 両手をマットに着けます。指先は前方に向けます。

基本ポジション

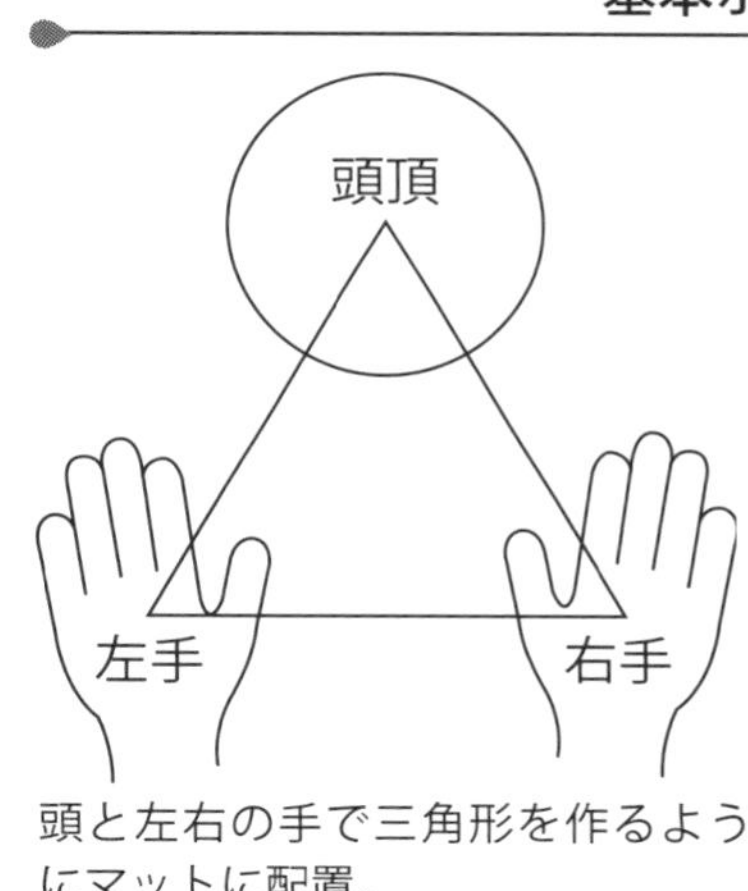

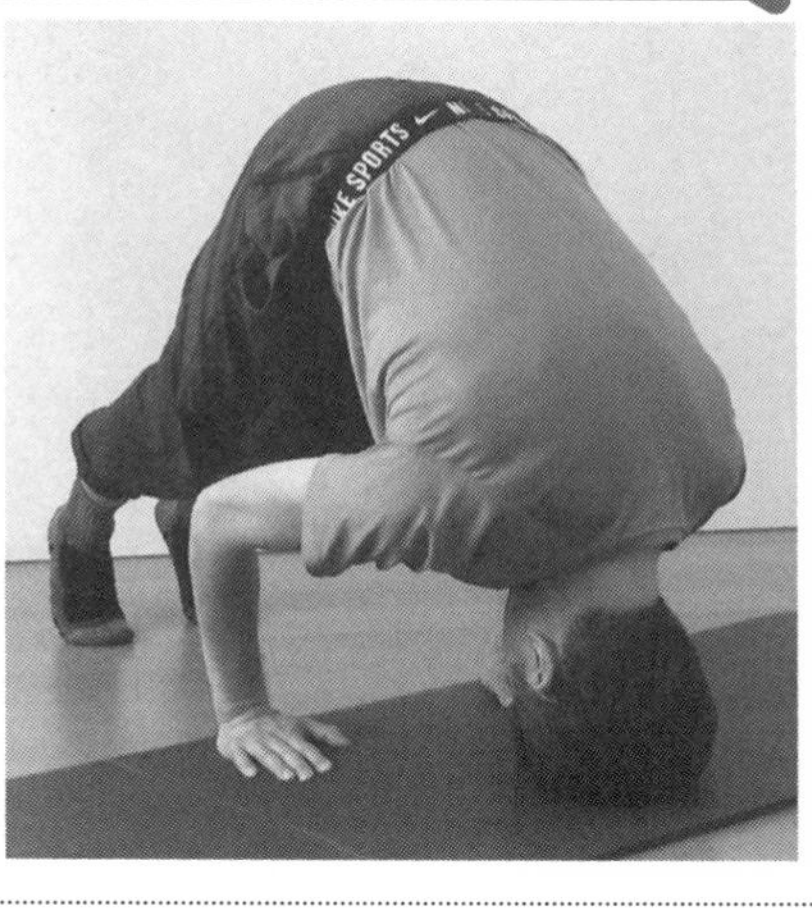

頭と左右の手で三角形を作るようにマットに配置。

② 頭頂もマットにつけます。左右の手の位置は頭の両サイドには置かないで、頭を頂点とした三角形を作るように置きます。

③ 両脚を伸ばして、つま先は立てておきます。目線は左右の脚の間に向けて反対側の壁が目に入るようにします。

これが横足鶴、そして本書で実践する他の浮上系アサナの基本ポジションになります。この基本ポジションを使って体を動かしてみましょう。

④ つま先を支点にして足を前後に動かすと、体に動きが連続して、頭も前後にゴロゴロ転がります。

意味がわかりますか？ わからなければ単純に頭

を前後にゴロゴロ転がしてみてください。足もつま先を支点にして前後しますね。

⑤ 次に左右にも動かしてみましょう。

⑥ 斜め方向だって動かせますよね。こうした動きを繰り返しながら、体各部を観察してください。

・腕はどんなふうに動いていますか?
・肩はどのようですか?
・手のひらと指は?
・頚椎、胸椎、腰椎、そして骨盤の動きは?
・股関節はどうでしょう?
・ひざ、足首、足の甲は?
・目玉は何か動きと関係していますか?
・呼吸は止まっていませんか?

こんなふうに体各部と全体の関係性を感じて学ぶんです。

⑦ 最後は全身で円を描くようにして、頭をゴロゴロ回転してみましょう。動きを繰り返して体の連動性と柔軟性を高めていきます。どうってことない姿勢ですが不なれなことをすると、け

足の移動

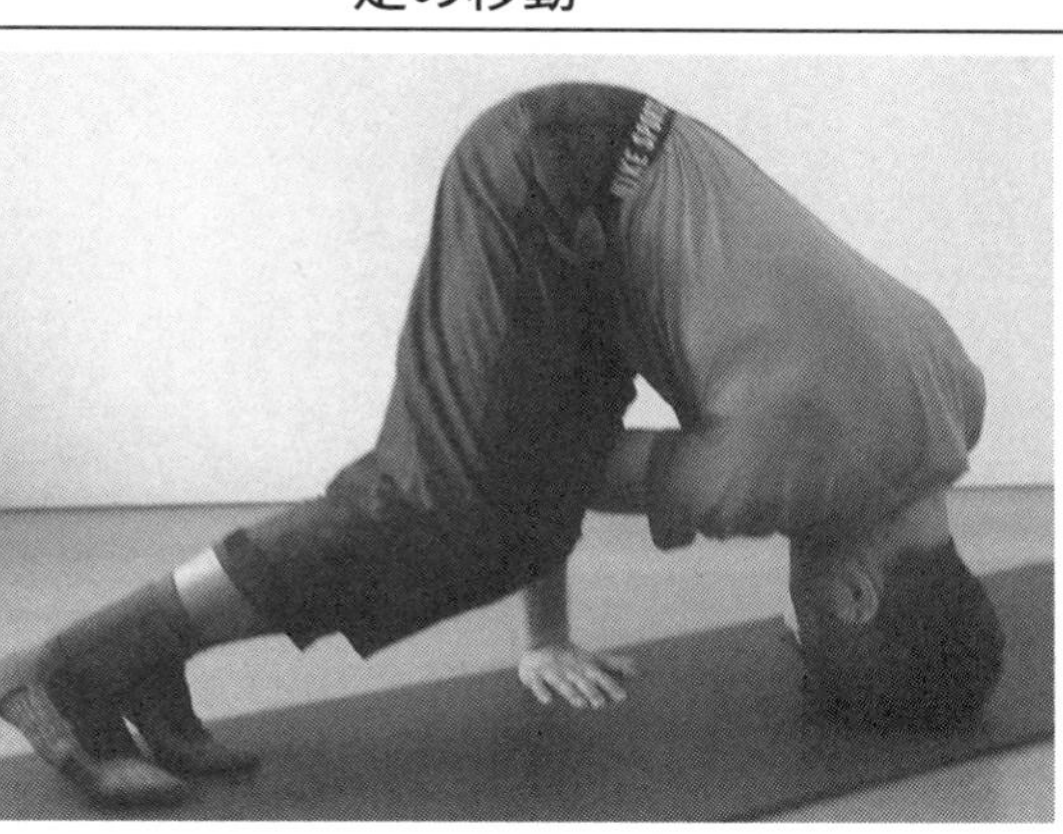

左脚の大腿部を右上腕に引っ掛ける。右前腕をマットから垂直に立てるのがコツ。

っこう体力を消耗するもんです。これが苦しいという人は無理しないでください。少しずつ何度も繰り返しているうちに体がなじんできます。ポーズに急ぐのではなくて、こういうプロセスが大切なんです。

足の移動

それでは基本ポジションから足で横歩きをします。

① 右側に移動してください。頭を支点にして体がひねられていきます。

② 2、3歩移動すると両脚とも右腕よりも外側に行けるはずです。体が極端に固まっている人はなかなかたいへんかもしれませんが、我慢大会ではありませんので無理せず少しずつおこないましょう。

③ 両脚とも完全に右腕の外まで移動したら、左脚の大

腿部を右ひじにカンヌキみたく引っ掛けることができます。これができないとしたら、手の置き場所や腕の位置が間違っています。よくあるのが手の位置が頭に近すぎるパターンです。この位置調整になかなか手こずる人がいますが、いろいろ探りながら適当な位置を見つけてください。迷路の出口は案外、すぐ近くだったりするもんです。するとちゃんと左ひざを引っ掛けることができます。

この姿勢、やってみるとわかりますが思いもよらぬひねりが体に入りますので、内臓が絞られるような強烈な体感を生じます。これだけでもパワーヨガをやる価値があるってもんです。左側でもやってください。

スタンバイ

④ そうしたら次は片足を交互に上げ下げしてみましょう。左脚の大腿部と右肘のカンヌキをしっかり維持したまま、まず右足、そして左足、片足ずつ上げ下げします。このときのカンヌキ支点がテコの原理を働かせるんです。これが横足の鶴、パールシュヴァ・バカアサナの攻略ポイントです。右手と右腕をしっかり安定して立ててください。コツは右前腕をマットから傾け

スタンバイ

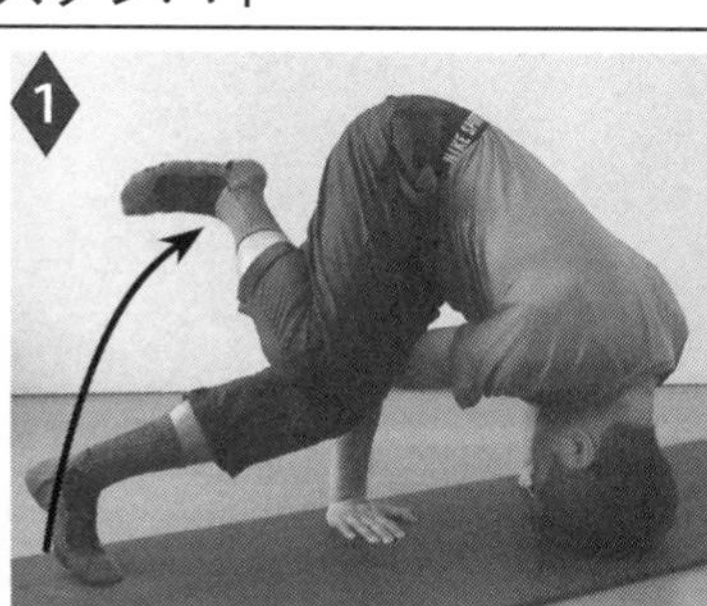

まず右足を上げる。息を吐きながら右腕によりかかる。

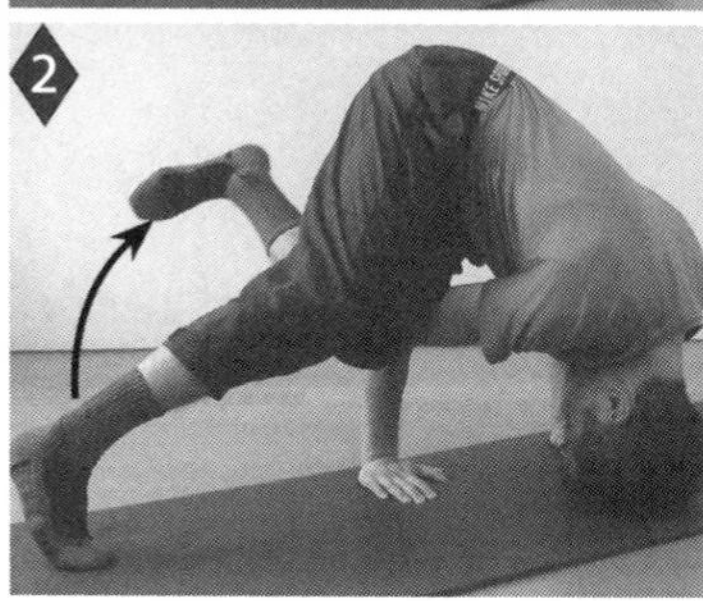

次に左足を上げる。呼吸に合わせて交互に上げ下げしてバランスを体になじませる。

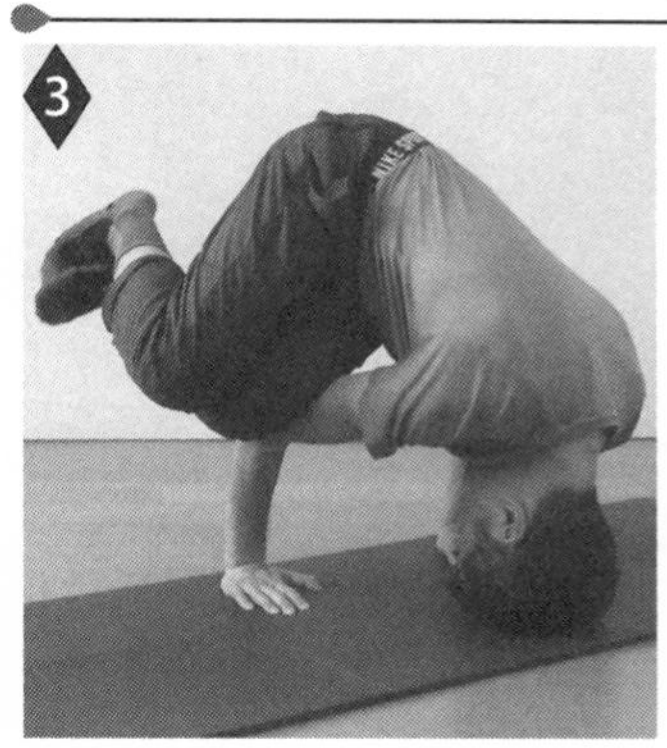

右前腕をマットに垂直にしっかり立てて強い支点を作る。そして両足を上げる。ここまでの過程に慣れたらスパイラル呼吸法を使ってやってみよう。

ずに、垂直に立てるんです。大腿部を支えることのできる強い支点を作ってください。

⑤ 左右の足の交互上げ下げが楽にできるようになったら、次に両足を同時に上げちゃいます。カンヌキの支点で右腕を安定させます。体をそこに寄り掛かるようにバランス移動すると、テコの作用で簡単に両足は持ち上がります。ここからは人によっては多少の時間を要するようです。体勢が今までやったことのない変ちくりんなので、最初はバランス移動といってもわけがわからないかもしれませんが、やっているうちに体が自動的に見つけ出しま

す。そしてこれが浮上開始のスタンバイ位置です。初心者の人はまずこの姿勢を安定してできるように練習してください。こうした不安定な状態になれると心も自動的に静まって不思議な気持ち良さがあらわれます。うまくできるようになったら、この足の上げ下げに合わせてスパイラル呼吸法を使ってみましょう。パールシュヴァ・バカアサナととても相性がいいんです。息をドバーッと吐き出しながら片足上げを交互におこなうと、さらにダイナミックな動きで全身がひとつにまとまります。

（中級）浮上開始

さて、ここからがいよいよポーズ完成に向かいます。スタンバイ位置が安定してできるようになったら、もうこっちのもんです。勇気を出してさっそくチャレンジしましょう。両足が持ち上がった状態で精神を両手のひらと腕に集中してください。最高にスリリングな瞬間をむかえます。

① まずは呼吸のタイミングを図ってください。そして心を落ち着けます。

② ここで「ダメだ、自分にはできない」という思いが少しでもあると、必ず失敗します。「絶対できる、負けない」と自分にがんばって言い聞かせてください。

浮上開始

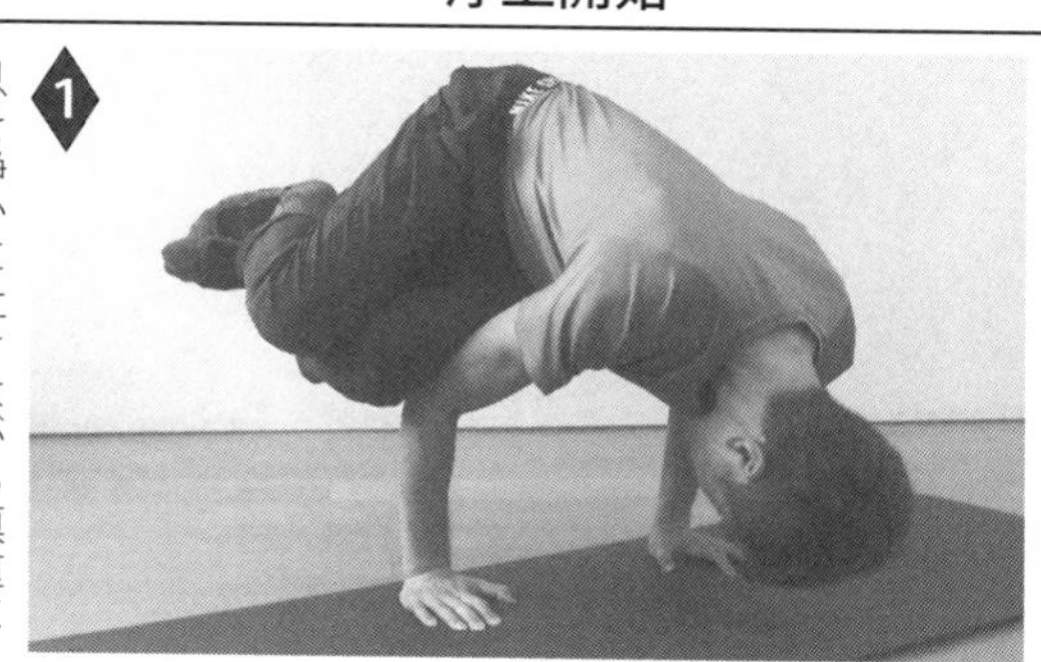

1 息を静かに吐きながら慎重に頭を持ち上げる。

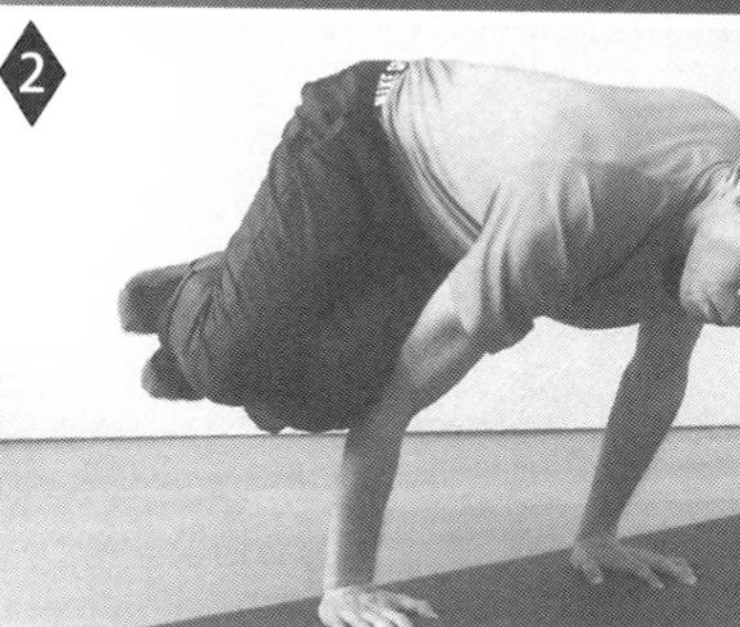

2 ポーズ完成でドヤ顔をする。

③ 呼吸のタイミングを図りながら、ここで第2のテコを働かせます。両足と頭がヤジロベーのようになって右肘支点に乗っかっていますので、ちょっとしたバランス移動で頭は持ち上がるんです。やはり右前腕はマットから傾けずに、垂直にしっかりと立てておくことがテコ支点の必要条件です。

④ 静かに息を吐きながら「3、2、1」全身全霊でマットを両手で押しつけて頭を持ち上げてください。やや頭を左斜め方向に送るようにするとよいです。作用・

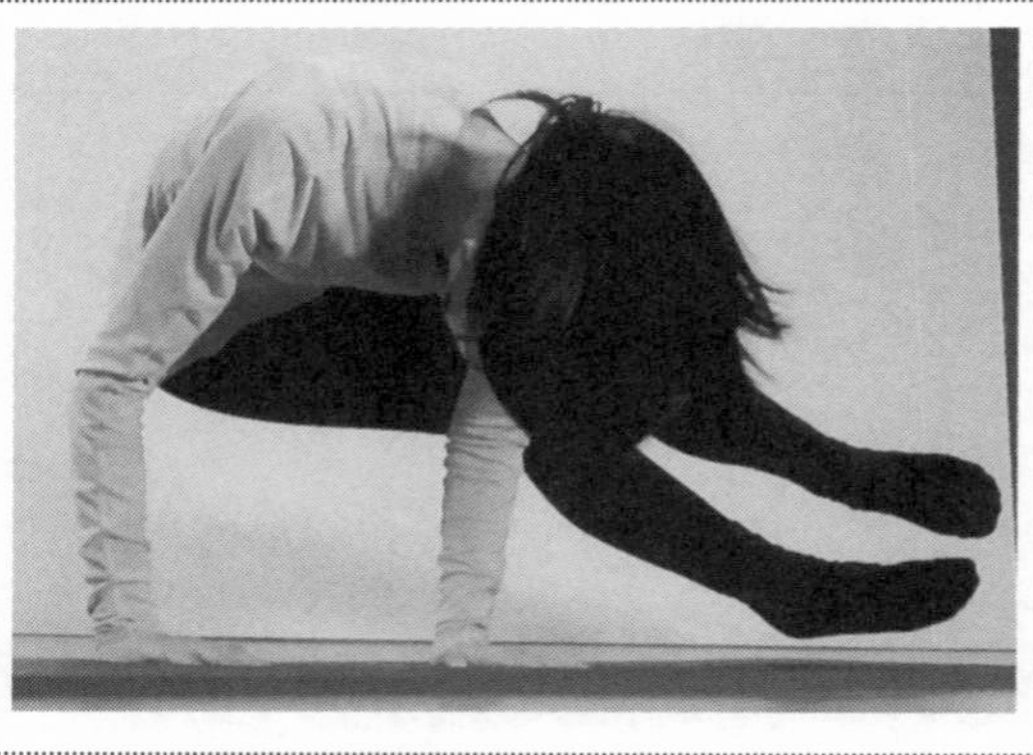

A子ちゃんの横足鶴

音楽家で朝から晩までスタジオにこもりっきりの毎日だそうです。体力アップしたいということで、レッスンに来てくれました。運動なんかろくにしたことがないそうでしたが……この通りできてしまいました！

反作用で体は浮上開始します。このときついつい首を固めてちぢこませる、好ましくない衝動があらわれがちになりますのでご注意ください。ここまでできれば完全に成功です！浮上感覚に大満足しますよ。エネルギーレベルがドカンとアップして超人になった気分になるんです。

⑤ここから先はさすがに難しい。熟練を要します。上級者はヘッドリードでさらに高く舞い上がりましょう。両腕を伸ばして背中を上昇させます。最後にポーズを決めてドヤ顔をする。浮上中は息は止めずに静かに呼吸します。

満身の力をこめる楽しさ

忙しいオフィスワークの毎日という人、明日もあさっても仕事が目の前に山積みで身も心もがんじがらめ。そんなときに肩こりや背中の痛みの解消としてやることといえば柔軟体操に目がいきます。それはそれでもちろんよいのですが、これまでの生活を振り返ってみると、おそらくお腹に力を込めて全身の力をふり絞るというのはずいぶん長い間、経験していないのではないでしょうか。そんなときにはパワーヨガの浮上系アサナをすると、誰でも簡単に内に秘めた力の体験をすることができます。

初心者の人は「簡単？　こんなポーズはどうあがいたってできませんよ」と思うかもしれませんが、別に持ち上がらなくてもＯＫなんです。頑張ってトライすることがいいんです。

すると「ただでさえ疲れているのに、そんなことしたらますます体がおかしくなる」と言い出すのですが真実は逆です。やりはじめのうちは固まった体がヒーヒーいって苦しいこともありますが、頑張って力をこめるのになれてくると丹田が高密度になってきます。気分はスカーッと壮快になって元気が体の中心から湧いてくるんです。

ブーブー文句を言っていた人も、レッスン終了後にはたくましく壮快な笑顔で部屋から出ていきます。そういう人の後ろ姿を見るのが私は好きですね。ＭＡＸパワーをこめる楽しさを感じてください。フ抜けた体とはおさらばしましょう。それが若返りや病気治し、免疫力アップにもつながるんです。リラックス系のワークは悪くありませんが、こういう力強さを引き出すのはパワーヨガならではのものです。

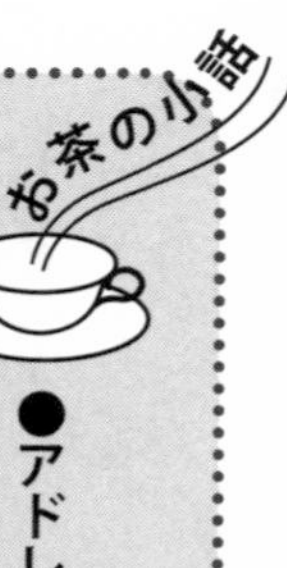

●アドレナリン

アドレナリンは副腎から分泌する力の元になるホルモンです。アクション映画のタイトルなんかにもなっているので一応は知っているかと思います。明治時代に日本の高峰譲吉という学者さんがこの名前をつけました。そして副腎というのは腎臓の上にちょこんとついている小さな器官です。丹田力を作る主要な筋肉、大腰筋の上端すぐ内側についてます。

エキサイトすると筋肉に強く反応します。いわゆる火事場の馬鹿力はアドレナリン効果が最大限に発揮されている状態です。偶然出くわした事故現場でのとっさの救助活動だとか、スポーツ選手がどたんばで逆転優勝したりなど、通常の考えでは絶対無理なことをやってしまう奇跡のホルモンです。スリリングな体験やエキサイトするとアドレナリンが放出します。手に汗にぎるアクション映画やスポーツ観戦、遊園地のフリーフォールやバンジージャンプだとかいろいろありますね。また大音響のロックコンサートで会場一体、総立ち歓声上げるとドバーッと出ます。そんなときミュージシャンは神がかった演奏をして、観客も我を忘れて陶酔したりします。中にはアドレナリンをもっとたくさん出したい人たちもいて、冒険家のスカイダイビングや空中飛行はその頂点ともいえるでしょう。間違った方向ではギャンブル依存で、人生崩壊させてしまうものもあります。

凡人にしてみると、なぜそこまでしなきゃなんないのか理解しがたいかもしれません。しかし一度でも壁を越えた達成感を味わってしまうと、目に見える世界は大きく変わってしまうのです。なぜならアドレナリンが出ると同時にやる気成分のドーパミンが脳内で出るからです。だからギャンブルでやる気が出てしまうとたいへん困ったことになります。そしてもっと健全な使い道では病気治しや体力アップ、美容と若返り、こうした効果を得たいのならスポーツ観戦とかじゃなくて、自分で体を直接動かしてアドレナリン&ドーパミン増加を高めなくてはいけません。すると他力本願の人は顔をしかめて「エッ？ 自分でやんなきゃいけないの？ やってくんないの？」と言い出すのですが、この場合は南無阿弥陀仏を唱えているだけではどうにもこうにもいきません。やっぱり自分でやるんです。

孔雀ポーズや肉体浮上系のアサナは自宅にいながら自己の極限に挑んで、全身の筋肉をシステマチックに働かせる、体の中心から発するまさしく本物のスリリング体験です。しかも死に至るような墜落事故もなく安全で平和、おまけにお金もかからないし誰からも文句を言われません。このようなものは他ではめったにお目にかかれません。だからあるのが難しい＝有り難い（ありがたい）＝ナマステー（合掌）そういう素晴らしいアクティヴィティーなのです。

また似た名前でノルアドレナリンというのもあります。アドレナリンと役割はだいたい同じなのですが、こちらはホルモンではなくて脳内の神経伝達物質です。ストレス反応としては特にこのノルアドレナリンが出てきます。スリリングとストレスは体の反応からすると紙一重の差です。「闘争 or 逃走」の選択を強いられると体には広範囲の影響があらわれます。何かに追いつめられる、職場問題に家庭不和、ささいなことが思いもよらぬ状況にあれよあれよと展開していきます。そしてそれが長期間に渡って続くと胃潰瘍などの病気の原因になります。日常生活もぜんぜん楽しくありません。

こういう外部からの悪玉ストレスを対処するには脱力ワークなどで一時的な気晴らしをしても、結局はますます追いつめられてしまいます。逆に自分の身をきたえて善玉ストレスを高めると必ず道が開けて打ち克つことができます。だからたくましくエネルギーに満ちた心身を作るパワーヨガ、浮上系アサナは健康的で大いに価値のあることなのです。奇跡のホルモン、アドレナリンは望めば今からさっそく出すことができるのです。

③賢者クロスレッグ（エーカパーダ・カウンディンニャ・アサナタイプI）

難易度★★☆☆☆

横足の鶴をクリアしたら、次は賢者カウンディンニャの登場です。賢者の名前を使ったアサナはたくさんあります。ハタヨガは本来、バラモン司祭の密教奥義でしたので、それを極める賢者も長い歴史の中では決して少なくはなかったことでしょう。バラモンはインドの階級制度、カーストの最高位にある身分で王宮さえも実権支配する立場にありました。中でも賢者カウンディンニャはバラモンの名門中の名門、あのヴァシシュタ一族出身で、多数の弟子を従えて巨大な勢力を持っていたようです。知性や閃き、霊性だけでなく運動能力も抜群だったはずです。

賢者カウンディンニャのポーズにはクロスレッグ型、オープンレッグ型、パラレルレッグ型の3種類があります。それぞれ難易度と得られる効果も変わってきますが、まずはクロスレッグ型（エーカパーダ・カウンディンニャ・アサナ タイプI）をやります。このアサナは見た目もハデで印象的ですが、難易度としてはある意味、横足鶴よりも簡単かもしれません。そして何よりもポーズ完成に至るときに作動する体の内部のシステマッチクな動き、F‐35のように体が垂直浮上する体感がこの上なく素晴らしいのです。

ただし腕力に頼った強引な力ワザではいけません。横足の鶴もそうでしたが、こうした浮上系ポーズの裏には秘密があるのです。インドには今でもタネがわからない大魔術があります。有名なロープマジックなんかはその代表です。私が昔、インド旅行したときの話ですが、大型スーツケースを持ってバスに乗ろうとすると運転手から「荷物は屋根に乗せてくれ」と言われました。「そんなことできるはずがない」と言うと、ヨボヨボした老人がやってきて、私の重たいスーツケースをひょいと頭の上に乗せてしまいました。そしてあっけにとられてポカンと口を開けたままの私の前を歩いて、そのままバスのはしごをスルスル登り、簡単に屋根に乗せてしまいました。

インドにはこんなふうにタネも仕掛けもないマジックもあるんです。でもカウンディンニャの浮上ポーズには明らかに、からくりがちゃんとあるんです。それを知ってしまうともはや不可能ではなくなって、さすがのカウンディンニャもかたなしになるのです。感覚を研ぎ澄ませて賢者トリックを見破ってください。

注：F-35とはトランプ元大統領にほぼ強制的に買わされた自衛隊のジェット戦闘機である。価格一機100億円以上する。特徴はヘリコプターのように垂直浮上や空中静止が可能である。しかし操縦システムは神経への負荷が大きすぎ、上下感覚を失ったパイロットが2019年の訓練中に墜落事故を起こした。

基本ポジションからスタンバイ

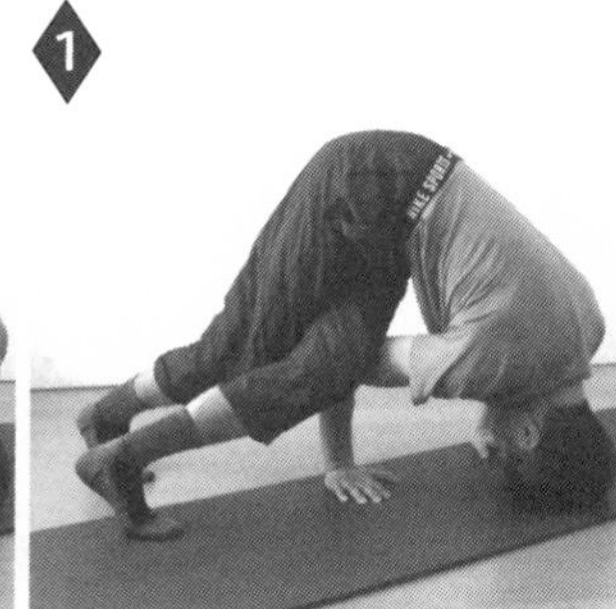

1 左足が右ヒザの下をくぐり抜けて歩く。左脚の大腿部を右上腕にカンヌキみたく引っ掛ける。

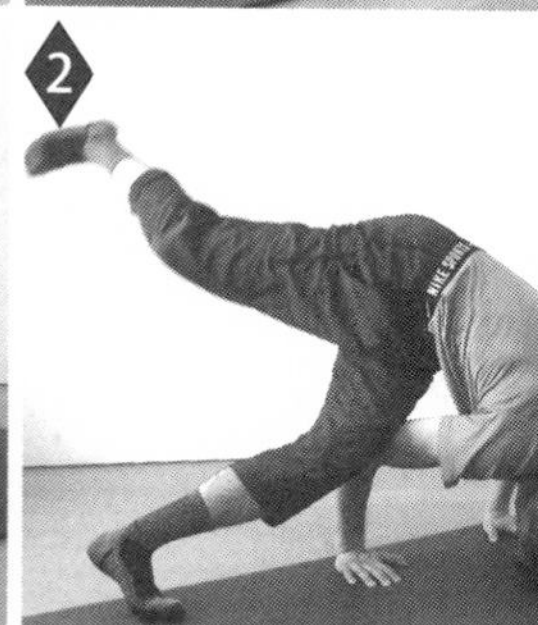

2 右足を上げて後方に伸ばしてみる。

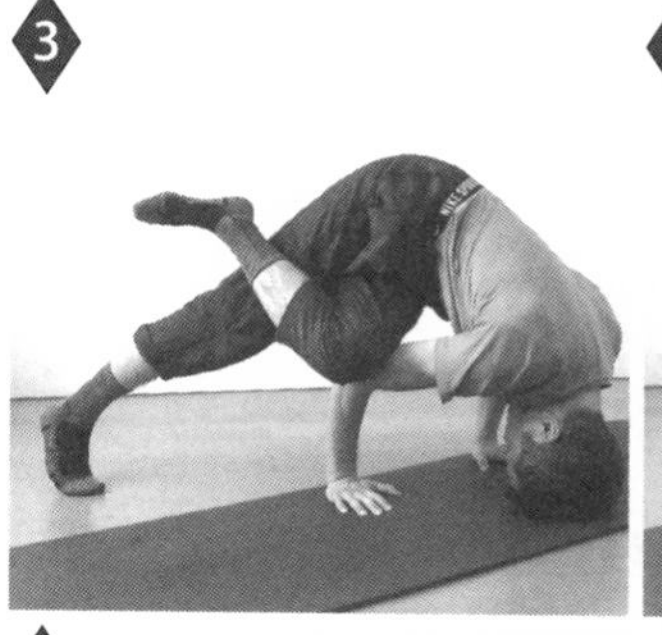

3 左足を上げてみる。

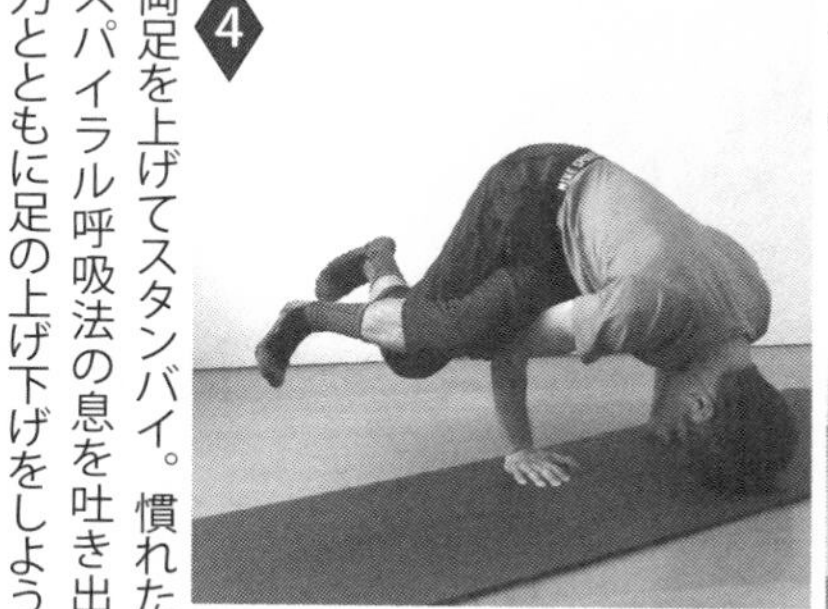

4 両足を上げてスタンバイ。慣れたらスパイラル呼吸法の息を吐き出す力とともに足の上げ下げをしよう。

（初級）基本ポジションからスタンバイ

① 基本ポジションは前にやった横足の鶴と同じです。両手をマットに着けて指先は前方に向けます。頭頂もマットにつけて、左右の手と頭で三角形を作るように置きます。そして両脚を伸ばして、つま先を立てておきます。

② 次に左右の足を右に歩いて移動します。ただしここでは左足が右脚のひざの下、トンネルをくぐり抜けるようにして右側に歩いてください。2、

3歩右に移動していくと、ここで左脚の大腿部側面が右上腕に触れることができます。

③　すると横足の鶴のときは左右の脚を並べて置いたのですが、ここではそれとは違ってクロスして置くことになります。それでもやはり左脚の大腿部が右肘に乗っかってカンヌキ支点を作ることができますね。右前腕をマットから垂直にしっかりと立ててください。傾いてしまうと支点が崩壊してテコが作用しなくなります。

④　この姿勢になれてきたら右脚を上げて、後ろにストレッチで伸ばしてみてください。

⑤　次は左足上げです。カンヌキはそのまま維持して、ひざ下から足を上げます。このように右脚上げ伸ばしと左足上げを交互に繰り返すと、ちょうど腕立て伏せするみたく体のバランス移動があらわれてきます。

⑥　安定して足の上げ下げができたら、左右の足をクロスしたまま同時にヒョイと上げます。両ヒザとも屈曲してからませるようになります。これが賢者クロスレッグのスタンバイ位置です。初心者の人はめげずに頑張ってください。こういうのが悪玉ストレスに強くするんです。コツさえつかめばたいていの人は多少の時間を要するとしても、体の学習作用によって自然とできるようになります。ここまでくるとパワーヨガの楽しさもだんだん出てきて、内からのエネルギーの高まりを実感していることでしょう。さっそく次の段階に進みたくなってきますよ

垂直浮上

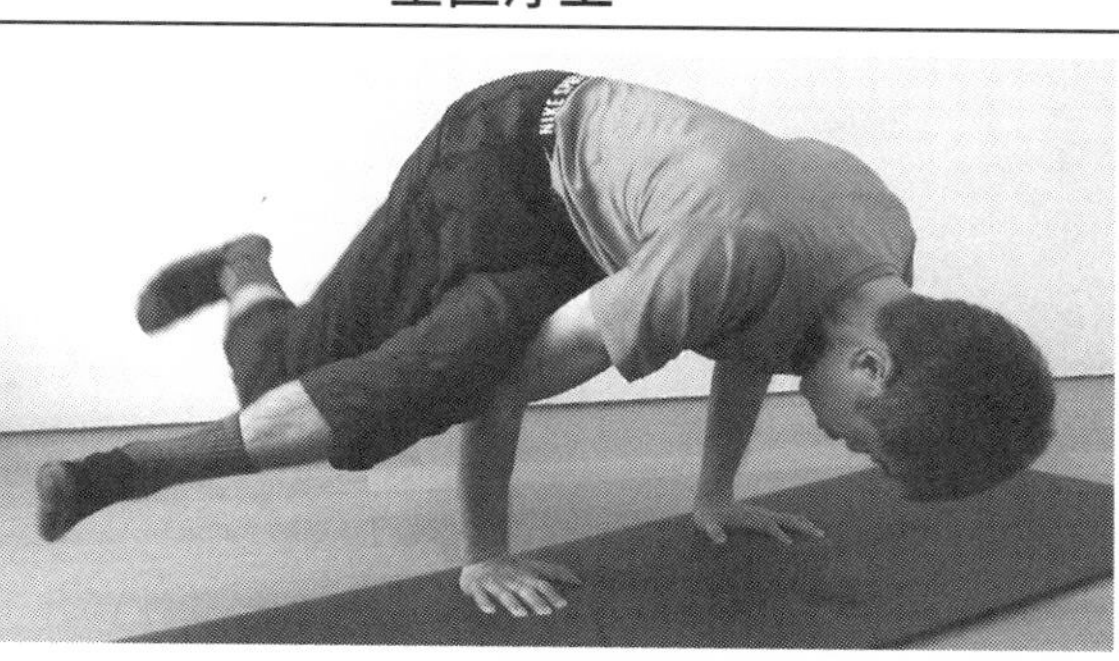

両手でマットを押しつけて左右の脚を開きながら頭を持ち上げる。

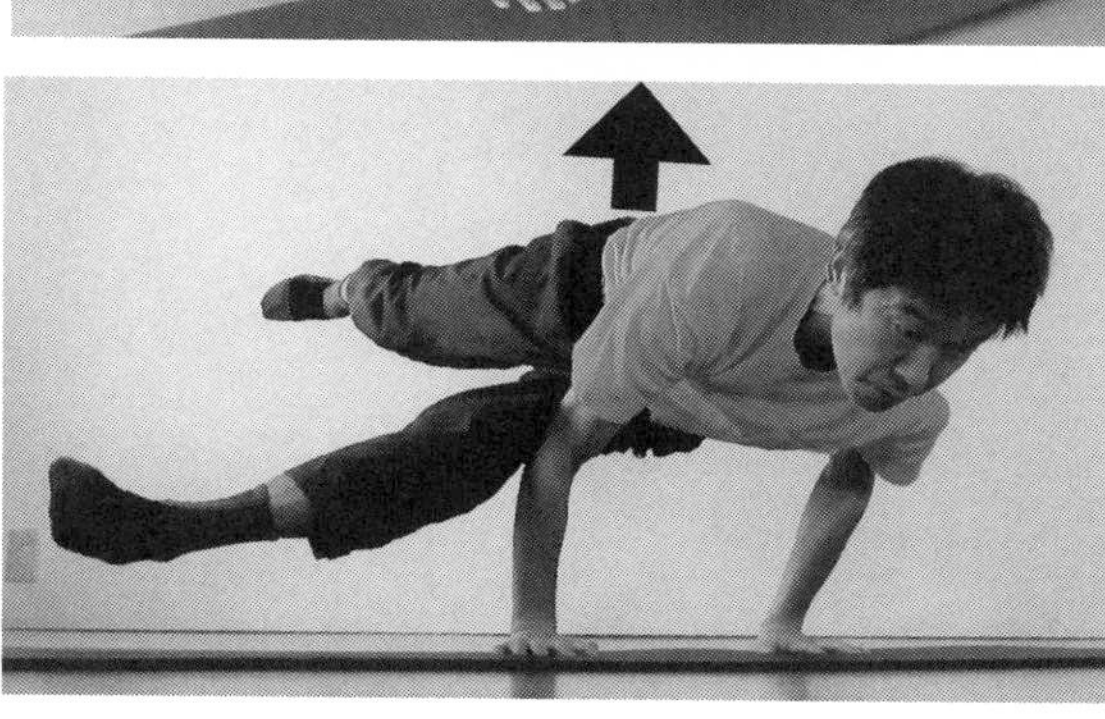

左右の脚を全開で伸ばすと体は垂直浮上する。

ね。なおこのアサナもまた横足鶴、パールシュヴァ・バカアサナと同様にスパイラル呼吸法を使ってよりパワフルに左右の足の上げ下げが可能です。「**ハーッ**」とめいっぱい息の音を部屋に響かせてやってください。

（中級）垂直浮上

① 両足クロス上げもスタンバイ位置に十分なれてきて、数秒間程度なら平気でバランス維持できるようになったら、次はそこで頭を持ち上げます。すると頭の中で「君にはそんなことでき

っこないさ。失敗するよ。ハハハ」というささやき声が聞こえてくるかもしれません。耳をかしてはいけません。つまんでたたんでポイしましょう。

② 精神を手のひらと腕に集中させて呼吸のタイミングを合わせてください。アドレナリンが増加して緊張感が極限まで高まってきます。

③ 時間が静止してすべての音が消えたとき、両手でマットを押しつけて頭を持ち上げます。ここで同時に左右の脚を伸ばしていくんです。ヘッドリードしながら右脚は後方に、左脚は右上腕を支点にして右方向にグググーッと伸ばすんです。

④ すると筋膜のスパイラル・ルートが働いて、背中はまるでワイヤーで釣り上げられるかのようにしてテンセグリティ化します。そして全身はF‐35戦闘機のように垂直上昇し始めます。このシステマチックなメカニズムこそがバラモンの英知、賢者カウンディンニャの浮上トリックの全ぼうです。すると「これさえ知ってしまえばもうこっちのもんだ!」と思うのですが、さすがはカウンディンニャ、そうはいかせない。このとき理想的な完成ポーズとしましては左脚を右側にまっすぐ全開ストレッチで伸ばすんです。よほど柔軟な人ならともかく、そう簡単にはいかないです。でもこのへんは百点満点でなくてもよいのです。(私ができないからといって負け惜しみを言っているわけではありませんよ)浮上成功すれば丹田強化の合格ラインは

すでに突破しています。

⑤ 体を静かに着地させて立ち上がって歩きましょう。そして達成感の喜びに酔いしれてください。エネルギーが体の中と外、全体で躍動して高まるのがはっきりと感じることでしょう。世界はあなたのものです。体に生じたヒート（熱）を感じながら一休みしてください。

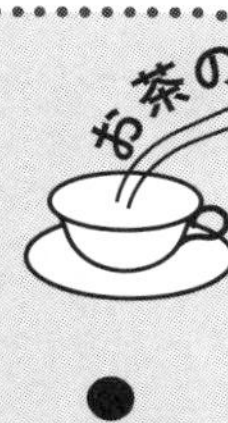

お茶の小話

●テンセグリティ

テンセグリティとは複数の棒どうしが接続しないで、ワイヤーの張力でできている立体オブジェです。まるで棒が空中に浮かんでいるかのようでたいへん面白いのですが、今ひとつ工業的に利用する用途が見当たらなくて芸術作品におさまっています。

ところがこれを人体の骨格と細胞、筋膜の張力を表すモデルとする学説があらわれました。アレクサンダーテクニークでもヒトの直立姿勢と崩れた姿勢を説明する材料としてよく使っています。それでこれと似たアイデアを使った子供のおもちゃがあるんです。人形の中にワイヤーが入っていて、テンションがあると直立して立つのですが、下のボタンを指で強く押し続けてワイヤーをゆるめるとダランと崩れる仕掛けです。つまり何もしなければ立っているのですが、崩れた状態は一見何もしていないように見えても、実は何かをやっているということなのです。ヒトの体の中はワイヤーの代わりに筋膜で関係した筋肉のつながりを作って骨格を支えています。

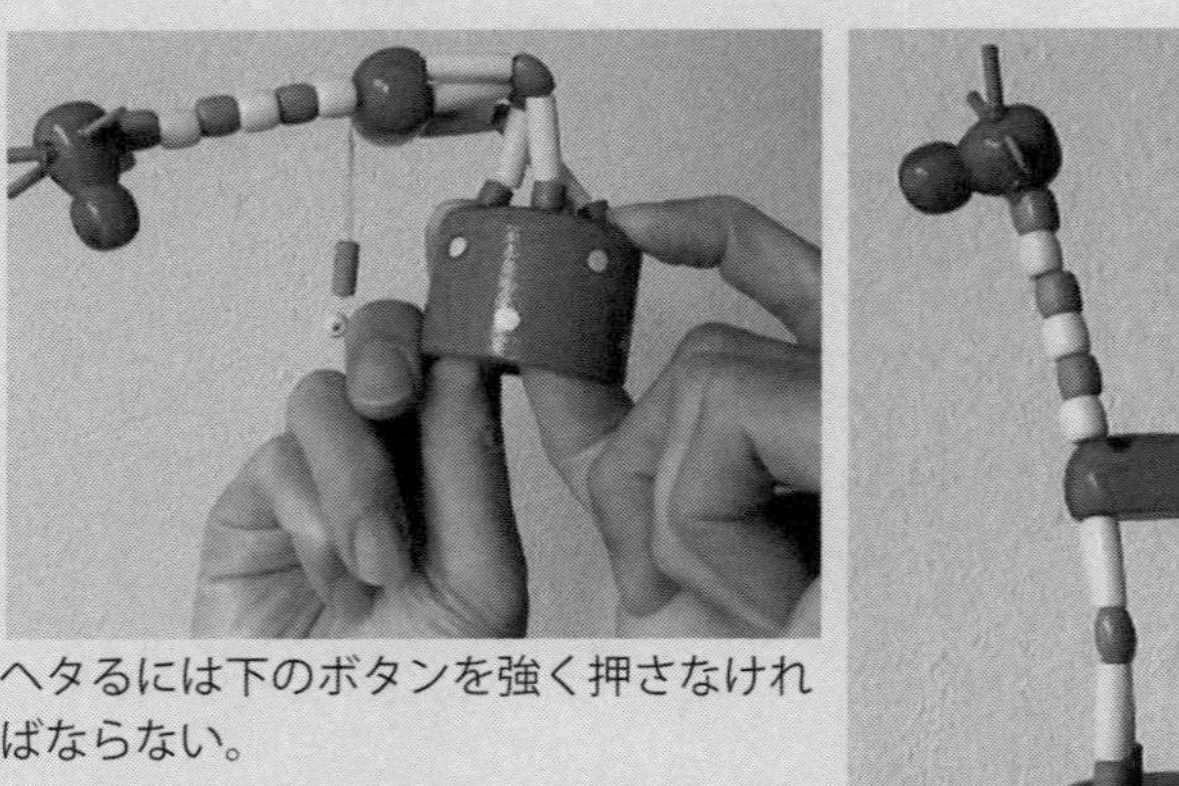

ワイヤーの張力があると何もしないでも立つ。

ヘタるには下のボタンを強く押さなければならない。

アレクサンダーテクニークやヨガの浮上系アサナをやると腸腰筋グループの張力を高めるので、練習するとこのおもちゃのように、しっかりとした直立姿勢を養うことができます。

最近はイスに座っていると背中がすぐに丸まってしまって、直立姿勢を5分も維持できないという人が増えています。こういう人は力が無いのではなくて体の中で不要な労力をたくさんやっているわけです。まさに骨折り損のくたびれもうけです。改善するにはやはり毎日のパワーヨガとスパイラル呼吸法で中心力を高めることが大切ですね。

④賢者オープンレッグ（エーカパーダ・カウンディンニャ・アサナタイプII）

難易度★★☆☆☆

クロスレッグに続いて今度はオープンレッグをやりましょう。このアサナは同じカウンディンニャでも体の働き方がまるで違います。しくみを知らないと衝動的に腕力で持ち上げようと頑張ってしまうのですが、それをやるとくたびれ損なのです。ここではクラニオセイクラルのメカニズムを取り入れましょう。頭蓋仙骨システムには膨張と収縮のリズミックな動きがあって、それは体の全域に特有な動きとしてあらわれるんです。そのバランスが整うと静止点（スティルポイント）に落ち着くという性質があります。クラニオ・モーションは内に秘めたかすかな動きなので、目に見えるような大きなものではありません。でも可塑性（かそ）といってインプット／アウトプット、どちらからでも入出力ＯＫ、外側から動きを作ってもちゃんと伝わります。それをうまく引き出すと体はダイナミックに気持ちよく浮上してくれますよ。

（初級）膨張と収縮アクション

① まずはこれまでと同じく基本ポジションなのですが、左右の手の間隔は少し狭めに接地しま

基本ポジション

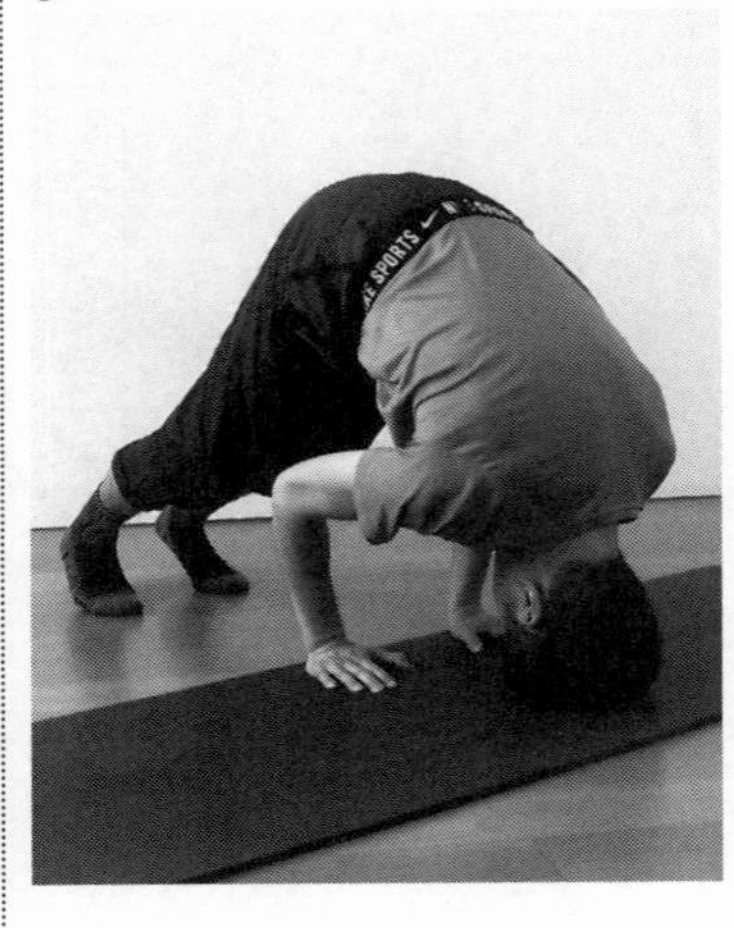

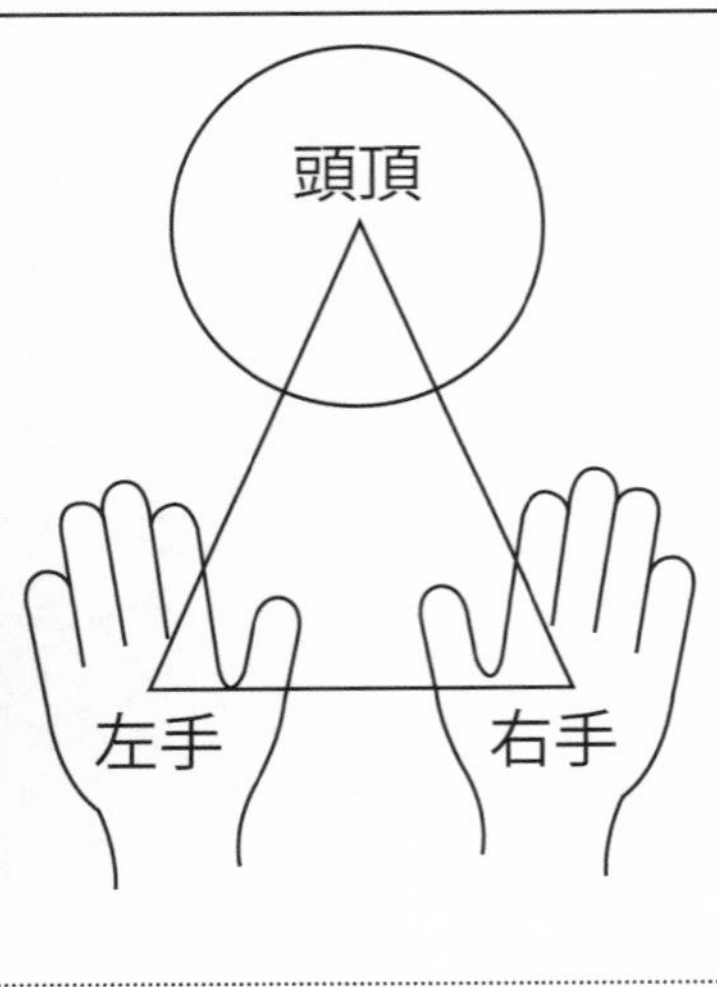

左右の手の間隔を狭めにして二等辺三角形に。

す。頭をマットに置いて底辺の少し短い二等辺三角形を作ってください。左右の手の間隔をわざと狭くしているのは、体が浮上した際に左肘が肋骨に触れて胴体をサポートできるからです。

② ここでオープンレッグの場合は右脚の内モモを右上腕に乗せるんです。なるべく股間(こかん)に近い部分を乗せるようにします。そして右ヒザは屈曲して楽にしてください。左脚は後方に伸ばしたままです。これがスタンバイ位置です。

③ さてここでスパイラル呼吸法を使いながら膨張のアクションを始めます。息を深く強く吐き出しながら左足のつま先を床の上で滑らせて左脚を後方にどんどん伸ばしていくんで

1 基本ポジションから右脚の内モモを右上腕に乗せる。

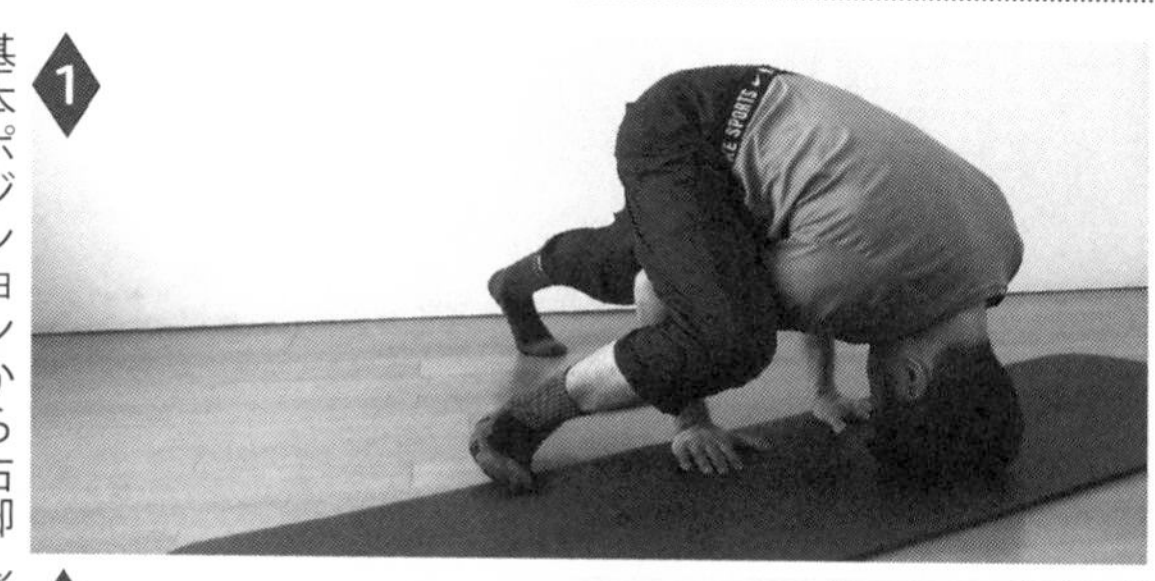

2 膨張：息を吐き出しながら左足を後方、右足を右側に滑らせて伸ばす。

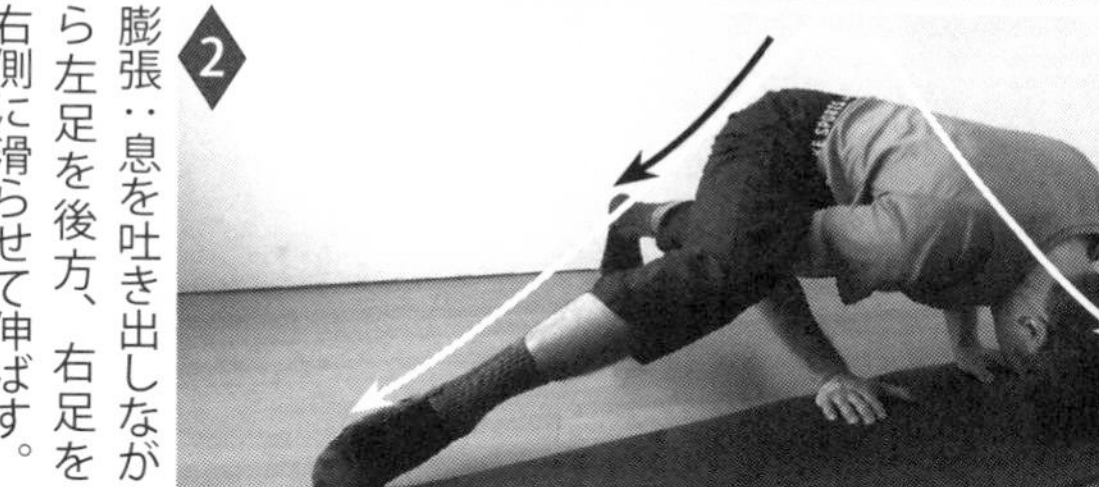

3 収縮：息を吐き出しながら左足と右足を滑らせて元に戻す。

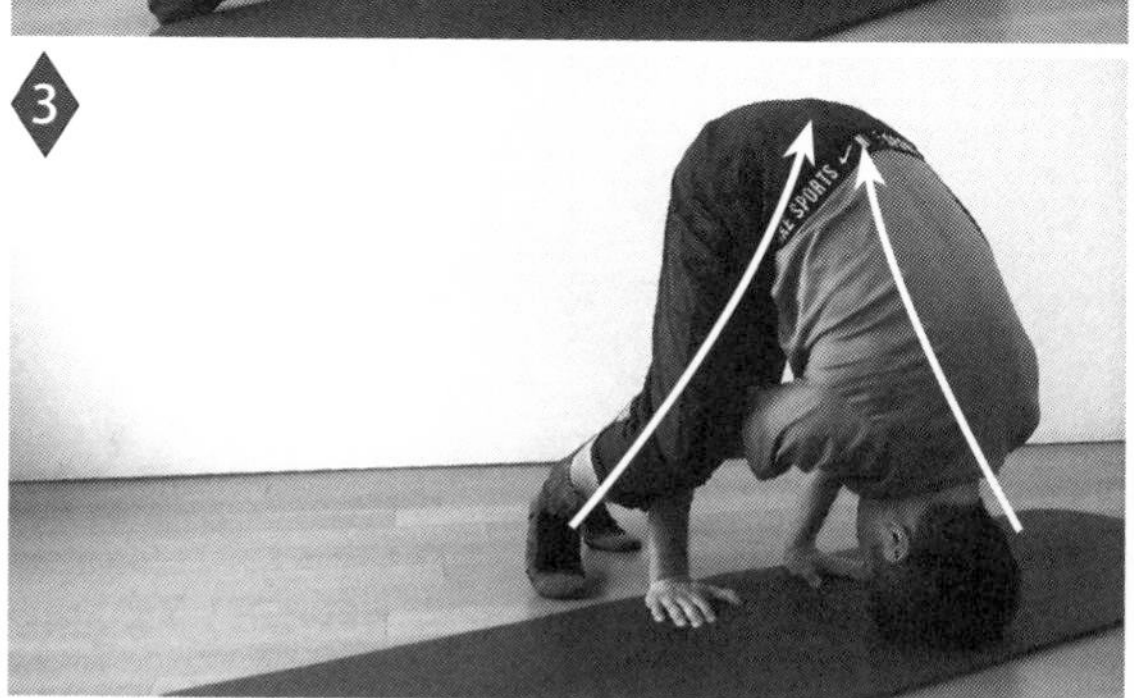

4 墜落：左足と右足を伸ばしきってマットにうつ伏せになる。

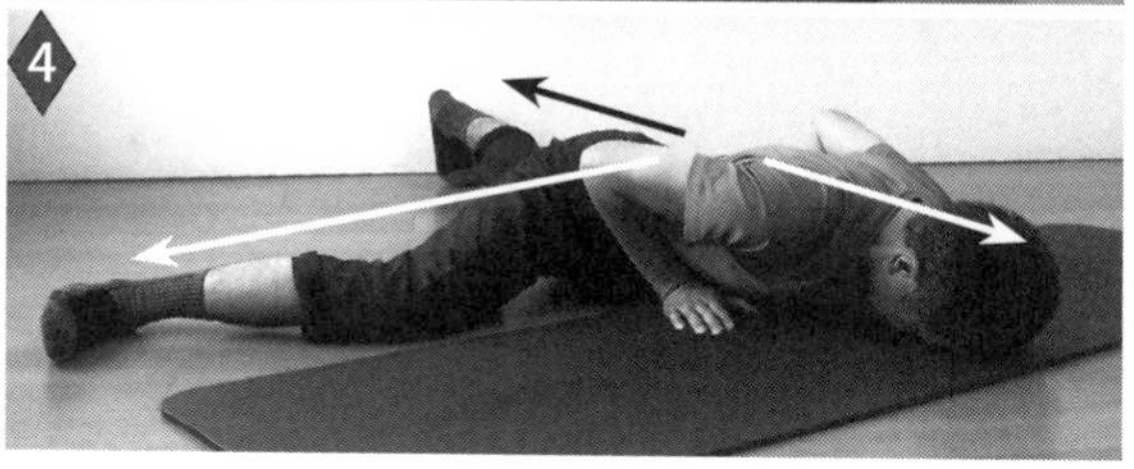

す。同時に右足は内モモと右上腕の接点を支点にして、右方向に伸ばすんです。つま先をうまく床の上で滑らせるためにはソックスをはいていたほうがよいでしょう。裸足だと床にくっついて動きが止まってしまいますからね。エッ? ヨガは裸足でやるもんですって? 古代インドにはソックスはく習慣がなかっただけじゃないですか?

④ 次に収縮アクション。いったん息を入れます。そして再び吐き出しながら左右の足のつま先を滑らせて元のスタンバイ位置に戻るんです。

⑤ 再び膨張、そして収縮、これを呼吸力でリズミックに5回ほど繰り返しましょう。慣れると体全体がうまく調和してダイナミックに動いてくれます。このとき注意は右脚の内モモは常に右上腕にちゃんと乗せて支点を失わないでください。なれないうちはよく右脚を上腕から外してしまう人がいますが、そうすると永久に浮上することはできなくなります。

⑥ 気持ちよくスムースな動きで膨張と収縮ができるようになったら、ここで限界まで膨張してみてください。左足を後方、右足を右方向にめいっぱい床の上を滑らせて伸ばすんです。

⑦ そしてそのまま墜落しちゃいましょう。お腹の下にはマットがあるので安心して落っこちてください。このようにまず墜落なれして、失敗するぞという不安感をなくすんです。不安があると体は固まってしまいますので、逆にわざと失敗して余計な力みを手放しちゃうんです。す

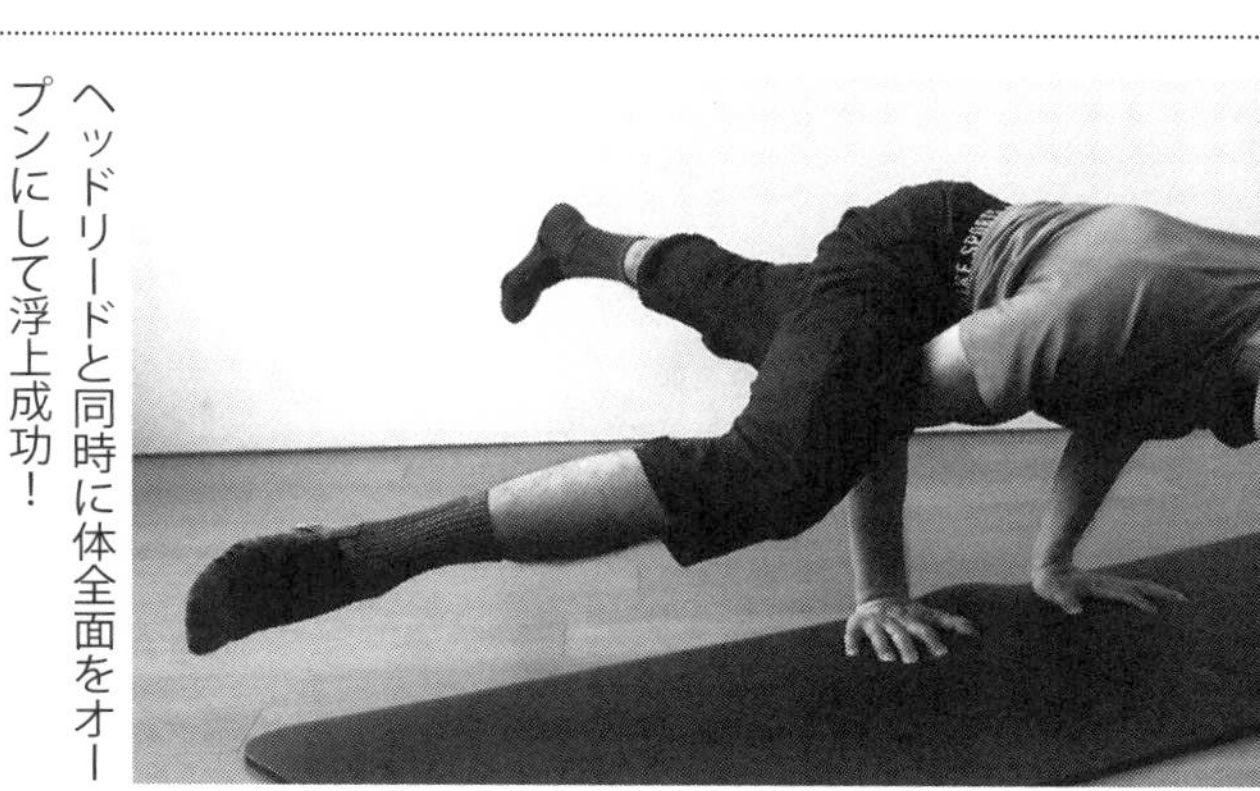

ヘッドリードと同時に体全面をオープンにして浮上成功！

ると重たい責任感から解き放たれて心も体も軽くなり浮上するのに適した状態になります。

（中級）浮上開始

① それでは再びスタンバイ位置に戻って、この膨張と収縮アクションを何度か繰り返してください。

② そして右脚と左脚を限界点まで伸ばして、同時にヘッドリードします。今度は墜落するかわりに気合一発入れて両手でマットを押しつけます。

③ すると全身はひとつながりになって豪快に浮上開始します。左足をさらに後方、右足は右方向に伸ばし続けて体の前面をバーンと広げれば広げるほどテンセグリティ化して安定したフライトが可能になります。フライト中は静かな呼吸を心がけます。

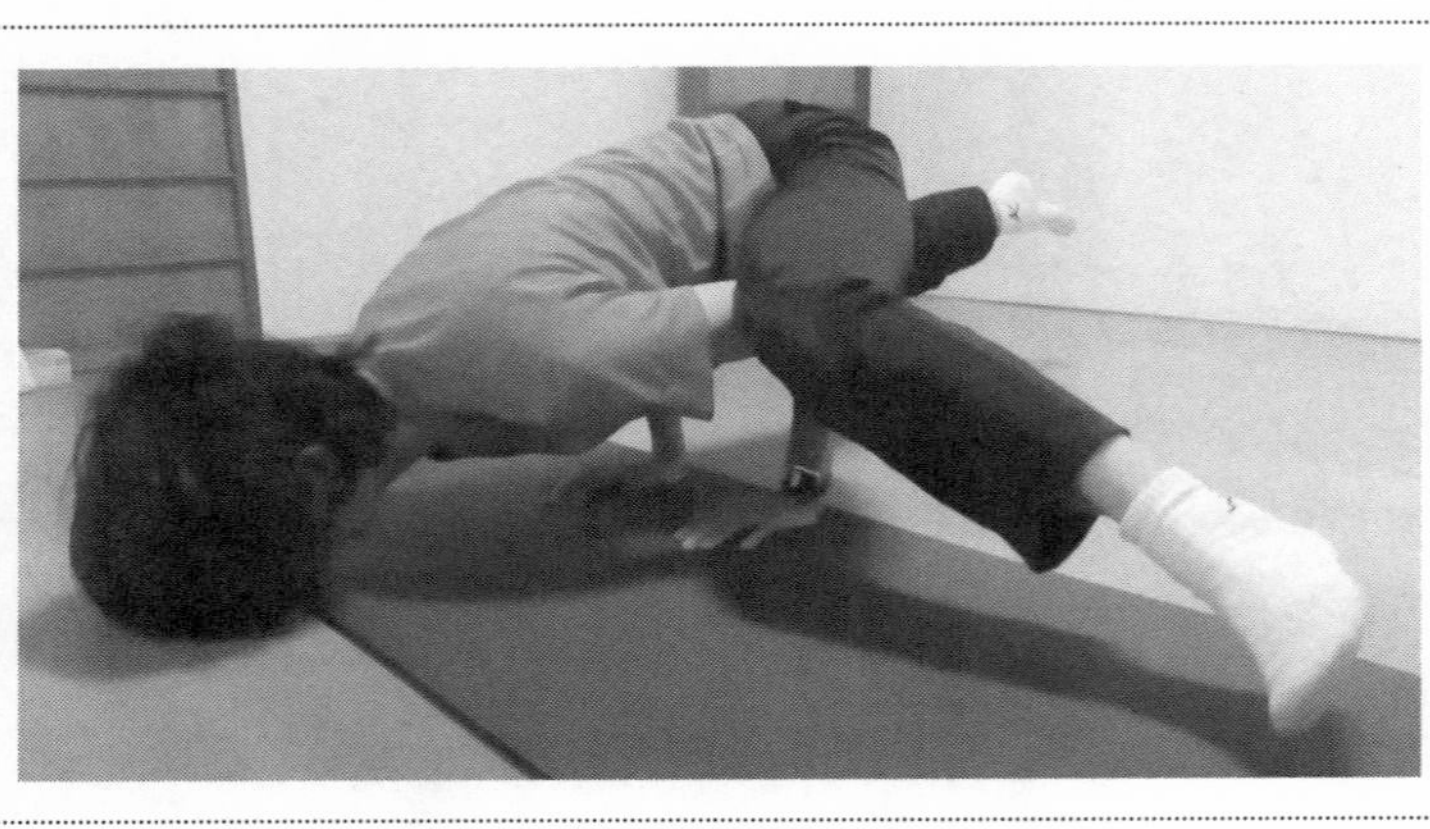
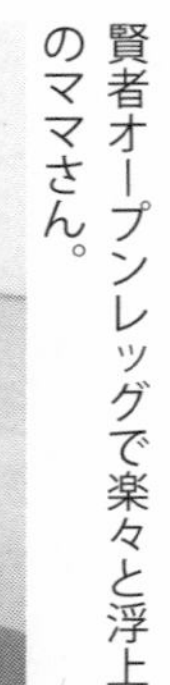
賢者オープンレッグで楽々と浮上中のママさん。

★ステージ1の練習プラン

ここまでのアサナは私のレッスンに来られた人に本書と同じやり方で初回から少しずつ、さっそくやってもらっています。早い人であれば3、4回のレッスンで楽々できてしまいます。きっと前から運動している人だろかというと、そういうわけでもないんです。疲れた顔した50代のママさんとかが多いんです。それでいったん始めると目がキラキラ輝き始めて、それこそ炎の導火線、私のほうがたまげてしまうことがよくあります。見るからにエネルギーに満ち出して子供から「ママ、カッコイイー!」とホメられてうれしい楽しい日々なんだそうです。

それで練習プランですが、鶴と横足鶴、賢者ポーズの初級部分、つまりスタンバイ位置までをまずできるように毎日やりましょう。ウォーミングアップには準備編のヴァシシュタアサナや逆立ち、そしてスパイラル呼吸法の基本動作Ⅰ～Ⅳをするとよいです。20分の枠をとれば、だいたいひと通りできるはずです。何度も失敗しながら経験値を高めてください。ある日、あなたの脳は失敗するよりも浮上成功のほうを自動的に選択してくれます。

肝心なことは三日坊主にならないようにすることです。気が乗らないときほど練習のタイミングだと思ってください。これはヘヴィーメタルの音速ギタリスト、イングウェイ・マルムスティーンという人の名言です。「調子のいいときにうまく弾けるのは当たり前じゃあないか。だからオレは調子の出ないときほど練習するのさ」

お茶の小話

●インド滞在記　その四

インドの長期滞在で誰もが一度は経験するのが食中毒。ある日、町の食堂でカレー定食を食べていたら「あれっ?」と思いました。でも「まあいいか」となってそのまま食べてしまったんです。するとその晩から恐ろしい下痢が始まりました。上からも下からも噴き出し始めて大変なありさまです。水分補給のために水を飲むと弾丸超特急のような速さで外に流れ出ていきました。おさまる気配がなかったので私は死ぬ思いで道を這って薬局に行きました。（途中で漏らしたらヤバいことになる……）

なんとか薬局にたどり着くと「下から？ それとも上から？」と聞かれたので両方だと答えました。すると「あれまあ」という顔をして直径およそ2センチのビー玉みたいな薬をくれました。一瞬飲むのをためらいましたが、もうそれどころではありません。思い切ってゴクンと飲み込むと奇跡の出来ごとが……10分後にはあの凄まじい下痢とおう吐がピッタリ止まったんです。翌日はさすがに寝たきりでしたが、二日後には元気に外を歩くことができるようになりました。

◎ステージ2

ここからは難易度が一ランク上がります。かといってステージ1をクリアしないとやってはいけないか、といったらそういうことはまったくありません。やはりできるところまでやってみようという意気込みがパワーヨガの正しい取り組み方です。それにスタンバイ位置まではこれまでと同様に初心者の人でも特に問題なくできますので、やると体の使い方のお勉強になっていろん

な発見もあるわけです。それではいざ出撃です。

1 孔雀ポーズ（マユーラ・アサナ）　難易度★★★☆☆

さて次はお待ちかねのマユーラアサナです。孔雀はアジア大陸に生息して華やかな羽を持つ幸運の吉鳥です。古代インド時代から神格化されて神の乗り物としてあつかわれていました。サンスクリット語でマユーラといいます。また孔雀は毒ヘビやサソリをついばみ好んで食べるので邪気を祓う象徴でもあったのです。インドでは今日でもコブラに噛まれて死に至る事故がよくありますから、過酷な環境下で修行していたヨガ行者にとっては悩みのタネだったに違いありません。コブラの天敵といえばマングースがよく知られていますが、孔雀にとっても大好物の獲物です。しかも背中の羽を扇（おうぎ）のように豪華けんらんに美しく広げる姿は神の化身（アヴァター）そのもので信仰の対象でありました。

そしていつしかハタヨガの行者は体から毒を排出する孔雀ポーズ、このマユーラアサナを編み出しました。胃やすい臓の働きを高めて誤った食生活で蓄積した毒素をとりのぞく効果があるとされています。また若返りと長寿の効果もあります。私の体験としてもデトックス効果としては驚くべきものがありました。でも毒ヘビに噛まれたら孔雀ポーズではなくて医療治療をしましょうね。

手の置き方（スピネーションとプロネーション）

それでこのポーズ、これまでやった横足鶴や賢者ポーズみたいなわけにはちょっといきません。なかなか手ごわいのです。なぜかというとマユーラアサナではテコの原理を使うことができないからです。それじゃあ腕力まかせで持ち上げるのかといったらそうでもありません。このポーズではアレクサンダーテクニークのヘッドリードを全面に押し出してプライマリーコントロールを作動させるんです。不安定なバランス状態にして筋反射を起こすと、スパイラル・ルートが絞り込まれて体はテンセグリティ化、そして浮上します。そこでこのマユーラアサナ、手の置き方を他の浮上系アサナと逆にするんです。

前腕にはとう骨と尺骨(しゃっこつ)という2本の骨がついています。どちらもだいたい同じサイズですが、比べると尺骨のほうがやや大きくて長いです。そしてとう骨は親指側にあって、尺骨は小指側に位置しています。前腕は内回りと外回りすることができますが、2本の骨は交互に重なったり並んだりして動きます。前腕を外回りにすると手のひらは上を向きますよね。このときとう骨と尺

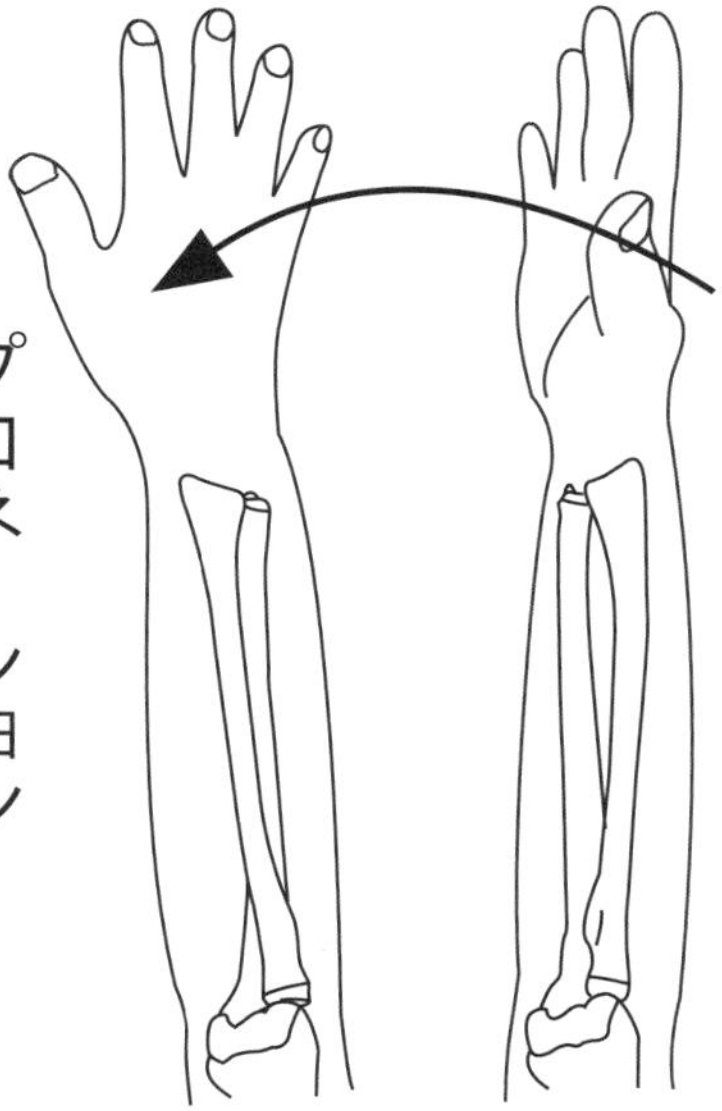

スピネーション

プロネーション

骨は平行に並びます。これを筋トレでは専門用語でスピネーションといいます。反対に前腕を内回りすると手のひらは下を向いて手の甲が上になりますね。すると前腕骨はお互いクロスします。これをプロネーションといいます。ふたつ合わせると略してスピネ・プロネ、イタリアンワイン風の呼び名になります。

さて逆立ちや腕立て伏せ、そして前にやった鶴や賢者ポーズでは指先を前方に向けて床に手をつけますよね。このとき前腕は内回りしますのでプロネーションです。よってクロスします。ところが孔雀ポーズの手の置き方はこれと違って指先を後方に向かわせるんです。すると前腕は外回りしますからスピネーション、つまり平行に並ぶんです。そしてハタヨガでは他にも体を浮かせるアサナがたくさんありますが、どういうわけか孔雀ポーズだけが前腕骨を平行にするスピネーションなんです。極めて特殊性のあるアサナなのです。この手の使い方をまずは壁を使って型を覚えましょう。

① 壁を向いて立ちます。そして壁と自分との間隔がだいたい40センチくらいに近づいてください。

② 両肘を直角に曲げます。指先を床に向けて手のひら全体を壁に押しつけます。前腕の2本の骨（とう骨と尺骨）が平行になるスピネーションです。

③ このとき左右の手と手の間は離れすぎず、3〜4センチくらいの間隔にします。

④ 両肩が上がらないように注意しましょう。

⑤ すると両肘はお腹に当てて支点にすることができますね。

これをうつ伏せになってやるのがマユーラアサナです。今は無理なく事を進めるために、まず立ち姿勢で型を覚えてください。

⑥ そのままの姿勢で、お腹を両肘にポンポンと押しつけてみましょう。ちょうどお腹がトラン

ポリンのように肘から跳ね返る感じです。

⑦ 次に体を左右に揺らしてスイングしてみましょう。

⑧ さらにつま先立ちになってみましょう。つま先立ちになると両肘の角度が開いて前腕が少し

・指先は下に向ける。
・左右の手と手の間隔は3センチくらいにして、両肘がお腹に当たるようにする。
・肩が上がらないように注意する。

傾斜しますよね。ここが孔雀になるために後々とっても大切なところで、アレクサンダーテクニークのヘッドリードが働く引き金になるんです。

⑨ つま先立ちで、先ほどと同様にお腹のトランポリンと左右スイングを繰り返します。やりにくかったら足と壁の距離を調整してみてください。近すぎるとバランスが不安定になるし遠すぎると体が傾斜しすぎます。自分の体に合った適度な間隔にします。

⑩ 目線をやや上方に向けながら、つま先立ちのまま全身をもう少し伸び上がってみましょう。これでやはりお腹のトランポリンと左右スイングします。すると何だか空でも飛んでる気分になりますね。これで孔雀の型はマスターしました。次はこれをうつ伏せになってやってみましょう。

〈初級〉開始姿勢

手の置き方が逆なので、開始姿勢もこれまでやった基本ポジションとはちょっと違います。左右の手は頭との三角形ではなくて、お腹の下に置きます。

① まずマットの上で正座します。そして足はつま先立ちにしてお尻をかかとの上に乗せます。

左右のひざの間隔は広くとって安定させます。時代劇でお侍さんがよくやっている座り方ですね。

② 両手を左右のひざの間に入れてマットにつけます。そのとき指先は後方に向けます。指先を前方を向かせるとホントにカタナシになってしまいます。

③ そうしたら両肘を曲げながら頭を下げてマットにつけます。ここで頭がマットにつかないと

開始姿勢

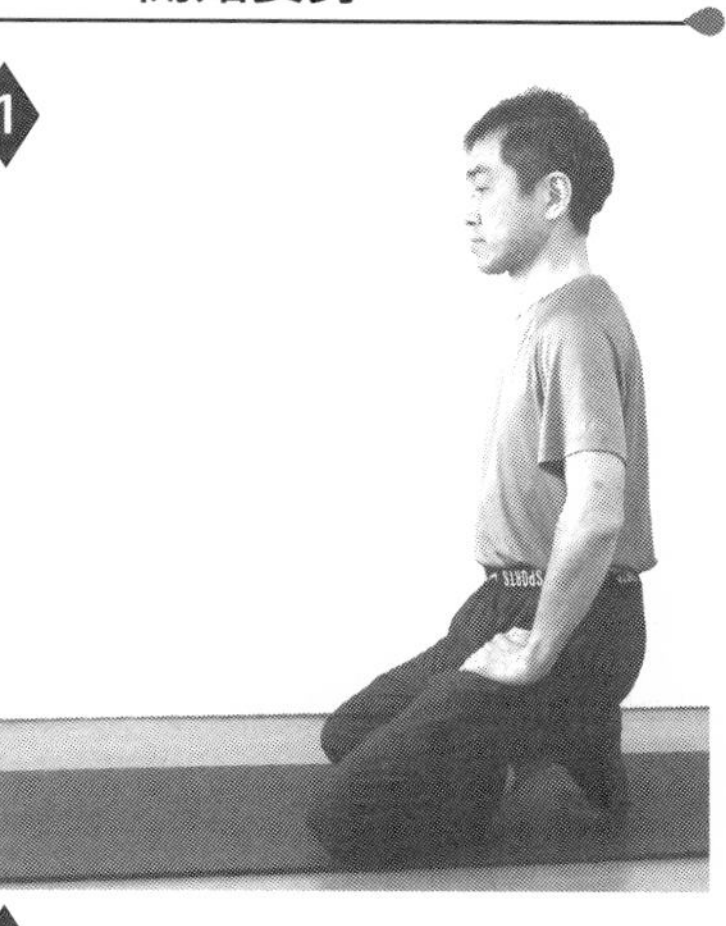

1 お尻の下につま先を立てて座る。左右のひざは開いておく。

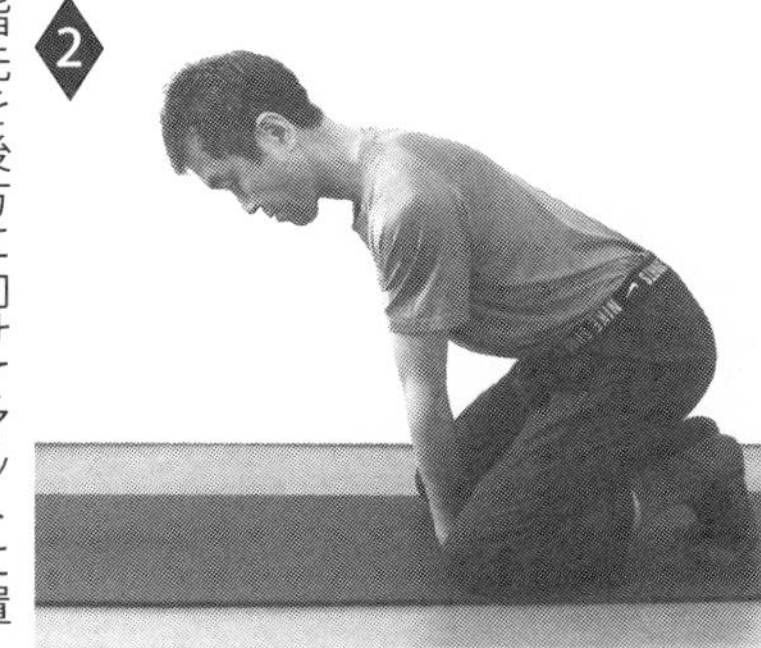

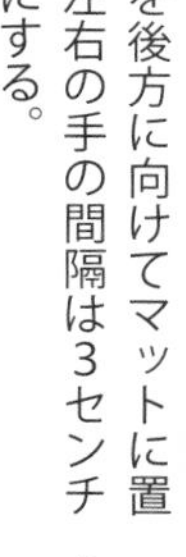

2 指先を後方に向けてマットに置く。左右の手の間隔は3センチ程度にする。

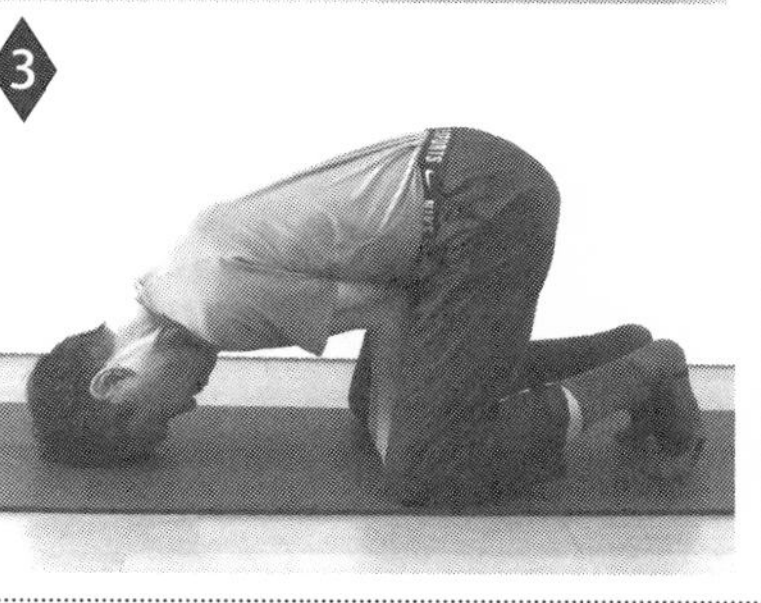

3 両手の位置を後方に動かしながら頭を着地する。これが開始姿勢。

いう場合は手の位置がよくないからです。両手をひざの間から足に向かって移動すると頭は楽に下がってマットにつきます。

④ このとき両肩が上がらないように注意しましょう。

⑤ そして両肘がお腹に触れて支点になるようにします。左右の手と手の間隔は3センチくらいにすると両肘が近づいてうまくお腹にあたります。肩が硬い人はこれが最初の難関で、腕が外に開いてしまって肘がお腹にあたらないかもしれません。そういう場合はマユーラアサナに手を出すのはちょっとまだ早いです。第3章のスパイラル呼吸法を繰り返しやって徐々に肩関節のブロックを解除しましょう。また他のやり方ですが酢を飲むなんていうのもひとつの手かもしれません。酢を料理に使うと肉は柔らかくなるから飲めばきっと筋肉も柔らかくなる・・・もちろん科学的ではありませんが、だからといって冗談をいっているわけでもありません。「そんな非科学的なことは私はやりませんよ」と言いつつ隠れ実践者はけっこういるのです。単純に健康目的で黒酢やリンゴ酢を飲んでいる人は普通にいますし、モノは試しでやってみるのもよいかもです。酢を使った美味しいお料理もたくさんありますしね。注意は原液をそのまま直接飲んではいけません。体を悪くします。販売元によると必ず5倍以上に薄めるとしています。

⑥ 肘の角度がだいたい直角になるように両手の位置を調整します。これがマユーラアサナの開

スタンバイ位置

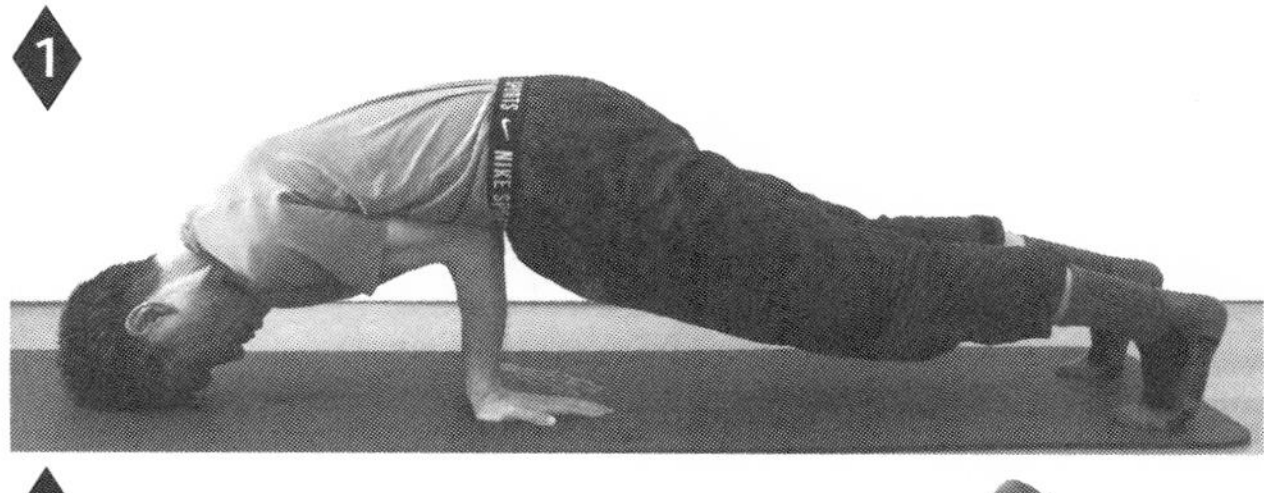

❶ マユーラアサナのスタンバイ位置

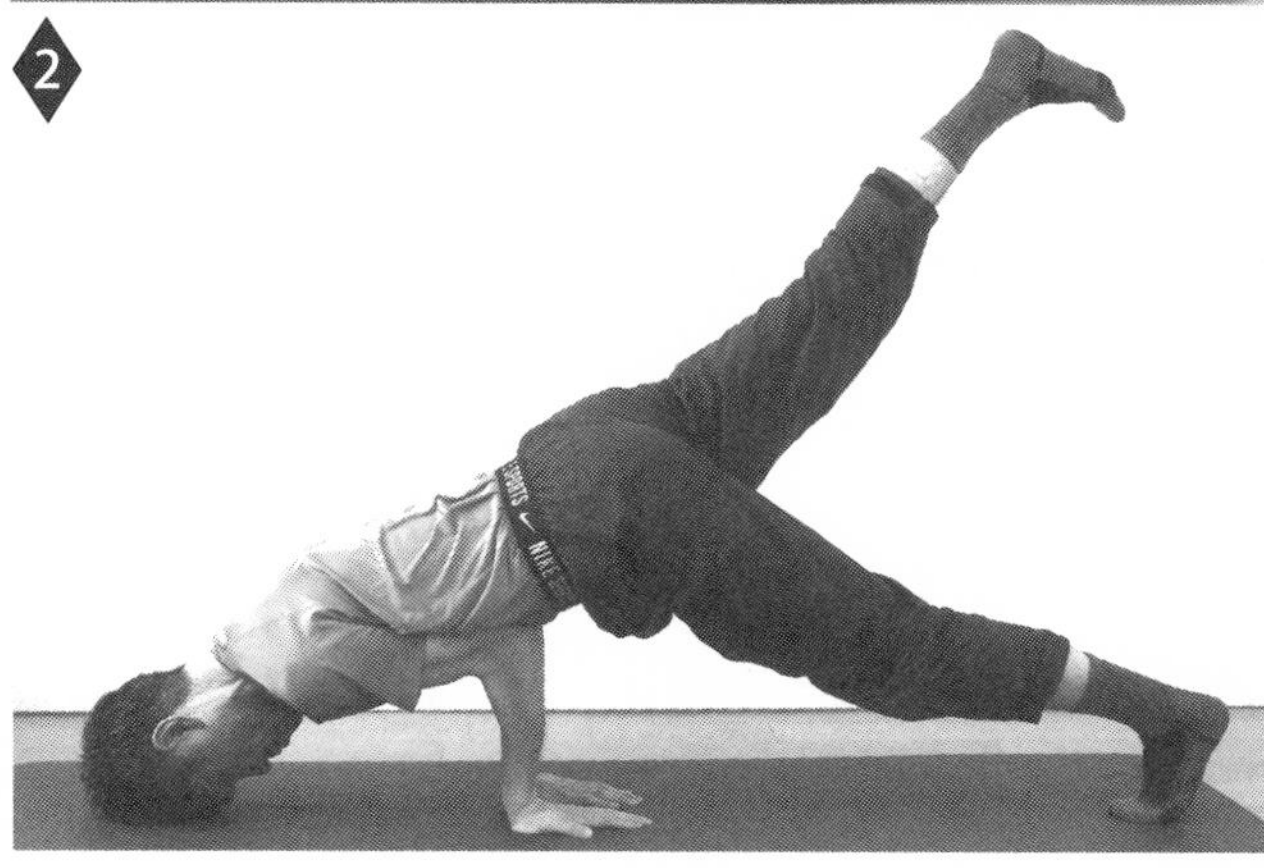

❷ 左右の足を交互に上げ下げして体をなじませる。

始姿勢です。この状態にまず慣れてください。

スタンバイ位置

開始姿勢が楽にできたら、次はそのまま両ひざを少しずつ後方に移動して脚を伸ばしていきます。

① まず先ほどの開始姿勢になる。つまり頭が床について両肘でお腹を支えた状態です。

② つま先は立てたままにしてください。

③ そうしたら床の上でひざを交互に動かして脚を伸ばしていき

ます。余裕のある人は両脚を同時に一気にビョーンと伸ばしてもらってもかまいません。

④ 脚が伸びると両ひざは床から離れます。このときも、つま先は立てたままにしておいてください。するとお腹が両肘の上に乗っかって体重が手首にかかってきます。これがマユーラアサナのスタンバイ位置です。

⑤ 脚が完全に伸びた状態で体を前後左右にユラユラ揺らしてください。体になじませます。

⑥ つま先を支点にして足を前後に動かしてみてください。すると体に連動して頭は前後にゴロゴロ転がりますよね。動作中は前腕も動いていることに気がついてください。

⑦ さらに全身で円を描くようにすると、頭とつま先と前腕が一体となって回転します。

⑧ 次は左右の脚を交互に床から持ち上げて、上げ下げ繰り返してみましょう。どれくらいの高さまで上げられますか？　片足ずつ天井に向かってググーッと伸ばしてみてください。苦しくなったら止めて、いったん元の位置に戻ってから再開します。楽に体を維持できたら合格です。

〈注意点〉

・つま先は寝かさないで立てたままにしてください。

・両手の位置を調整して肩が上がらないようにします。

（中級）上体を肘支点で持ち上げる

次は上体を持ち上げてみましょう。ここからは人によってはだんだん大変になってくるかもしれません。負けないで頑張ってください。

①まずスタンバイ位置になります。つま先は立ててくださいね。

②このとき目線はどこにありますか？頭がマットについていれば目線は手首を超えて両足に向かっていますよね。なんとなくやるのではなくて、しっかりと自分の体の目撃者になってください。そうしたら手のひらで床を押しつけながら、両肘を支点にして上体を持ち上げてみましょう。そして全身を少し前にバランス移動してください。すると前腕が前に傾きだします。同時に頭が前方に回転して（この場合、見方によっては後ろとも言える）うまく持ち上げると目線は床を向きます。これは孔雀になるためにとても大切なところです。よく観察してください。

肩が上がらないように注意しましょう。お腹が両肘にのしかかると体重の大部分が手首にかかるので、けっこうな負担になります。無理だと思ったら続けないでいったん止めます。そして再チャレンジします。

上体を肘支点で持ち上げる

スタンバイ位置　・目線は足方向　・つま先を立てて支点を作る

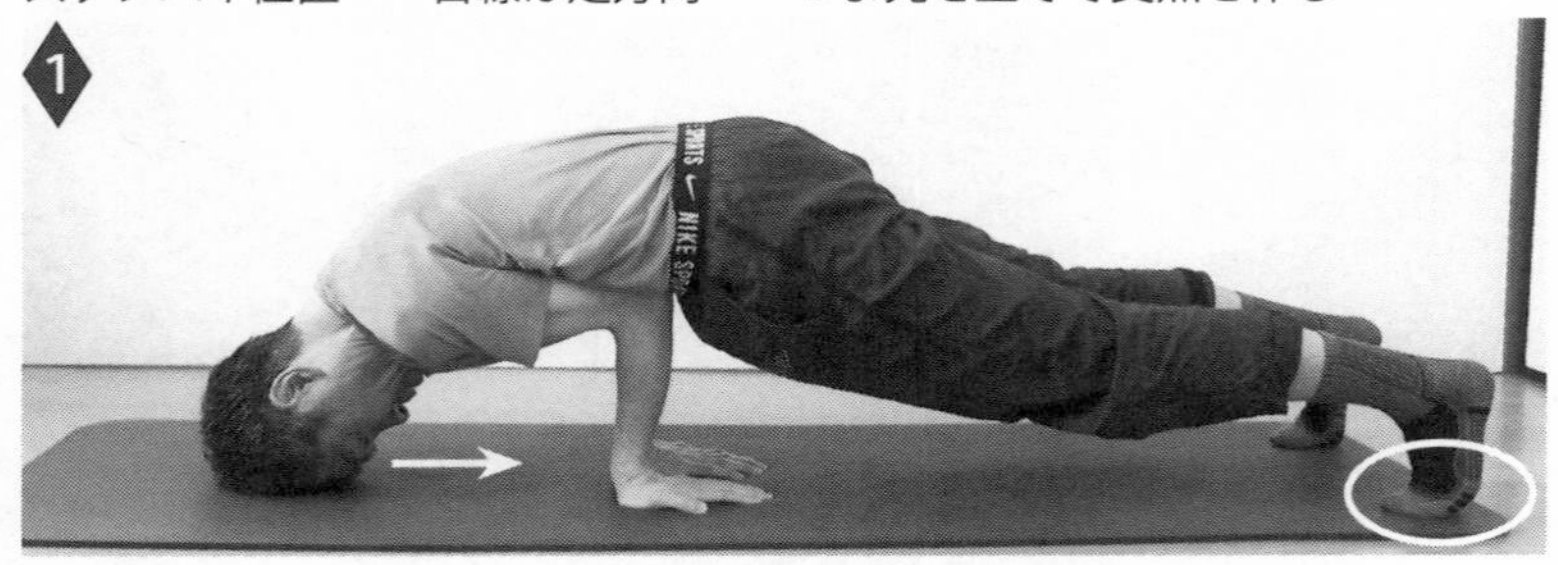

ヘッドリードしながら体を前に向かわせると、顔は下向き。目線はマットに。

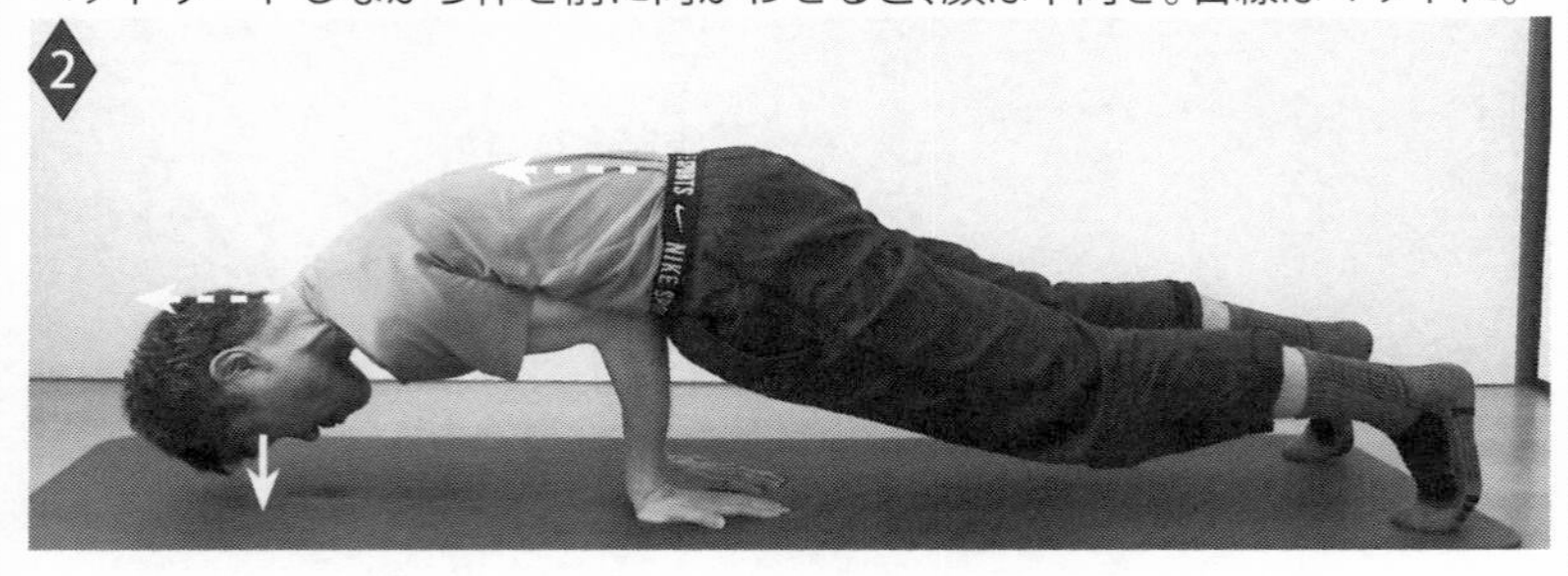

ヘッドリードでさらに体が前に行くと前腕を傾斜して上体を持ち上げる。

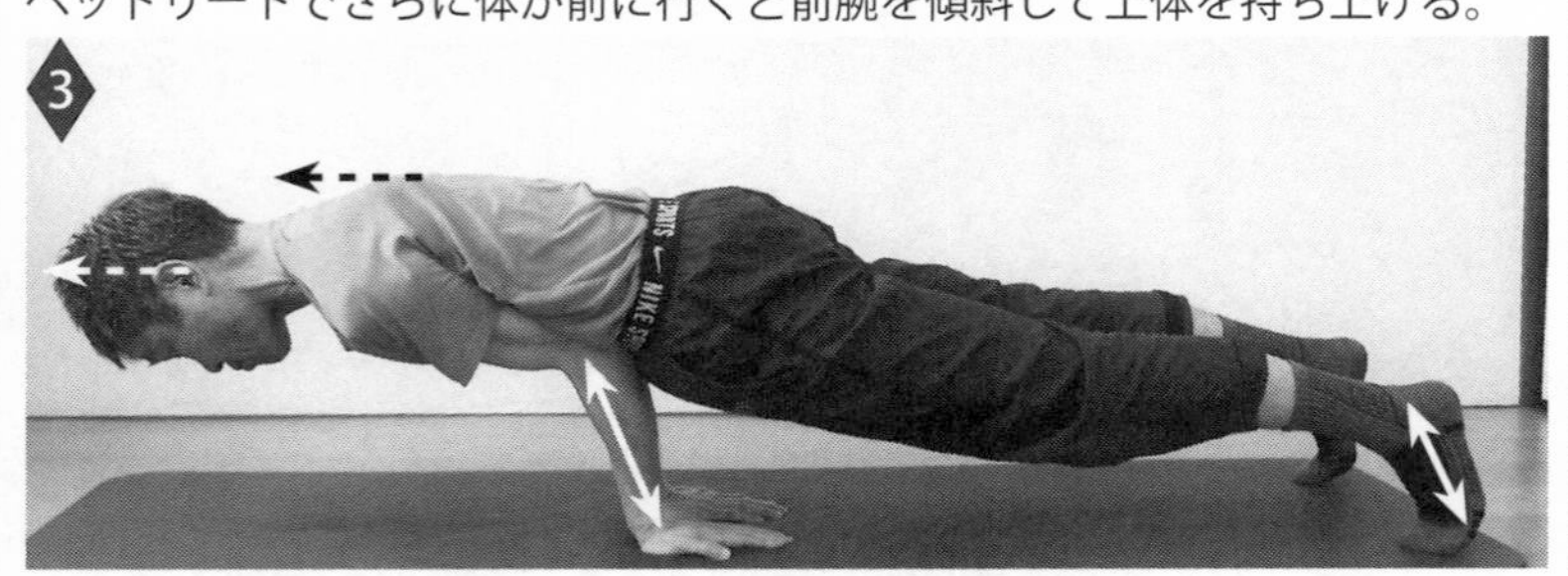

体を前に行かせる（ヘッドリード）

10秒くらい平気で上体を持ち上げていられるようになったら、つま先を支点にして背伸びするように足を傾けてみましょう。すると全身が前に送り出されますね。このときお腹を支えている前腕が同時に前に傾斜します。ステージ1でやった横足鶴や賢者ポーズでは前腕をマットから垂直に立てましたが、マユーラアサナではここが違うんです！

そうしたら体をさらに前に行かせてみましょう。限界点に達すると体はマットに墜落してしまいますね。ある著名なアメリカ人が皮肉たっぷりでこんなジョークを言っていました。「俺たちアメリカ人は崖っぷちに向かうとそのまま突っ込んじゃうんだよね。ところがイギリス人は寸前で一歩引くからうまくまとまるんだ。本当はこっちの方がずっとスリリングなんだけどさ！」

前に向かって墜落してみるのもよいのですが、ここはグッとこらえて引き返しましょう。慣れてくると不要な力みは体に生じなくなり、なめらかに体のバランスを前に移動できるようになります。これがアレクサンダーテクニークのヘッドリード、頭が先行して体がついていくという基本のダイレクション（方向性）です。

手と肘の位置

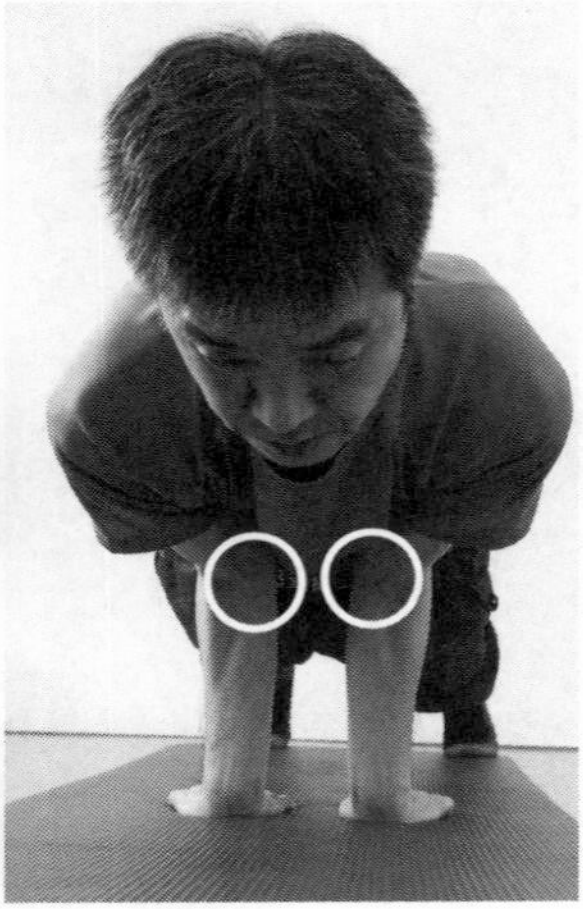

・左右の手の間隔は3～4センチが目安。
・前腕を平行に立てて両肘でお腹を支える。

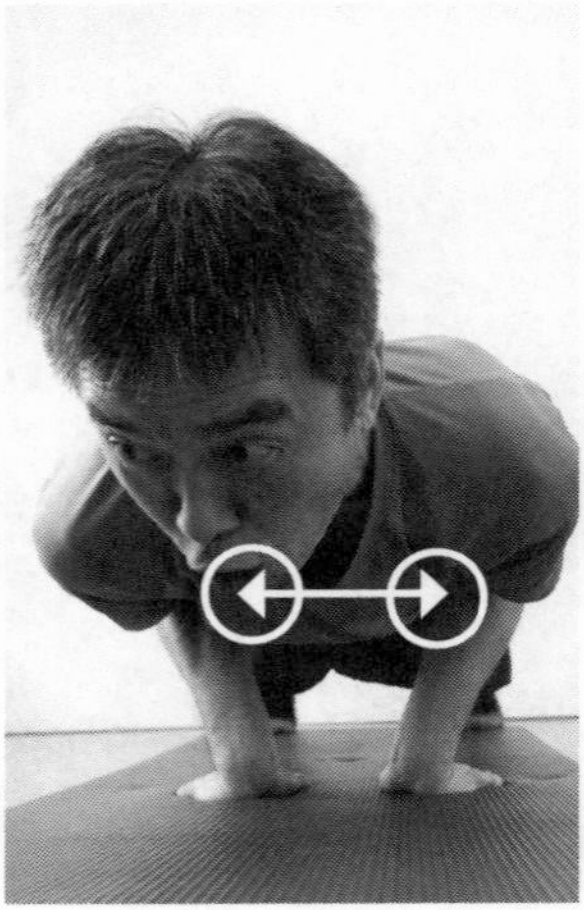

体の重みで両肘が外側に開いてしまい、お腹が沈みこむ現象があらわれる。マユーラアサナの難関のひとつ。

手と肘の位置

ここでちょっと手と肘の位置について確認しておきましょう。両手をピッタリくっつけると上体を持ち上げたときにバランスをとるのが難しくなるし、間隔が広すぎると両肘が外に開いてお腹をうまく乗せることができなくなります。そういうわけで左右の手と手の間隔は3～4センチがだいたいの目安です。そして前腕を平行にして立てて両肘がお腹に当たるようにします。だいたいオヘソの両サイド付近です。

ここからが気をつけたい部分なのですが、上体を持ち上げると体重が両肘にもろにのしかかるわけです。すると上腕の筋力が弱いとお腹が沈み込んで両肘が外側にどんどん開いてしまう、そして転倒するというやっかいな現象が現れます。私がマユーラアサナの練習中にもっとも悩んだ部分です。

そこで気がついたことが着ているシャツの生地によって肘の皮膚がすべってしまうことです。これは特に空気が乾燥している季節に起こりやすいので、やる前にあらかじめ両肘とシャツのお腹の部分を水で湿らせておくんです。するとこの問題はかなり防ぐことができます。

それともうひとつの原因ですが腕と肩、胴体とのつながり、連続性がうまく整っていないことにあります。これをクリアするにはスパイラル呼吸法を実践しましょう。柔軟性が高まって両肘はそのうち自然とお腹の上にうまく収まるようになります。それまでは悔しいながらも転倒を繰り返してください。逆にいうと転倒慣れすると自転車乗りの原理で小脳の自動調整により両肘のバランスをうまく維持できるようになります。だから苦難に出くわしてもあきらめないで頑張ってやり抜いてください。必ずできます！

ウォール（壁）ワーク

上体が持ち上がるようになったら、次は壁のサポートを使ってやってみましょう。ウォールワークといいます。

① スタンバイ位置になって両肘をお腹の下に入れて支える。そしてまず片足を壁に張りつける。

ウォールワーク

壁に足を張りつけて上体持ち上げの練習。

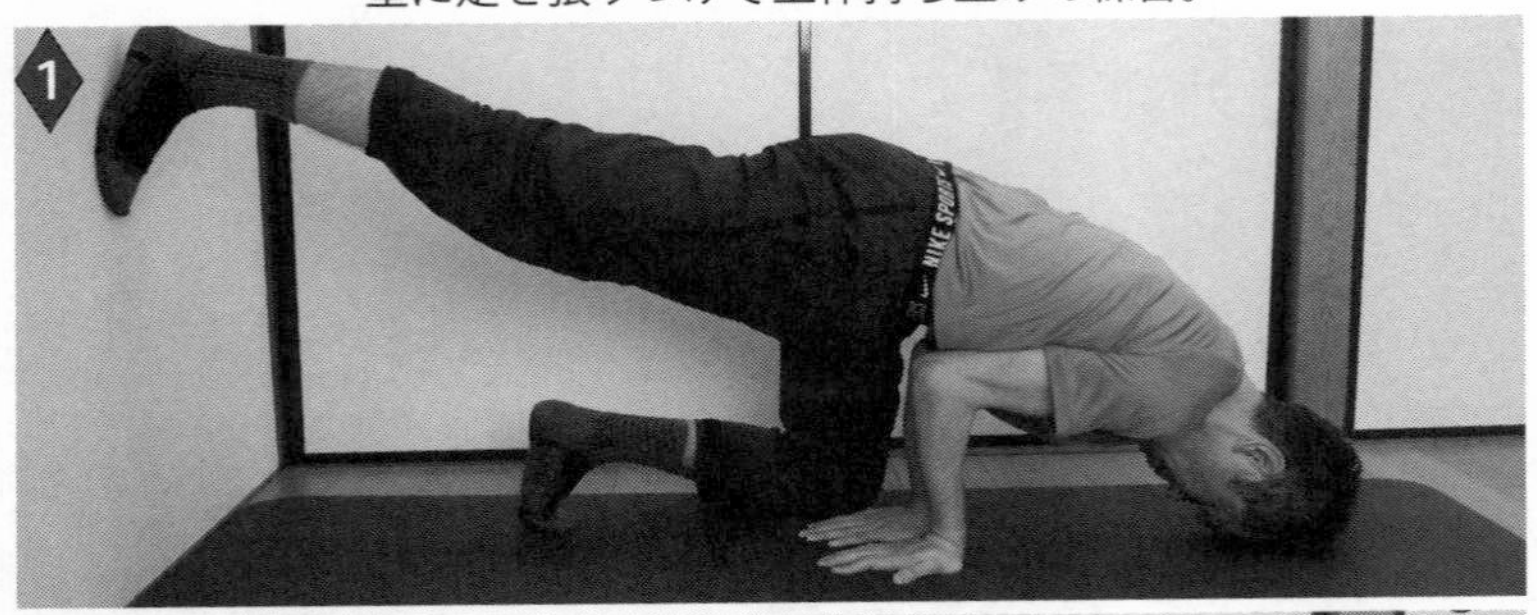

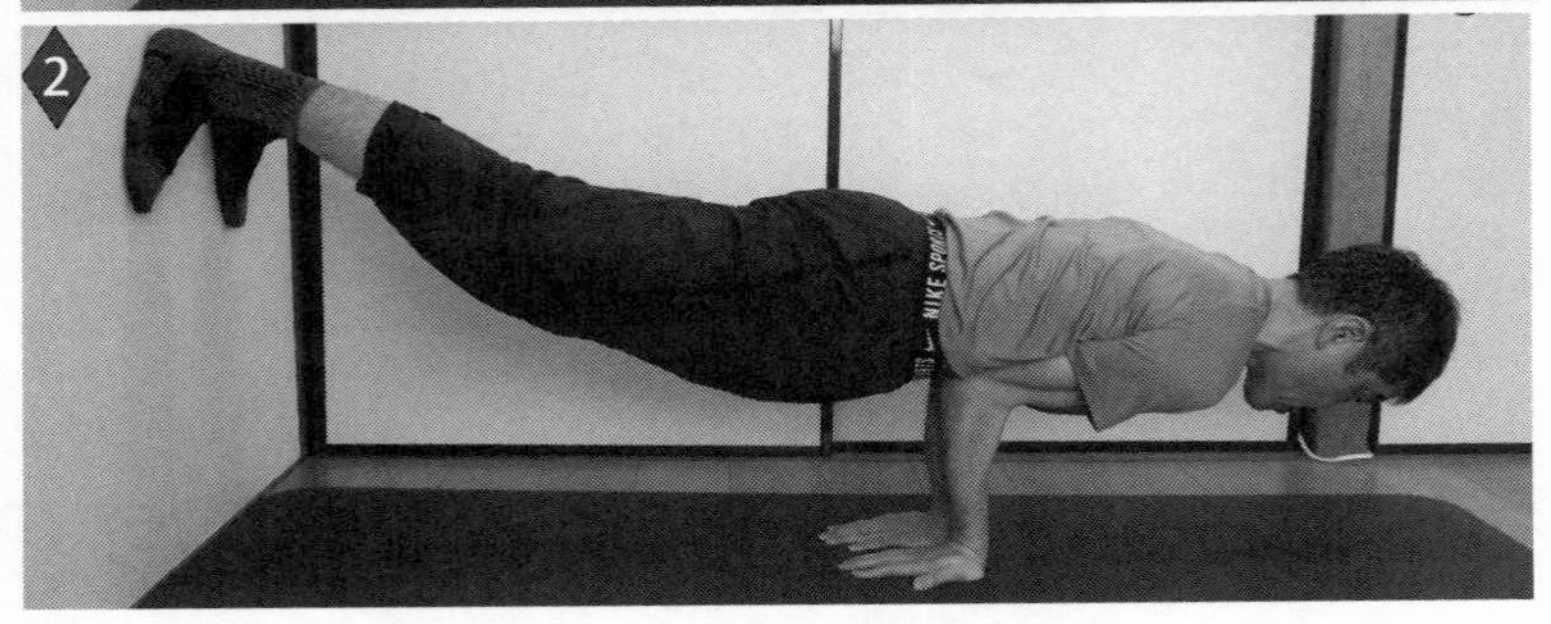

このとき壁と自分との距離間をうまく調整してください。

② 次に両足を突っ張り棒みたく壁に張りつけながら、頭を持ち上げると孔雀モドキ完成！　ついにここまできました。本番クリアまであと一息ですよ。

ついでですがこれを応用すると片手孔雀もできます。（これはさすがに難しい。上級者向けです）

① 利き腕の片肘をお腹の中心に当てながら、まず左右どちらかの足を壁に張りつけます。

壁を使った片手孔雀（上級者用）

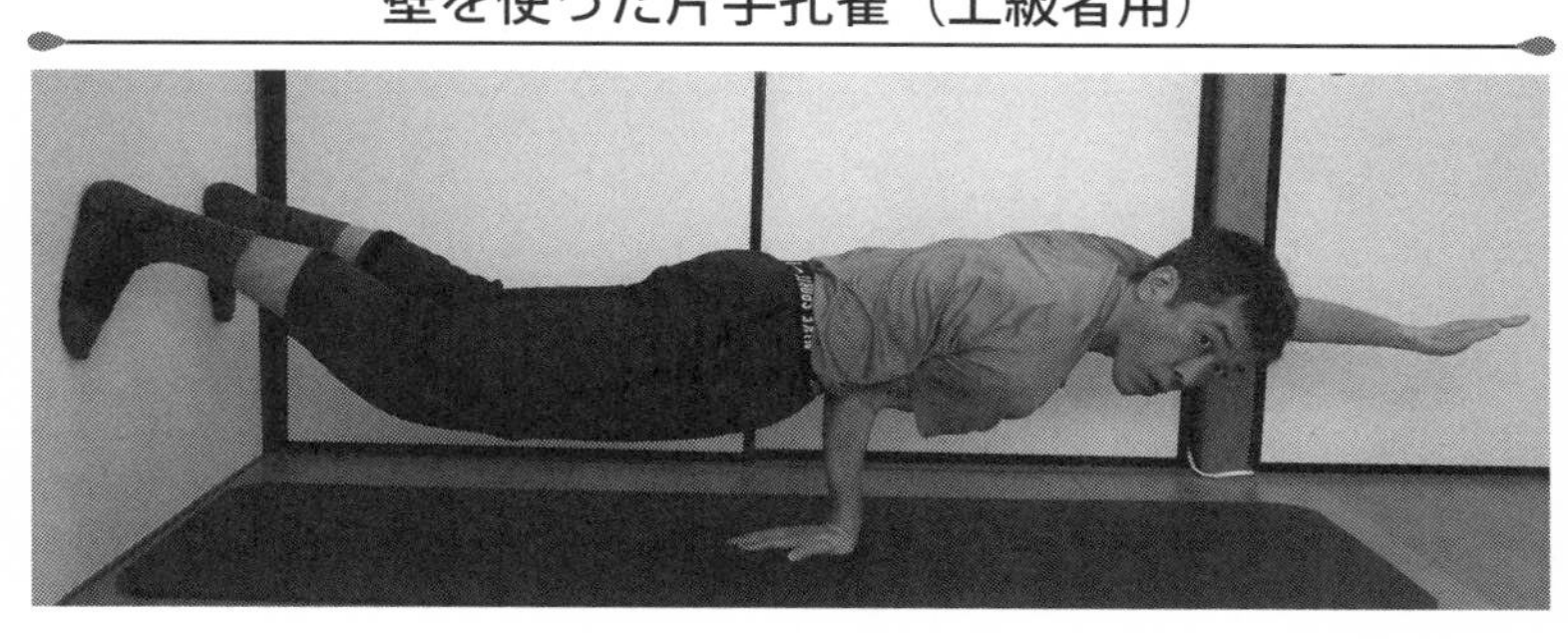

② 次に残りの足も壁につけて、両足でふんばって頭を持ち上げると片手孔雀になれます。

ウォールワークは応用すると他にも壁を歩いたりだとか、いろんな楽しい活動ができます。頭と壁は使いようです。

（上級）浮上スタンバイ、秒読み開始

それではいよいよ上体と両脚を浮上させます。

① 開始姿勢から両脚を伸ばします。そしてつま先を立ててスタンバイ、秒読み開始です。お腹を弱っちくフニャフニャにしないで、両肘支点で支えるのに十分な強度を保ってください。

② ここでアレクサンダーテクニークのヘッドリード、つまり頭が体をリードするというダイレクション（方向性）を働かせます。肘支点で全身を前に送り出してください。すると頭が持ち上がり始めて前腕が少し前に傾斜し始めます。そこから体をさ

浮上スタンバイ、秒読み開始

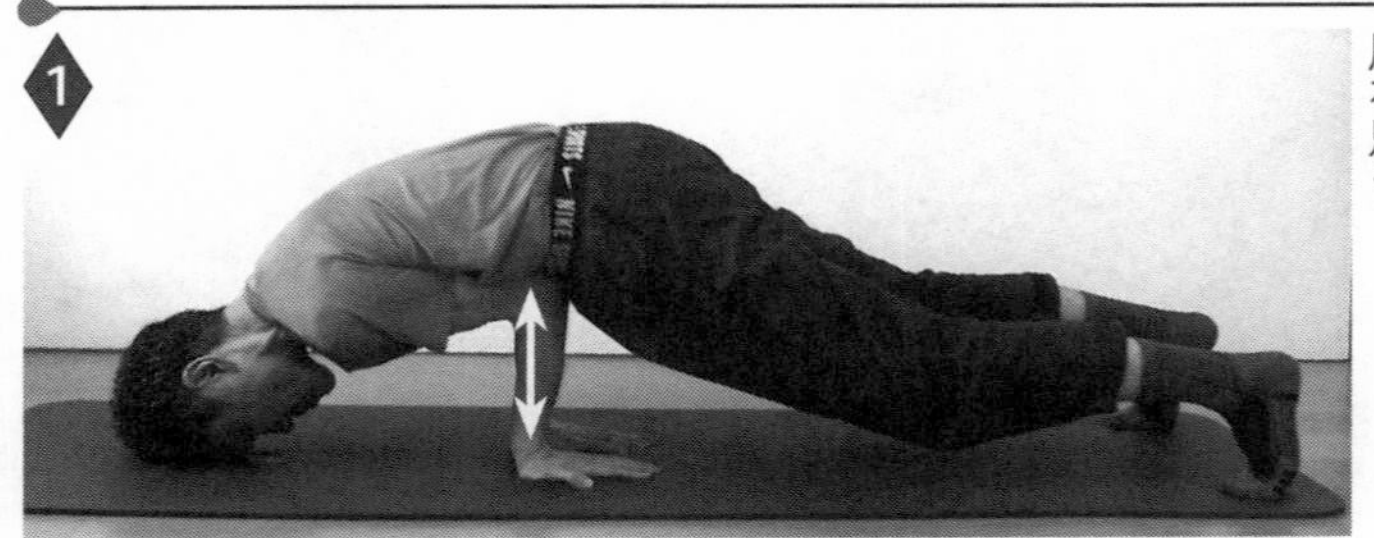

床と手の間に作用・反作用を思う。

ヘッドリードすると前腕が少し前に傾斜する。この瞬間が上体と両脚を浮上させるタイミング。

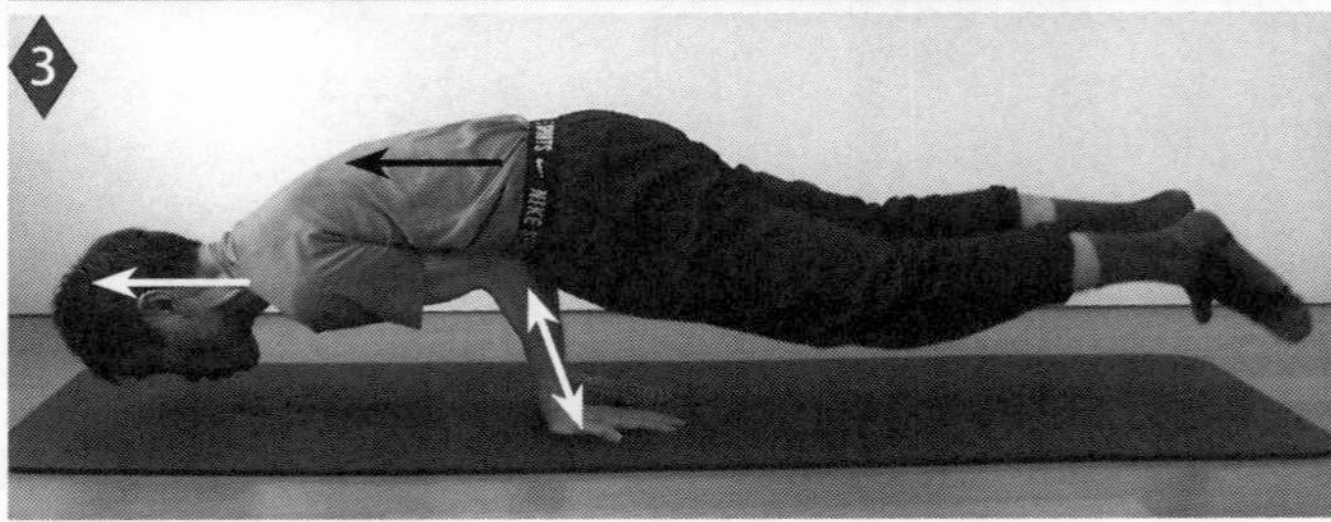

まずは低空飛行で浮上感覚になれよう。

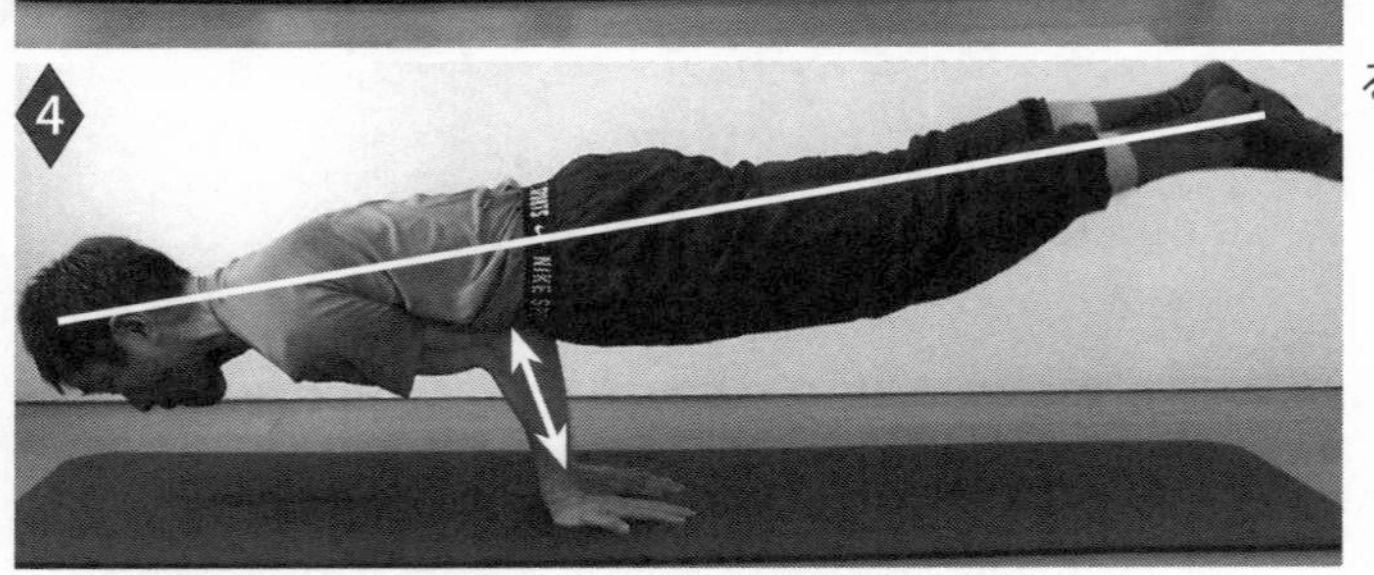

うまく体が浮上すると筋反射で体が一直線に伸びる。

らに前に行かせて前腕の傾斜角度を強めていくんです。感覚的にはかなり前方向につんのめる気がします。そして墜落ギリギリというところまで行きます。この瞬間が体を浮上させるチャンスです。床と手の間に生じる作用・反作用を感じてください。じんわりと体に力が入り始めて全身が緊張感でみなぎる。アドレナリンが副腎から吹き出して目線が直下に向いたそのときです！ 飛行機が滑走路から離陸するように、ゆっくりと上体と両脚を持ち上げましょう。最初のうちはこのタイミングを見つけるのに時間を要することになると思います。（私の場合は一週間かかりましたが数回やっただけでできてしまう人もいます）するとこんなことを言う人がいるかもしれません。「本に書いてある通りにやってみたけどダメだったよ。自分のやり方が間違っているのかな？ それともこの本に書いてあることがそもそもおかしいのかしら？」どちらでもありません。経験不足なだけです。

ずいぶん昔ですがインドを旅行したときのことです。路上商人が暗がりで10センチくらいの紙でできた人形を動かしていました。いわゆる式神です。私の目の前をトコトコと、まるで生きているかのように歩いているんです。さらに飛び回ったり空中一回転したり凄い曲芸をやるんです。私はたいへん驚いてその人形が欲しくなりました。10ドル札を渡すと商人はたいそう喜んで、サービスだといって3個もくれました。それでワクワク気分でホテルに帰ったわけですが、さっそく袋を開けてその人形を見てみると、紙切れに釣り糸がついているだけでした。無知な私は「クソ〜ダマされた」と思いました。機械仕掛けで動いているとでも思ったのでしょうか。その商人はワザをたっぷりと見せて楽しませてくれたうえにタネと仕掛けまで教えてくれたのです。当時の自分をふり返るとまったく笑い者もいいとこです。上手に式神を操るには手と体を使って練習するしかありません。

小脳にはプルキンエという何だかろれつが回らないような名前の細胞があって、経験を繰り返すことによって学習します。最初のうちは転倒だろうと何だろうと体の動きの全情報を吸収しますが、この細胞がフィルターになって必要な動きだけを選び出してくれるんです。すると余計な動作や余分な力みをしなくても済むようになって、良好なバランスのみを維持します。自転車に乗るのと同じ原理で誰でもそうなります。

アレクサンダーテクニークではそうした作用を抑制（インヒビション）といっています。自分の今持っている知識や経験をもとにして、ああだこうだと体を動かしてみる。するとやがて体は禅問答の答えを見つけるかのようにひらめきが出るんです。それは決して無秩序なものではなくて、蛇の頭とシッポのように始めから終わりまでひとつながりであることを実感するのです。

だからなかなか持ち上がらなくてもとにかく忍耐強く頑張ってください。そしてたとえ一瞬でも

持ち上がればしめたものです。一瞬だろうと何だろうと、できるのとできないのでは天と地との差があるんです。初めて浮かび上がった瞬間はあまりのびっくり体験のため、たいていは「なんじゃこりゃー！」となって、すぐにバランスを崩して転倒してしまうことでしょう。でもここで大いに喜んで勝利を確信してください。全身に筋反射が作用し始めます。ただしはずみをつけて持ち上げるのはダメです。それは浮上とはいいません。飛び跳ねるのとは違います。インチキをすると筋反射は起こりません。女神カーリーはちゃんとあなたを見ているので、ウソはすぐにバレてしまいます。

浮上するコツとしてはいきなり高く舞い上がろうとしないで、顔とつま先が床からスレスレの低空飛行を目ざすとよいです。とはいっても最初のうちはなんでもいいですから、とにかく持ち上げてみましょう。たとえ転倒しても一瞬の浮上感を脳神経に何度も体感させていくと、体のパーツどうしがお互いの動きを結びつけるかのように協力し始めるんです。そして体の深部のブロックが解き放たれて、しっくり引きしまったタイトさが出てくるのを実感します。これこそが破壊の神、シヴァ神の愛っていうもんです。

プライマリーコントロール

プライマリーコントロールの発動の方法はひとつに限ったことではありません。条件がそろえ

浮上して体が一直線にのびると丹田を中心とした内部圧縮が起こる。そして体にはプライマリーコントロールが働き出す。

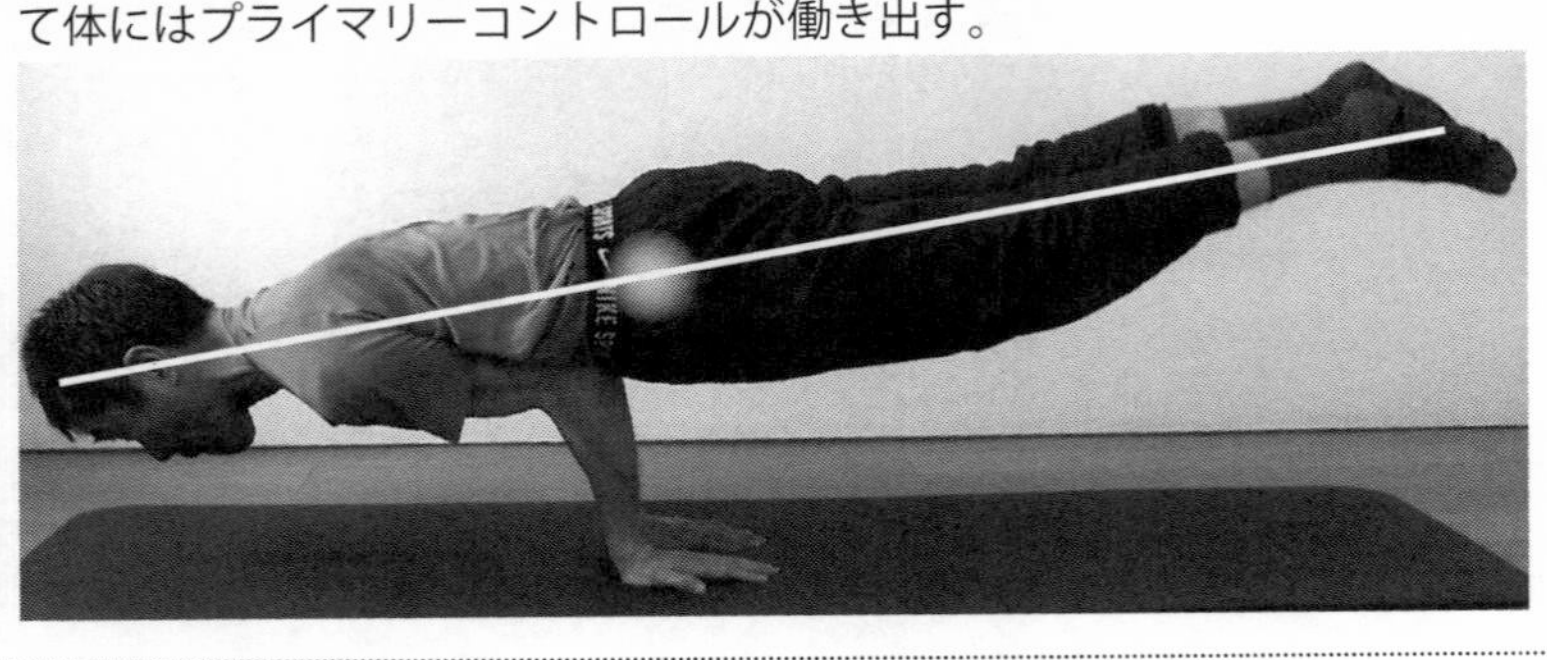

ば姿勢とかポジションはそれほど問題ではなくなります。とはいってもやはり点火しやすい条件はあるわけで、この孔雀ポーズでの上体と両脚浮上時がまさしくそのものなのです。

体が浮上すると即座に筋反射が起こって、頭頂からつま先までが一直線にバーンと伸びます。さらに丹田を中心に、背骨に沿った各チャクラに向かって強烈な内部圧縮が始まります。発熱と発汗とともに、まるでぞうきんでも絞り込むかのようなセンセーションがあらわれます。スパイラル・ルートが働き出して、エネルギーは全身にほとばしります。そのとき筋肉の緊張度（トーヌス）にシステマチックな調整作用が起こって、体のコアから一気に解き放たれるのです。

アレクサンダーテクニークの伝統的なチェアワークではこうした体の働きをイスから立つ座るといった垂直動作で引き出していました。マユーラアサナは床と水平に体を浮上させるので、はるかに強い負荷が生じますがその分、よりダイナミックな内

部調整があらわれるわけです。

1秒間の浮上

マユーラアサナでたとえ一瞬でも浮上成功すると、全身にはただちに筋反射による内部圧縮が起こります。一度それを体験すると自信がついて、何度でもチャレンジする意欲がわいてきます。それで0・1秒から0・5秒、そして1秒間というように少しづつ浮上時間が長くなってきます。それでもこの段階ではまだすぐに転倒を繰り返してしまうことでしょう。そのとき体のあちこちをぶつけたりとかすると、ちょっとした心変わりで実践を続けるのがめんどうくさくなるかもしれません。こういうときが練習をやめてしまう、もっとも危うい時なのです。自分は一瞬でも持ち上がったことだし、もうこれで十分だと錯覚してしまうのです。するとあいつのいやらしい誘惑が耳もとで始まるのです。「やめろやめろ、何度やっても転倒するだけ。くだらないことに時間を使うのはムダムダムダ～」こういうやつに対処するには威勢よくウォーキングを始めましょう。

オリンピックのコーチが選手に言い聞かせるように「絶対できる！必ず勝つ！」と口にしながらはじき飛ばしてやってください。ドラマのクライマックスが始まるのはこれからなのです。またこの段階での浮上訓練はむやみに高く舞い上がろうとせずに、床から顔とつま先がスレスレになる超低空飛行を心がけてください。このバランスに慣れるとあとは自然と体に上昇作用があらわれます。

3秒間の浮上

3秒間以上持続できるようになると、体の学習効果によって失敗するよりも浮上感覚を維持したくなってきます。すると転倒することもさほどなくなってきて、静かに体をマットに着地できるようになっていることでしょう。そしてこの段階にくると呼吸のしかたに気がつくようになります。

浮上中には息をつめてはいけません。初めのうちはバランスが不安定で体がグラつくので、ついつい力ませて呼吸を止めてしまいます。しかしそうすると逆に体が固まってしまうのでバランス維持することが、ますます困難になってしまいます。また息を止めてしまうと長時間、持続することもできません。呼吸は静かに深くするように心がけて、特に息を吐くことを強調して長くするようにします。するとバランスは割と楽に落ち着いてくれます。言葉ではなくて体で理解していきましょう。

孔雀10秒間

たかだか10秒、されども10秒。この段階ではまるで体内時計が逆行してエントロピーの掟に逆らっているかのような感覚があらわれます。これは必ずしも錯覚というわけではなくて、エネルギーが増幅すると時間の流れに反することも自然界には普通にあるんです。生命体の誕生とはまさしくそういうものです。そして若返りの作用もまたそのひとつです。DNAの先端についているテロメア、ヒトの寿命を表すバロメーターです。老化とともに火のついたローソクみたく短くなるんですが、食事改善や運動、パワーヨガや呼吸法で体をきたえると死神をダマして伸ばすことが可能になるんです。以前はそんなの不可能、絶対にあり得ないと言われていたんですけど、近年アメリカのノーベル賞科学者、ブラックバーン氏のテロメア修復の研究成果が着々と報告されています。

それでここまでくるとだんだん余裕が出てきて（とはいっても苦しいとは思いますが）体各部を観察しながら、浮上中でもバランス調整ができるようになります。心が冷静になると体も徐々になじんでくるので、呼吸も静かで深いものに変わり余分な力みも減っていきます。体のバランスがしかるべきところにフィットすると自動的に静まってくるのです。これは脱力とはまったく異なります。

もしも孔雀ポーズの最中に脱力などしてしまうと、一気に転倒して同時に覇気も失われてしまいます。脱力はエネルギーを捨て去るようなものですから、増幅して高めるものとは正反対なのです。まずは力を込めるのが基本です。体がなじむと初めて自然と不要な力みが抜けて適度になるのであって、ヨガのアサナ実践中は常に集中力が必要です。

左右の脚を内旋して上体を床と水平にすると、マユーラアサナの完成形！

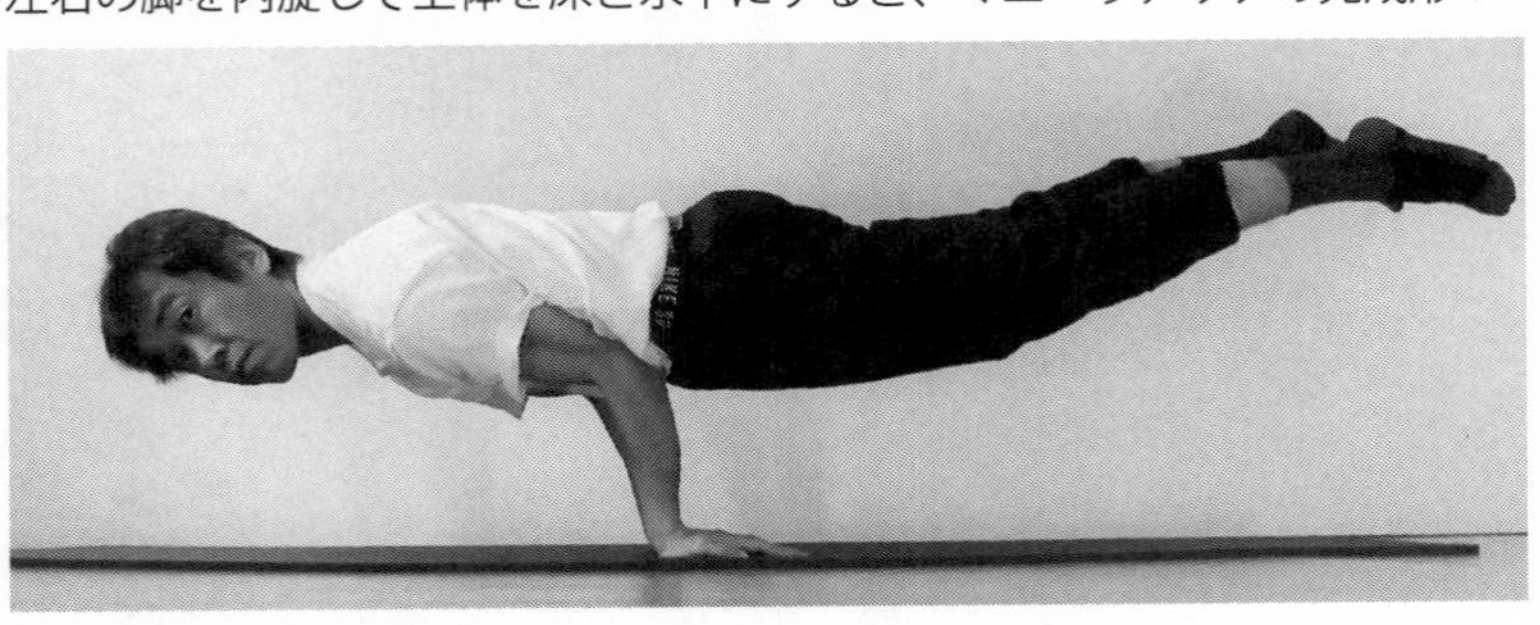

孔雀浮上中の体の傾き

ポーズをきれいに完成させるには体はマットから水平に浮上させなくてはいけません。ところがこれはなかなかというか、かなり難しい部分です。最初のうちは浮き上がっても、たいていは頭が下がって機首である上体が釣り合いを失って傾いてしまいます。

この傾きを修正するにはまず肩が上がっていないこと、首を固めずちぢこませずネックフリーでいること。ヘッドリードでいること、これらの要件を十分満たしている必要があります。そしてこれはテクニカルになるんですが左右の脚を内旋してスパイラル・ルートを働かせるんです。ここで両手でマットをさらにググーッと押しつけて、より高く上昇すると水平になり、マユーラアサナの完成形です。

手っ取り早い方法はカメラを床に置いて真横から動画撮影する

とバッチリわかります。いろんな体のクセも見つかるし、練習時に毎回撮影すると日誌にもなってモチベーションアップします。一石二鳥ですね。

ようこそ孔雀ワールドへ

浮上した状態が10秒を越え始めるころから脳神経に異変が起こってくるみたいです。肉体が限界を感じだすと脳内でβエンドルフィンを分泌するといわれています。ちまたでいうランナーズハイのようなものかもしれません。とにかく頭の中が真っ白けでどうもこうもない、とりとめのない状態に達します。いくらなんでも失禁まではしませんが、いうなればそんな感覚です。なにか人として立ち入ってはいけない領域に足を踏み込んでしまった感じです。「これで君も我々と同じ仲間になったな。ワハハハ」とかいうささやき声が、耳もとで聞こえてきそうです。

気がつきましたかね。そうです。ついに禁断の世界に来てしまったんです。マユーラアサナの完成です！ おめでとうございます。一度入ったら二度と戻ることはできません。そしてこれから先もパワーヨガを何度も繰り返しやりたくなってしまうのです。まさしく孔雀中毒です。

しかし中毒といっても禁断症状はありませんのでご安心ください。そしてさらに20秒間の浮上までできるようになると達成感とともに燃え尽き症候群のような、ちょっとした放心状態になっているかもしれません。しかしそうしたさなかでも孔雀のプロセスは体の中で続いています。

30秒以降は時間との闘いになります。ちょうど急いでいるときの横断歩道の信号待ちのように、3秒が10秒に感じてきます。そして時々「なんでこんなことやってるんだろ？」という雑念がわいてくるのです。ある意味、限界点を感じているのかもしれません。こういうときには孔雀明王のマントラ「オン・マユラ・ギランデイ・ソワカ」を心の中で繰り返し唱えましょう。あるヨガのマスターの教科書によると、3分くらいまで持続するとあるので道はまだまだ続きます。私はだらしがないので1分間で断念しましたけどね。

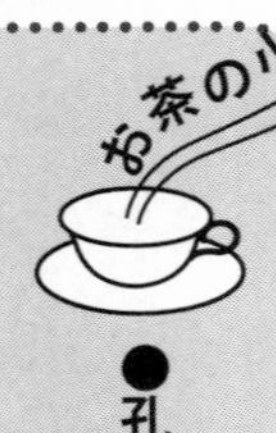

●孔雀とピーコック

孔雀といえば英語でピーコック。でもこれはオス孔雀を意味します。メスの場合はピーヘンといいます。オスメス両方ひとつにするとピーファウルとなります。ちなみにヒナ孔雀はピーチックといいます。可愛らしいですね。

でも孔雀といえばやっぱりあの豪華けんらんに広がった扇のような羽を思い浮かべてしまいますよね。これを持つのはオス孔雀のピーコックです。羽には目玉みたいな模様がたくさんついていますが、これに見つめられるとメス孔雀はついついその気になってしまうんだそうです。そして空を飛ぶと広がった羽が揺らいで天女のはごろものような優雅で美しい姿をします。
一方メス孔雀の羽はいたって地味で取り立ての魅力はありません。というわけなので世間一般の会話では孔雀はやっぱりピーコックでよろしいかと思います。（今さらピーファウルっていうのもねえ）ヨガの孔雀ポーズやるのにもつまんないメスよりも華やかなオス孔雀をイメージしたほうがよいでしょう。（女性蔑視かと騒がれるかも）また孔雀は猫みたいな「ミャーン」という鳴き声をします。こちらはオスメスたいして変わらないみたいです。

孔雀ファミリーのポーズ

マユーラアサナを応用したアサナはいくつかあります。ここで華麗なる孔雀一族のメンバー、パドマ・マユーラ、セミパドマ・マユーラ、鉄拳マユーラ、ワンハンド・マユーラ、ヒマラヤン・マユーラ、そして白鳥のハンサアサナをご紹介いたします。（これらのアサナはどれもみな最上級クラスのものです。初心者の方はあくまでも今後の参考品として見て下さい。逃げ出さないで下さいね。）

3 パドマ・マユーラアサナ　難易度★★★☆☆

座禅の足の組み方の結跏趺坐（パドマアサナ）で体をマユラ　ユラユラ～っと浮上させます。見た感じは孔雀というよりもガメラに似ています。浮上するのは割と簡単ですが、バランスを維持するのはとても難しいです。尾翼を失った飛行機のようにクルクルクル、ドカーン！と墜落してしまいます。その前に足を楽に組めるかどうかが前提になりますけどね。

① 座って結跏趺坐を組む。（脚まわりの固い人は無理にやると、ヒザを痛めますのでやらないでください）

足を組むときに左右の足をどちらに上にするか？　やりやすい側とやりにくい側が、人によってそれぞれあります。好きな方を選んでください。（両方できるのに越したことはないですけどね）

② 両ヒザを立てて頭をマットにつける。

パドマ・マユーラアサナ

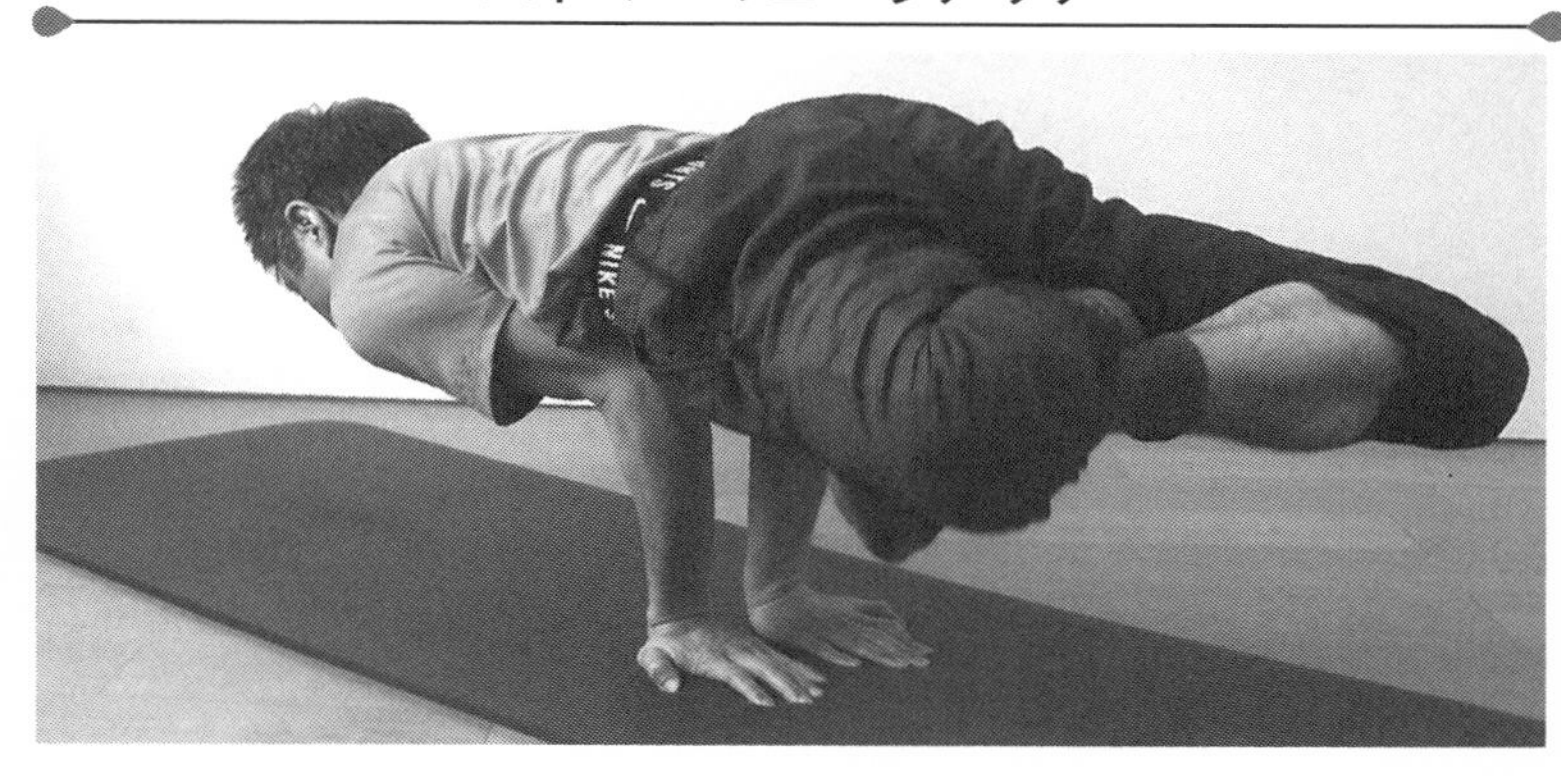

③ 孔雀ポーズと同じように指先を足側に向けて両肘をお腹の下に入れてスタンバイになります。

④ 両手でマットを押しつけながら慎重に少しずつ体を持ち上げていく。このとき首を固めずにフリーにして頭がリードするようにします。最初は体を高く持ち上げようとしないで、低空飛行で頑張るのが成功への近道です。通常のマユーラアサナとは違って、両手でグッとマットを押しつけると体は高速エレベーターのように凄い勢いで浮かんでしまいます。単純に浮上体験をしてみたいという人はそれもよいかもしれませんが、問題はその後でバランスを崩してすぐに転倒してしまいます。パドマユーラではここが一番難しいところです。転倒時には悪くすると床にひざを強く打ちますので必ずマットの上で練習しましょう。

⑤ バランスをうまく制御したら左右のひざを後方に突き

出します。するとさらにリードして下半身は上体から相反するように後方に伸びていきます。このときスパイラル・ルートを働かせるためには通常のマユーラアサナとは逆で、左右の脚を外旋させます。「足を組んだままで?」と思うかもしれませんが、実際にやってみると筋肉はちゃんとそのように反応してくれます。そして骨盤のコントロールで腰をややそり返るようにしてください。すると体の傾きが調整できて、マットからヤジロベーのように水平に浮かぶことができます。これもまた難しい操作ですが繰り返しやってコツをつかんでください。ポーズをきれいに完成させましょう。

3 セミパドマ・マユーラ 難易度 

セミがつくので半跏府座の孔雀です。片足を大腿部に乗せる組み方です。国宝のミロク菩薩がやっているやつです。座禅会に初心者が行くと割と楽にできて安定して座れるということで、まずこの足の組み方を教わることがあります。ところが終了後に法話があると偉い和尚さんがやって来て「結果が出るのが結跏趺坐、ハンパ者のやるのが半跏府座じゃあ〜」と厳しいことを言っておられました。ここではそういうお堅い話は抜きでやりましょう。パドママユーラよりもずっ

セミパドマ・マユーラ

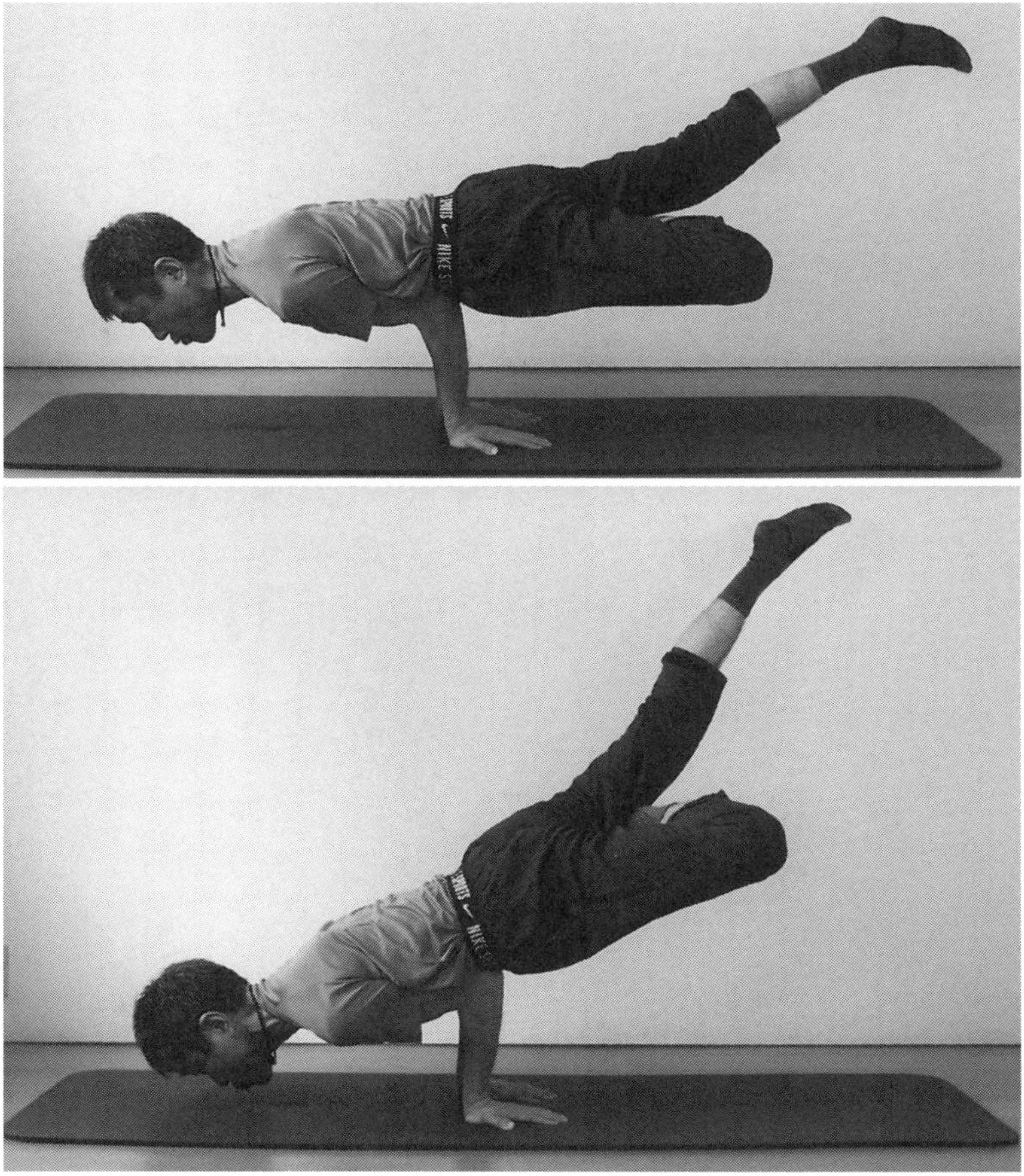

体を傾けて顔をマットにスレスレまで近づける。

鉄拳マユーラ

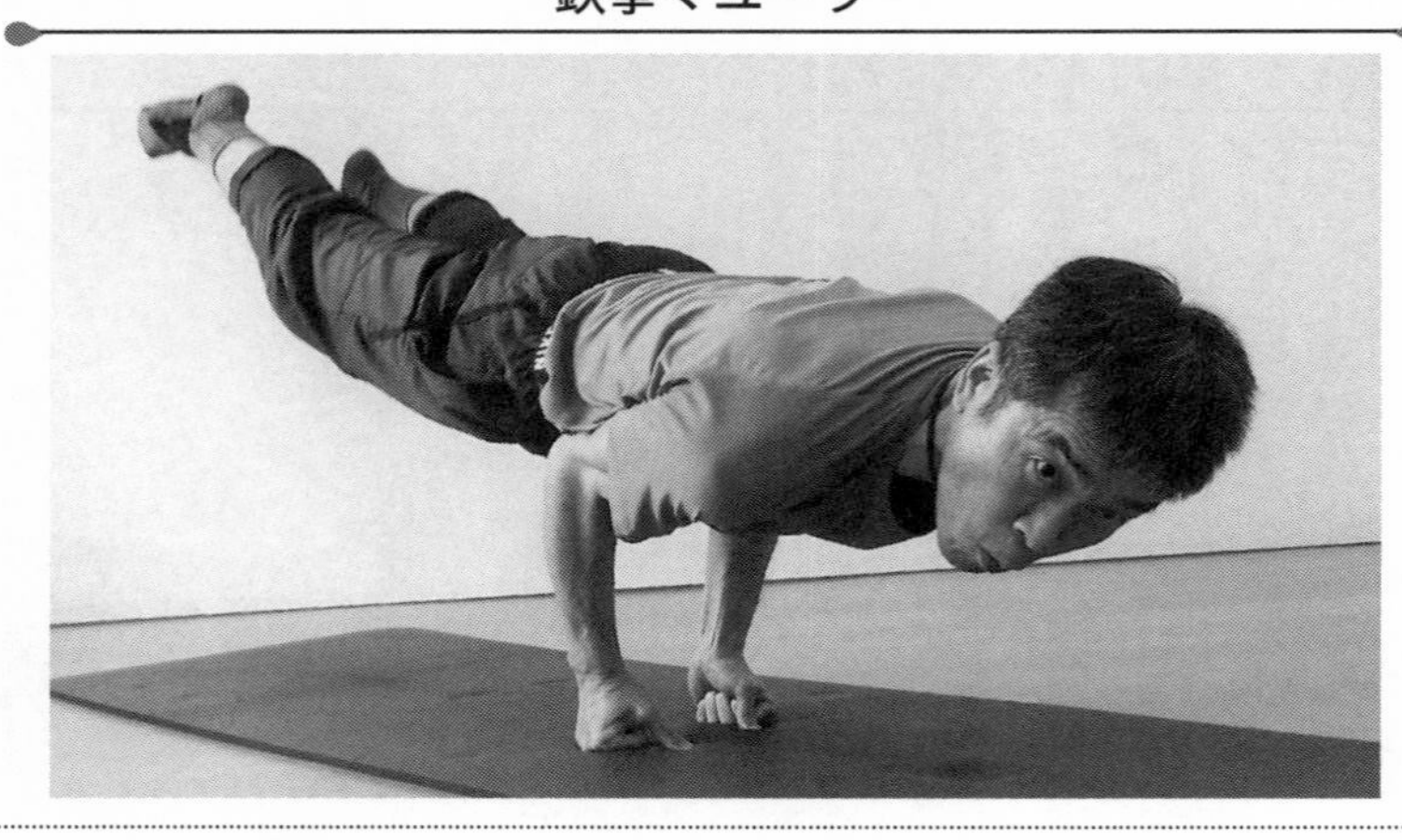

と楽に安定していられます。

① 片足を反対の脚の大腿部に乗せながら開始姿勢になる。ここではとりあえず左足を右脚の下に乗せてみましょう。

② 右脚を後方に伸ばしてスタンバイ、つま先は立てる。

③ マユーラアサナと同じように体を浮上させる。首をフリーにしてヘッドリード。そして体が追従します。左足がスタビライザーの役割をするので割と楽に浮かんでいられます。通常のマユーラアサナができるくらいなら、見た目よりかはずっと簡単です。熟練すると左足で右脚を持ち上げていき、グーンと急降下爆撃機のように体を傾けることも可能になります。

4 鉄拳マユーラ　難易度★★★★☆

手のひらを使うかわりにコブシで体を支えます。見た通りの難しさです。孔雀ポーズにすっかりなれてしまった熟練者向きです。

手と手首はコントロール不能になるので、長い時間の浮上はかなりキツイです。ヨガというよりは少林寺の修行みたいですね。手首と腹筋をたいへん強化します。コブシの次はきっと親指で支えるのでしょうか。そして頭の上には火のついた油皿を置いてみたりとかは漫画の世界だけにしておきましょう。

5 ヒマラヤン・マユーラ　難易度★★★★☆

これもやはり鉄拳マユーラと同様に熟練者向きです。台に乗って空中高く舞い上がりましょう。位置エネルギーが加算されますから、よりパワーアップした感じがします。ヒマラヤ上空でも飛んで地上を見おろしているかのような、ちょっとしたスカイダイバー気分です。世の中には特

ヒマラヤン・マユーラ

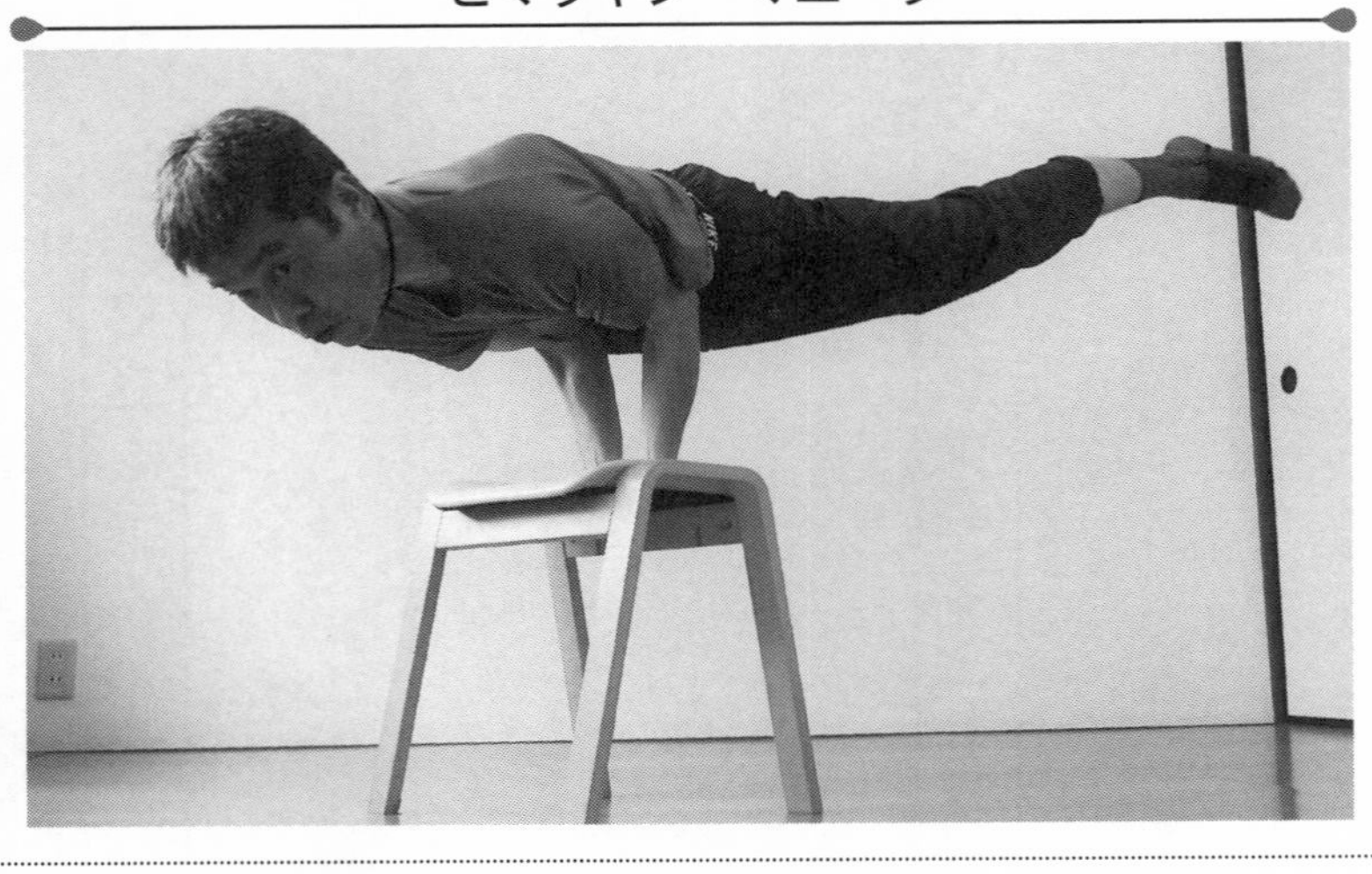

殊マントを着て渓谷や高層ビル間をムササビ飛行する凄い人達がいます。冒険度の次元は違いますが、ヒマラヤンマユーラは自宅で可能な命がけのスリリング体験です。墜落する危険をともないますので、ダイバーになるには地上レベルでの孔雀ポーズ30秒間は維持できることが安全上の最低スペックです。当然ですがパラシュートはあっても役に立ちません。

① セットアップが肝心です。使用する台は人が乗っかっても壊れない頑丈なものを用意します。必ず安全確認してください。

② 両手を台、両足を床について慎重に両肘をお腹に当ててスタンバイです。実はこのときが一番怖いです。でもこの恐怖感が逆にアドレナリ

ワンハンド・マユーラ

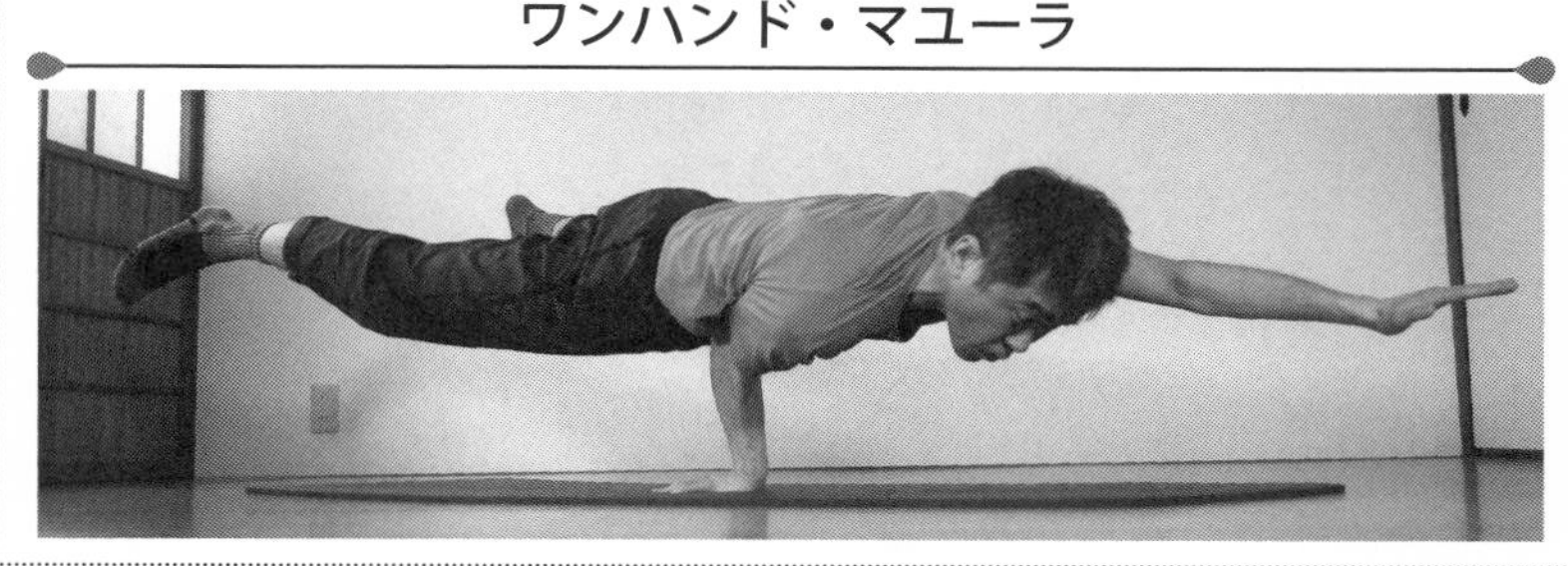

ンを放出して、たまらない快感になってきます。

③ 足を後ろに少しずつ移動していきます。

④ 足の位置と腕のバランスが整ったらヘッドリードです。両足が持ち上がって、それこそスカイダイビングのように空中にフワーッと舞い上がります。

⑤ 「ヒャッホー！」と言いながら空中飛行を楽しみましょう。チャレンジする人は、低めの高さの台から始めます。例えば電話帳みたいな分厚い漫画雑誌を積み重ねたりだとか、家の中を見回せば何かしら代用品があるもんです。ないときはホームセンターとかに行って適当なものを探してください。

6 ワンハンド・マユーラ

難易度

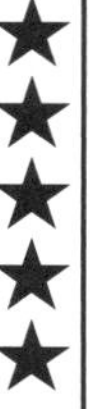

片手孔雀です。右ひじをお腹に当てて左腕は前に伸ばします。バランスを取りながら慎重に少しずつ左手と両足を上げていきます。

まあ頑張れば2、3秒なら可能でしょう。私の記録は6秒でした。

7 白鳥のポーズ

難易度★★★★☆

ハンサアサナといいます。これは一見すると孔雀ポーズに見えますが実は違います。正統の孔雀ファミリーではありません。どこの馬の骨ともわからない勝手に紛込んできた異端者です。その証拠が手の置き方で、こいつは指先を頭の方に向けます。たったこれだけの違いなので大差ないと思いますが、これがどっこい結果は大きく異なるのです。白鳥ハンサの手の置き方はプロネーションです。前腕の2本の骨（とう骨と尺骨）がクロスするので鶴や賢者と同じ仲間なのです。しかも手首にかかる負担がケタ違いで孔雀ができたからといっても、そう

白鳥のポーズ（ハンサアサナ）

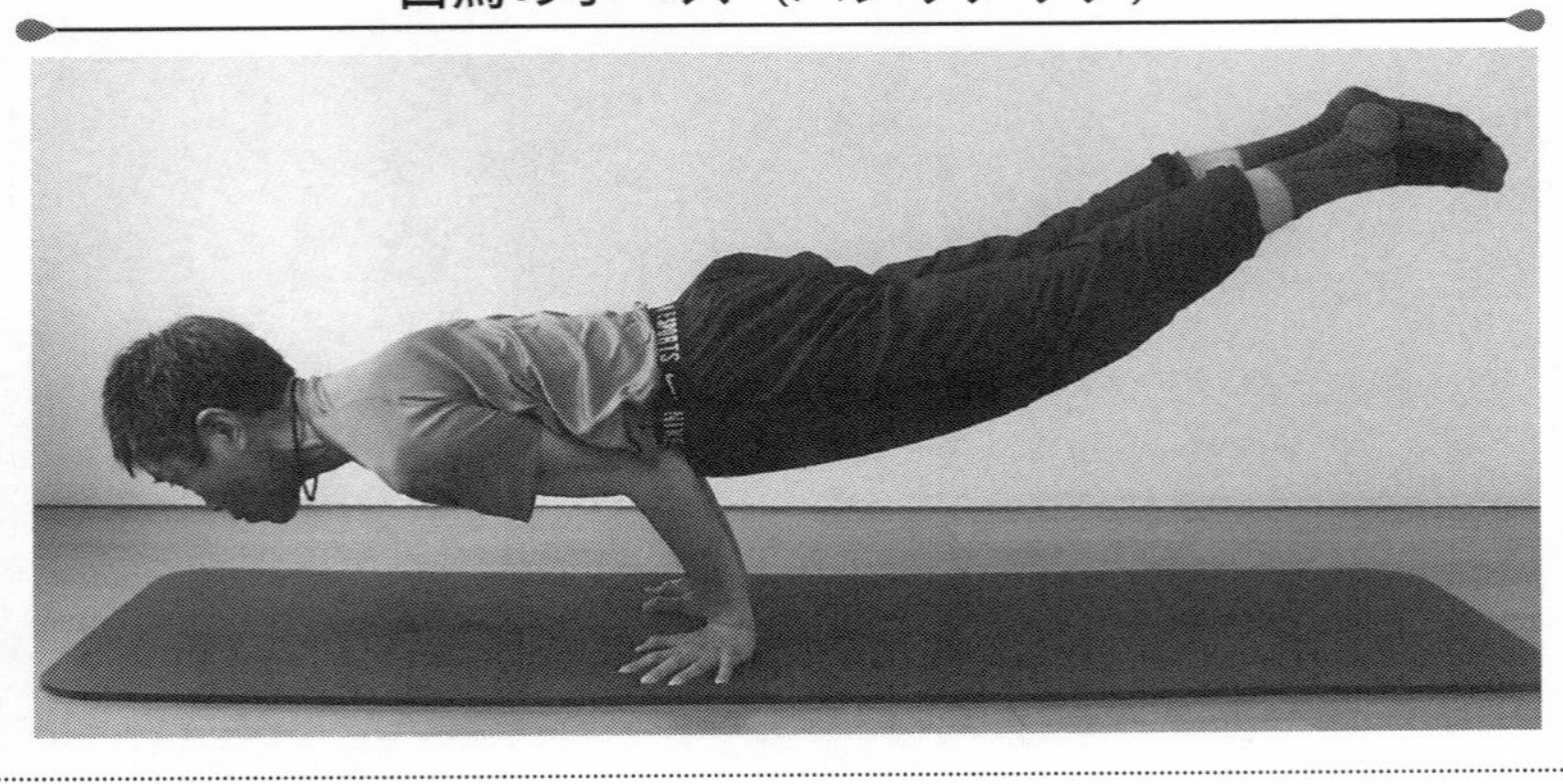

簡単にはいかないようです。はっきり言って難しいです。

そんな骨折りポーズ、なにもやらなくても……と思うのですがフライングマンになったのでしたら、そういうわけにもいかなくてメラメラ闘志が湧いてくるのです。そして毎日コツコツ遊び感覚でやっていると、やっぱり体がなじんでできちゃうもんです。

①マユーラアサナと同じ開始姿勢になりますが、指先は前方に向けて手のひらをマットに置きます。両手の間隔は狭すぎずに少し広め（8センチくらい）にすると手首の負担がやや軽くなります。

②両脚を伸ばしてスタンバイ。このとき孔雀ポーズでは肩はできるだけ上げないようにして体を浮上させますが、白鳥ハンサの場合は逆に肩はいくぶん上がっている「いかり肩」がよいのです。エレガントな孔雀とは違って白鳥はいかつい体の使い方をします。両肘もお腹中心より少々外側寄りにして、左右の手は逆ハの字になるように指先をいくぶん外側に向けるのがコツです。

③孔雀と同様に首をフリーにしてヘッドリードします。しかし、この白鳥ポーズではそう簡単にはシステマチックな浮上作用はあらわれてくれません。そこでマユーラアサナよりももっと

体を前に突っ込ませます。手首はかなりキツいですがやっぱり静止点というか、前腕がうまく乗っかる手の配置があるようです。浮き上がったときの達成感もひと味ニュアンスが違う感じがします。

④浮上するのになれたら左右の脚を内旋して伸ばしてください。スパイラル・ルートが働きます。するとと体を床と水平にすることができます。

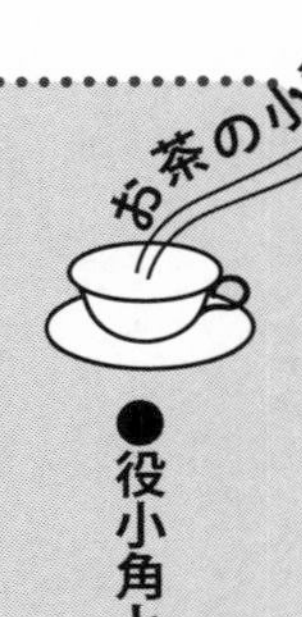

●役小角と孔雀明王

6世紀の飛鳥時代、仏教伝来とともに日本にも少しずつ密教が伝わり始めました。そのひとつに孔雀明王経という経典があって修験道の開祖である役小角(えんのおづぬ)がその呪法を修しました。すると孔雀の不思議な力が体にそなわって険しい山中を自由に駆け巡り、人々に悪さをする鬼や悪神をコテンパンに懲らしめたそうです。

明王というと不動明王をはじめ火炎に包まれた怖い顔の仏像が普通ですが、孔雀明王だけはなぜか菩薩のような優しい顔立ちで孔雀に乗っています。燃え盛る火のイメージもなく、また手に

持っているのも剣のような物騒なものではなくて蓮の花とか孔雀のシッポです。
孔雀明王法の効果はやはり解毒作用ですが、雨請いとしても盛んに行なわれていました。でもこれはアサナではなくて指のムドラーとマントラを使った精神統一による法術です。平安時代には高僧や陰陽師らの密教対決で、どちらが雨を降らせるかを競い合っていました。

8 上級鶴のポーズ（バカ・アサナ）　難易度★★★☆☆

ステージ1でやった鶴の上級タイプです。どこが違うのかというとやり方が違うんです。基本ポジションから始めて頭を持ち上げるんですが、このときのバランス移動がなかなか難しいのです。ちょっとタイミングを見失うとすぐにこけてしまいます。そういう意味で難易度は三ッ星になります。

（初級）ウォールワーク

まずは安定感を得るために、ここでもまた壁のサポートを使ってやりましょう。

上級鶴のポーズ スタンバイ

基本姿勢で左足を壁につける。

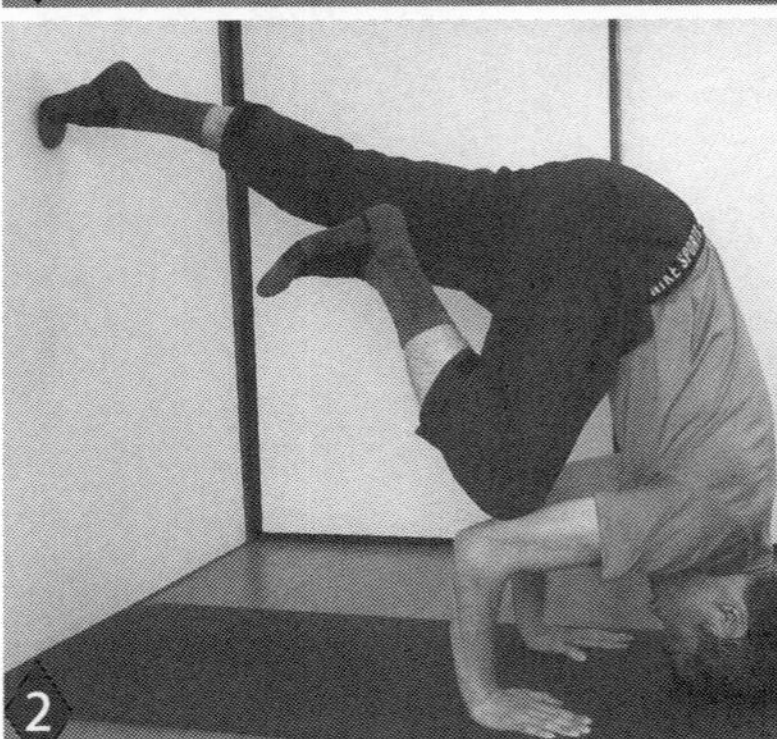

右足のひざを右上腕に乗せる。ここまでは簡単。誰にでもできる。

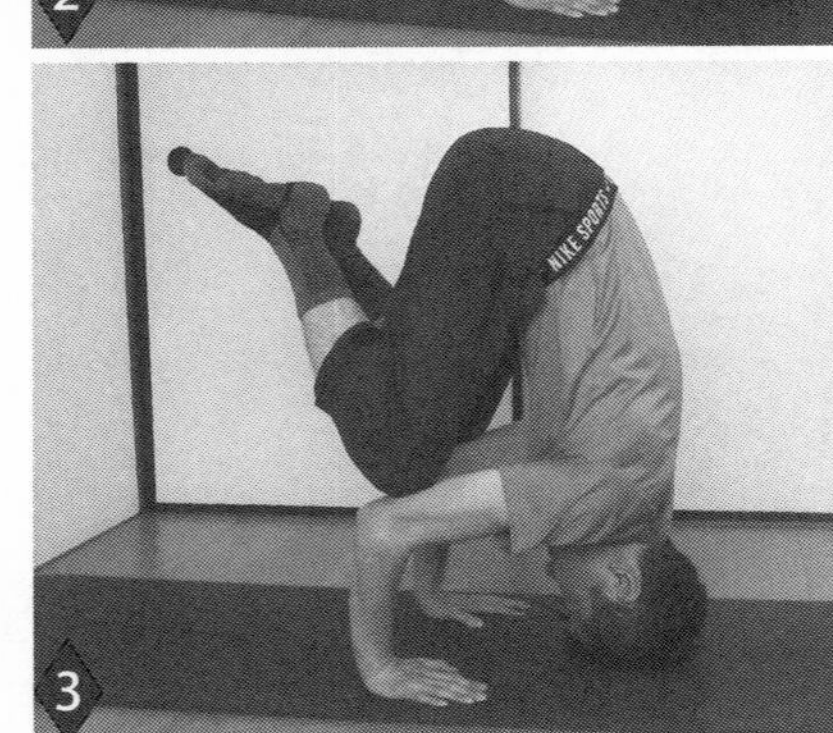

〈スタンバイ位置〉
左足を壁から離して両ひざとも上腕に乗せる。最初はちょっと難しい。

① これまでと同様にまず基本姿勢、つまり頭と左右の手で三角形を作るようにマットに置く。

② 左足のつま先を壁につけます。このとき自分との距離間が大切です。各自、身長に合わせた位置にしてください。

③ 足のつま先をピッタリと壁につけたら、もう安心です。簡単に右足を持ち上げることができます。ブランブラン宙ぶらりんにしてみてください。

④ そうしたらそのまま右脚のひざを左上腕に乗せちゃいましょう。この姿勢で左足のつま先を壁に押しつけて、体をユラユラ前後に動かしてください。初めての人ならかなり新鮮な体験をすると思います。見かけは難しく思うかもしれませんが、ごく普通の体力がある人なら、これができなかった人を私はまだ見たことがありません。

（中級）スタンバイ

⑤ 次はちょっと難しくなります。左足も壁から離してひざを上腕に乗せるんです。これがスタンバイ位置になります。

さすがにまったくの初心者じゃそう簡単にはいかないかもしれません。でもやっていれば体がバランスを見つけ出しますので、遊ぶつもりで毎日チャレンジしてください。できるようになると初めて自転車乗りに成功したような、心地よい安定感を得て自信がつきます。すると「こんな良い練習方法をなんでもっと早く言わないんだ？ 責任を取りなさい！」と意地の悪いマスコミみたいなことを言い出す人がいるわけですが、これには理由があるんです。上級鶴でやりたいことはここからなのです。

上級鶴のポーズ 完成型

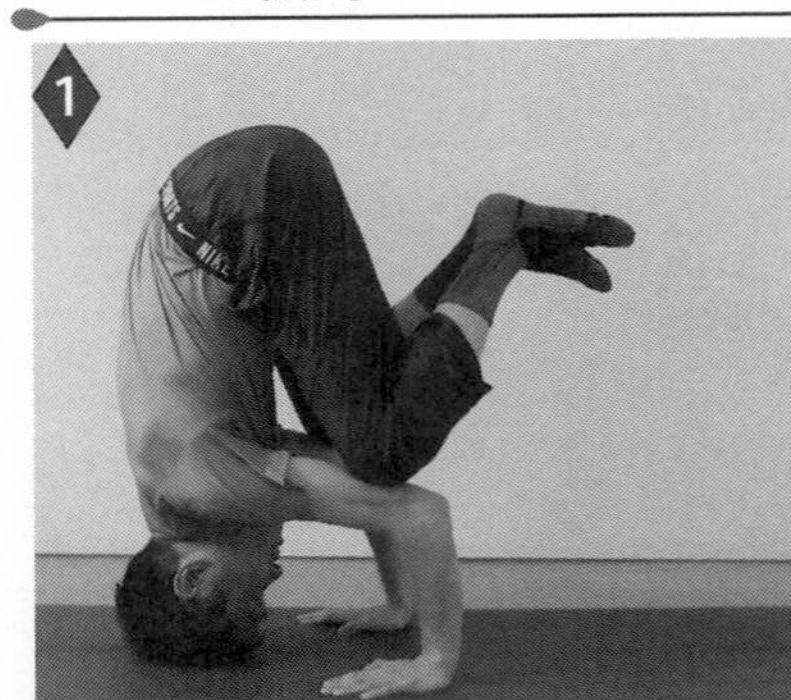

スタンバイから後ろにバランス移動する。

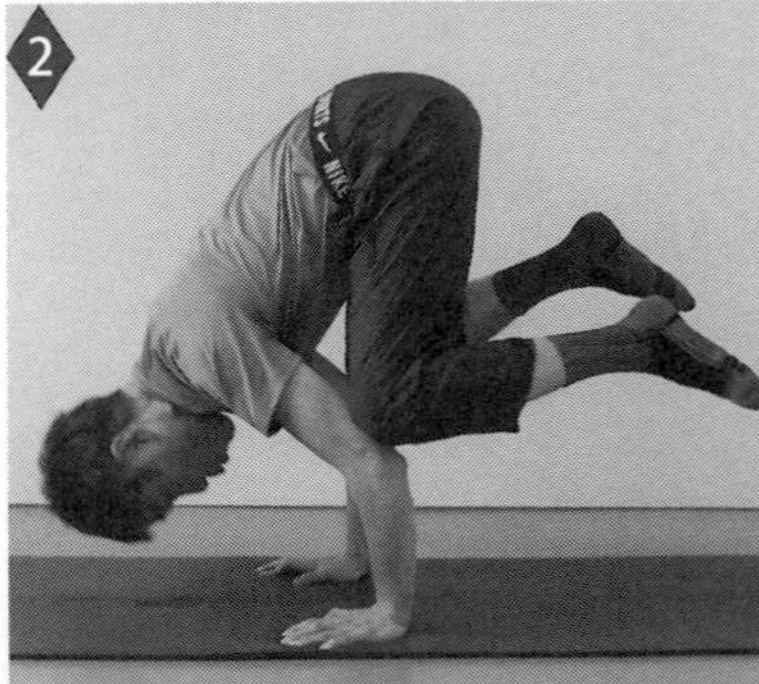

両手でマットを押しつけて頭を持ち上げる。

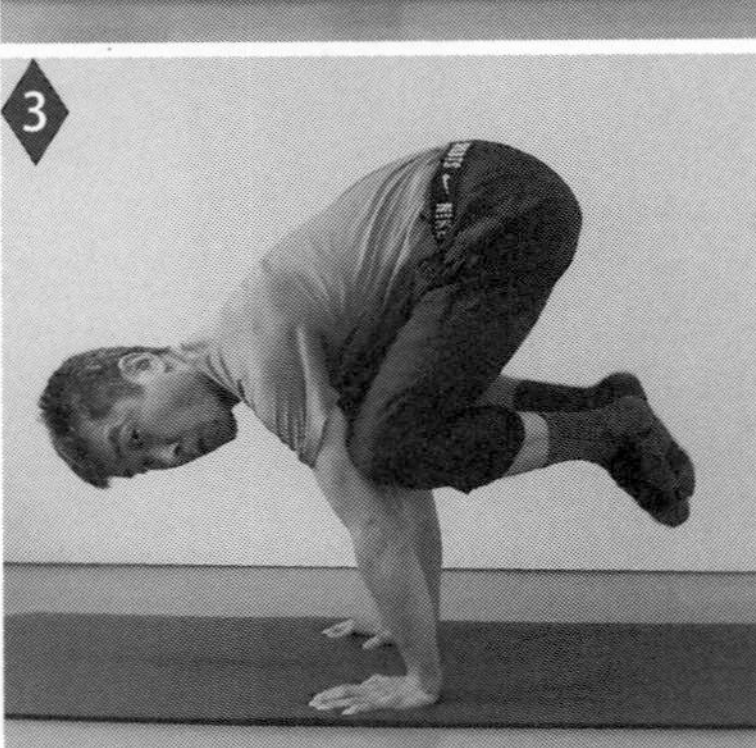

両腕を伸ばしていきながら、バランスを前に上に移動して浮上。

（上級）鶴のポーズの完成形

① まず先ほどの両ヒザが左右の上腕に乗せたスタンバイ位置になります。

② この状態で呼吸を安定させて精神を集中させます。両手のひらとマットの接地に全神経を集中してください。すでに他の浮上系アサナをクリアしているあなたなら、このとき全身にみな

ぎる緊張感を超えて、心は澄み切った静寂の境地にあることでしょう。緊張とリラックスが共有する独特な状態です。

③呼吸のタイミングを図ってお腹にグッと力を込めましょう。そして息を静かに吐きながら両手でマットを押しつけます。このときバランスはいったん後ろに向かわせます。お尻が後ろに突き出て前腕が後方に傾斜するんです。それより後ろに向かうとヒザが東尋坊みたく崖っぷちから落っこちてしまいます。すると死にはしませんけど超悔しいです。東尋坊にはたくさんの貼り紙がしてあって「明日にしましょう」なんていうのもあるそうです。パワーヨガでそれやると三日坊主の原因になるので、落ちるかわりに頭を慎重にゆっくりと持ち上げます。作用・反作用のエネルギーを体に逆流してください。

④頭が持ち上がったら今度はすかさずバランスを前に移動します。すげえテクニカルです。この絶妙なタイミングでアレクサンダーのヘッドリード、頭は前に上に向かいます。まさしくスーパースリリングの瞬間です。このとき何を思うかが成功と失敗の分かれ道になります。私たちは常に思考を巡らせて日常を過ごしています。思考といってもそのほとんどは雑念で行動にはまったく役に立たないようです。でもその内容がネガティブ路線に行ってしまうと困りもので、成功の道を閉ざしてしまうことにもなりかねません。たとえ雑念でもポジティブなのが好

ましいのです。特に限界ギリギリに直面したときなど、心がどちらに転がるかで結果は大きく変わります。上昇することだけをひたすら思い続けてください。最後には心の使い方が体を制するのです。

⑤そして続けざまに左右の腕を全開で伸ばしていきます。体を高く舞い上がらせてください。やはり「首を固めずちぢこませず」のネックフリーでやりましょう。これでED－209は卒業して本物の鶴になります。不安定なバランスで下を見ると高所恐怖でクラクラするかもしれませんが、すぐにこのスリリング体験のとりこになります。

シンクアップ

アレクサンダーテクニークの実践方法にシンクアップ(Think UP)というのがあります。「上に行くことを思う」という意味です。筋肉の活動は思うだけでも実際に動かすのと似た反応をします。プロのアスリートがよくやるイメージトレーニングはまさにそれそのものです。

上に行くことを思いながら動くと実際に身軽になるので、あるヨガのマスターはマユーラアサナを人の背中に乗っかってやっていました。浮上作用がうまく働くと下になっている人は重さを感じないそうです。だからといってむやみに人の背中で実験するのはよしましょうね。失敗したときなど目も当てられません。

それでこのシンクアップは鶴のポーズとたいへんマッチングがよくて、体の上昇時にやると腕力に一方的に頼らなくてすみます。手でマットに圧をかけて丹田が絞り込まれるときに、フワーッと体が浮かび上がるのをイメージするんです。すると不思議ですが本当に体が軽くなるんです。（体重は減りませんけどね）こういうのはすごく密教の教えです。

思うことを実際に体に反映させて、その効果を直接体感するのはなかなか難しいかもしれません。でも書道や武術、ダンスにスポーツ、どこの世界でも達人になればなるほど「力なんかいらないよ〜何もしないのがコツさあ」とあっさり鼻で言う人がいますが、シンクアップを体得するとまさしくそういう状態になります。

当然ですが、たいていは基本過程でさんざん体を使って練習していて、頑張った末に到達できるものです。時々「アレクサンダーテクニークでは努力しない・力を入れない」とか言って、最初っから頑張ることを放棄してしまう人がいますが、だまされてはいけません。シンクダウンの道に行ってしまうと使いものにならなくなります。エネルギーが集中して体の中心が高密度になっているからこそできるのであって、それは脱力ではありません。奥義とはそういうものですので、シロートの人は達人の言うことをうのみにしない方がよいでしょう。

マユーラアサナで浮上開始しだした若いお姉さん。まもなく孔雀界の住人になることでしょう。

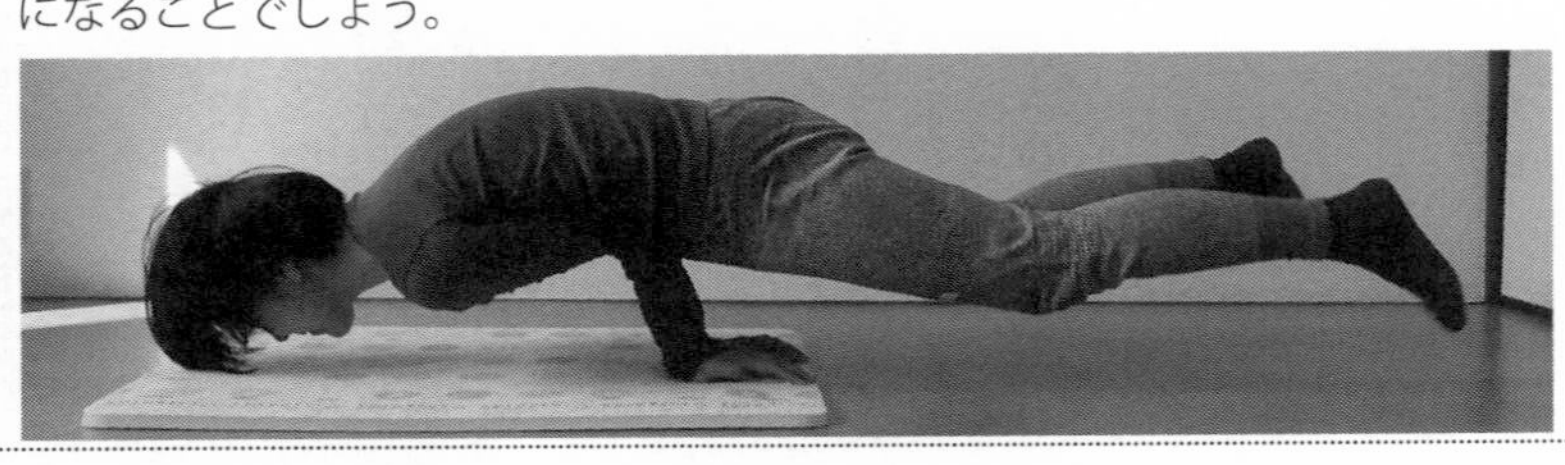

とはいえ最近はPCグラフィックだとかアニメの動画技術が素晴らしく、そういうのを見ているうちに知らず知らずと体はすでに相当影響を受けています。ひと昔、ふた昔、百年前と比べるとインプットされた情報量はケタ違いで膨大なのです。現代の1日は江戸時代の1年分に相当します。だから準備はできているんです。あとは空中にフワーッと浮かび上がる忍者だとかアクションヒーロー、アニメや映画のキャラクターを思い出して、それと同化すれば体にはそれなりの反応があらわれます。「そんな夢物語じゃあるまいし……」と思う人は残念ながら、あまりにも過去の一般常識に固定されてしまっているのです。

先日、公園で小学生の女の子が3、4人で空中一回転や逆立ちバク転をして、キャッキャッ言いながら遊んでいたのを見て私はたまげました。正しい使い方は仮想世界に引き込まれるのではなくて、反対に現実世界に引き出して有効なツールにしてしまうことです。シンクアップはヨガの浮上系アサナだけでなく、ダンスだとか日常の様々なア

クティヴィティーにも使えます。ただし上ばっかりになると幽霊みたく足の接地が弱まりますので、同時に作用・反作用を忘れずに実行しましょう。

★ステージ2の練習プラン

ステージ1と比べると難易度が一桁繰り上がります。

実は私が浮上系アサナを最初にやったのはマユーラアサナでした。浮上成功すると私も驚いたのですが、次から次へといろんなアサナができるようになってしまったんです。知恵の輪の外し方がわかると他の活動にも応用が効くんです。

だからステージ2ではマユーラアサナを何とかしてたとえ一瞬でもよいので浮上成功するように頑張ってください。そもそも本書も元はと言えばマユーラアサナの攻略本として書き始めたくらいなのですから。

◎ステージ3

本書のラストステージです。さすがにここからは初心者の人は手も足も出ないでしょう。ステージ1と2をクリアしてある程度、体に浮上力がそなわったらチャレンジしましょう。私の場合は4か月かかりました。

賢者パラレルレッグ（ドゥイパーダ・カウンディンニャ・アサナ）

難易度★★★★☆

「もしも日本が共産主義になって自由は失われ、数あるアサナの中でひとつだけしか許されないとしたら、どのアサナを選ぶか？」と聞かれたら私の場合は間違いなくこのドゥイパーダ・カウンディンニャ・アサナです。なぜかというと内部圧縮とアドレナリンの吹き出し方がハンパないからです。どんなに落ち込んでいようとも、また怠け心でダラダラしていようとも、このアサナ1回やるだけでたちまち身も心も元気になって、やる気エネルギーに満ち溢れてしまうんです。だから難しいアサナをやる前には、必ずこれをまずやって気迫を出してからやることにしています。そうするとたいていうまくいきます。ただしこのポーズ、難易度も高いです。やり方はステージ1の横足の鶴とほとんど同じです。違う部分は両脚をそろえたまま伸ばすことです。でもそうするとバランス的に両腕にかかる負荷が倍増するんです。

それともうひとつ、完成ポーズでは上半身を持ち上げて顔が正面を向くようにします。これが

賢者パラレルレッグ

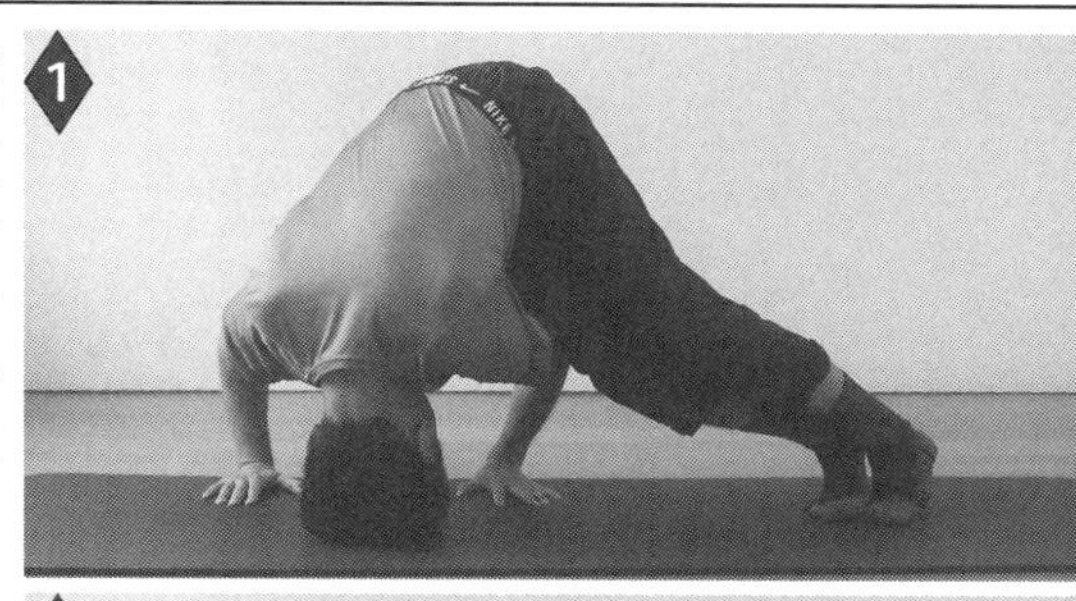

1 基本姿勢から両足を左に移動。

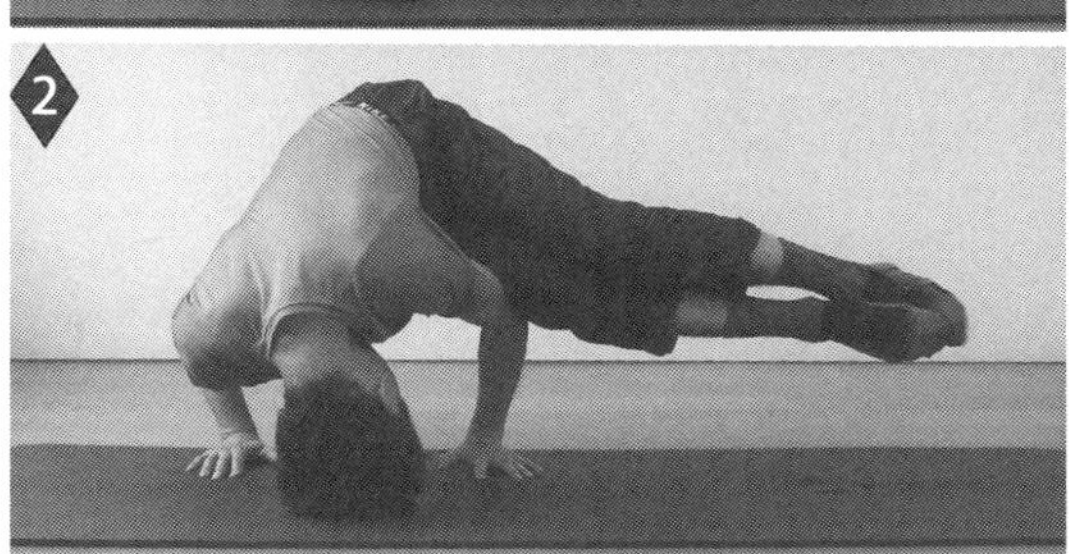

2 足を伸ばしたままテコの原理で持ち上げる。

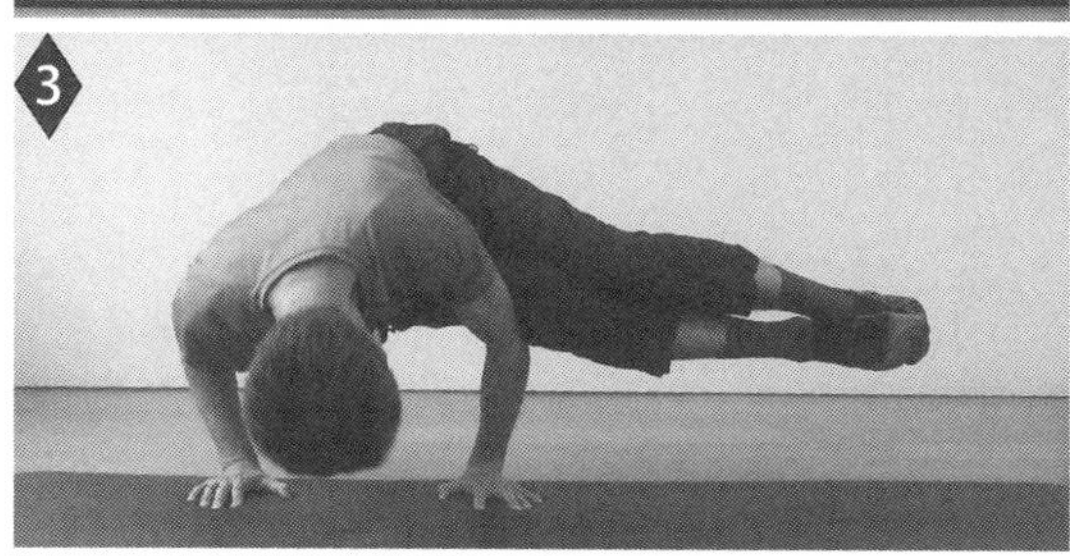

3 第2のテコを働かせて頭を持ち上げる。

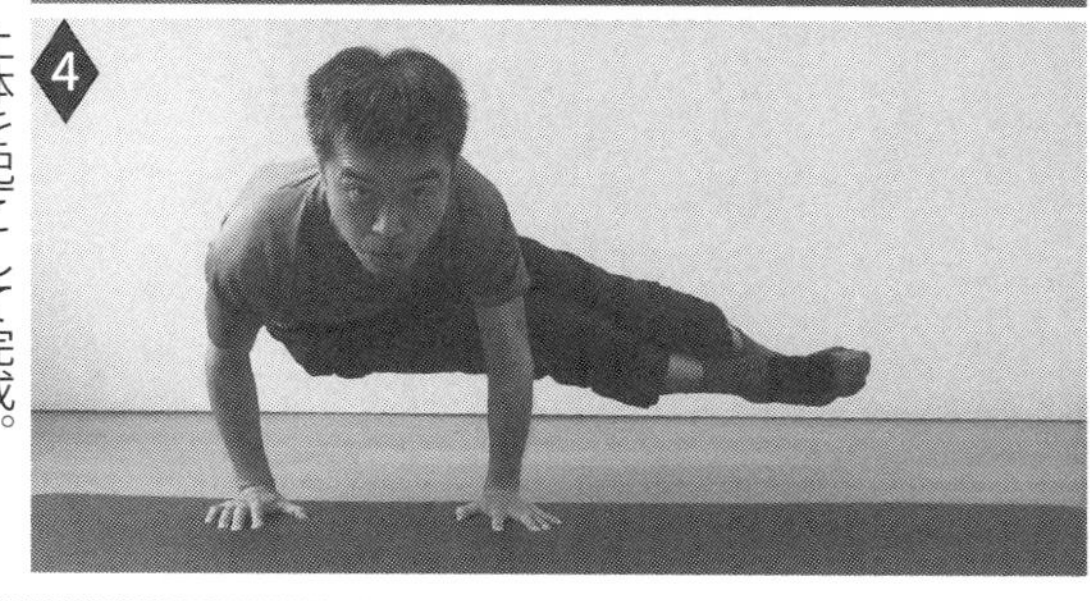

4 上体を起こして完成。

たいへん難しいのです。だから私にしたってまだまだ完成形には至っていませんが、それはまた別の話です。とにかく自分の壁に向かってチャレンジするのがパワーヨガの姿なのですから。それにとにかくやれば抜群なエネルギー効果は出ますしね。

① まず基本ポジションになります。左右の手と頭をマットに置いて三角の配置にします。ときどき手を耳の両サイドに置く人がいますが、そうするとこのアサナは位置的に支点が崩れてしまうので、テコの原理が働かないためうまくいかなくなります。

② 次は横足鶴と同じように両足とも左側に移動して、そろえて並べてください。

③ そして両脚とも伸ばします。横足鶴ではヒザを屈曲しましたが、ここが違う部分です。私はそれほど体が柔軟ではないので脚は完全には伸びませんが、まあできる範囲でやりましょう。

④ ここでテコの原理、右大腿部と左上腕の接点を支点にして両足を持ち上げます。横足鶴よりもはるかに負荷が大きいので、最初のうちは右脚の接点が痛いかもしれません。こんな場所に圧を加えたことなど普通はありませんから、神経がびっくりするんです。毎日少しずつやっているとすぐに刺激になれるので、すぐに痛みはなくなります。ここでやはりスパイラル呼吸法を活用できます。息を吐き出す音「ハーッ」とともに脚を持ち上げましょう。

⑤ 両足が持ち上がったら第2のテコです。脚バランスでヤジロベーのようにして頭を持ち上げます。これもまた要領は横足鶴と同じですね。

⑥ さてここからが賢者カウンディンニャの難関地点です。上体をできるだけ上げて顔が正面を向くようにします。右大腿部が上腕からズリ落ちないように頑張って左右の手をマットに押しつけます。シンクアップしてください。背中がクレーンで吊り上げられるのをイメージするとよいです。このアサナができると応用ワザとしてカウンディンニャのクロスレッグとオープンレッグへの連続動作が可能になります。

2 苦行者のポーズ（ガーラヴァ・アサナ） 難易度★★★★☆

このアサナは一癖二癖あるんです。ガーラヴァ様という賢者のポーズなのですが、バラモンになるためにヴィシュヴァーミトラという厳しい先生のもとで、たいへんな苦行を耐えしのいだようです。「もしかするとマズいとこに来ちゃったかなあ。こんなことだったらバラモンなんかあきらめて、ハワイ旅行でもしてたほうがずっとよかったかも……」なんてことを思ったかもしれません。

苦行者のポーズ

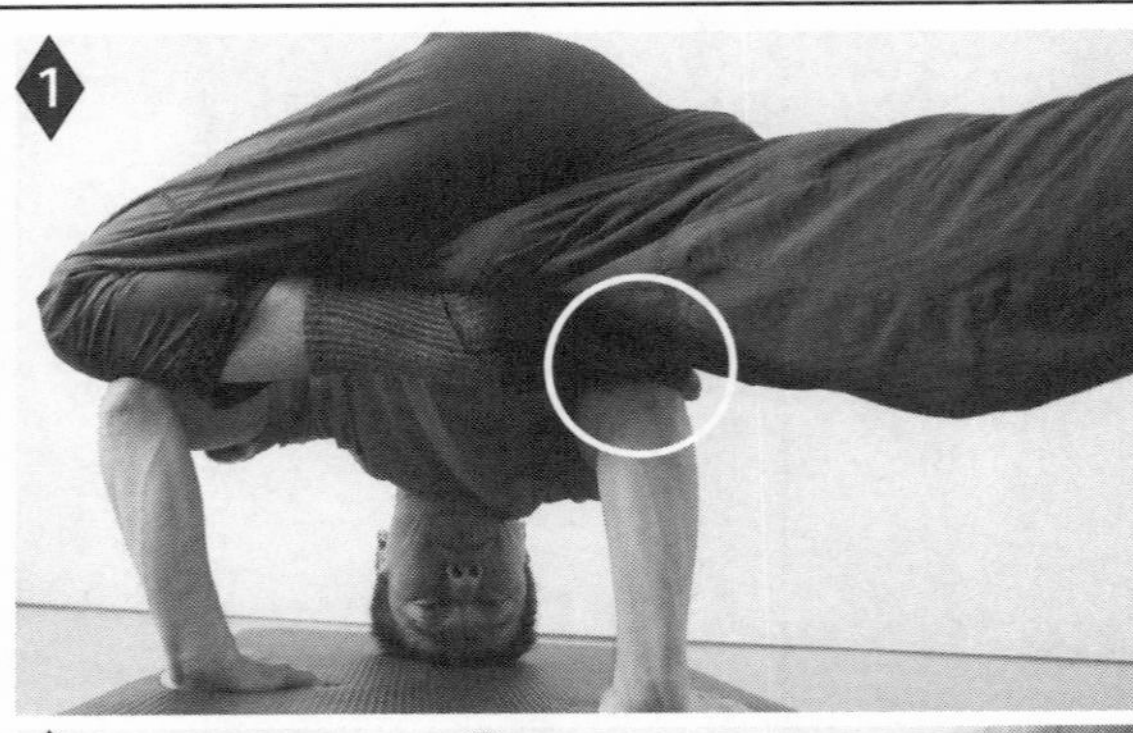

スタンバイ時の左足の接点

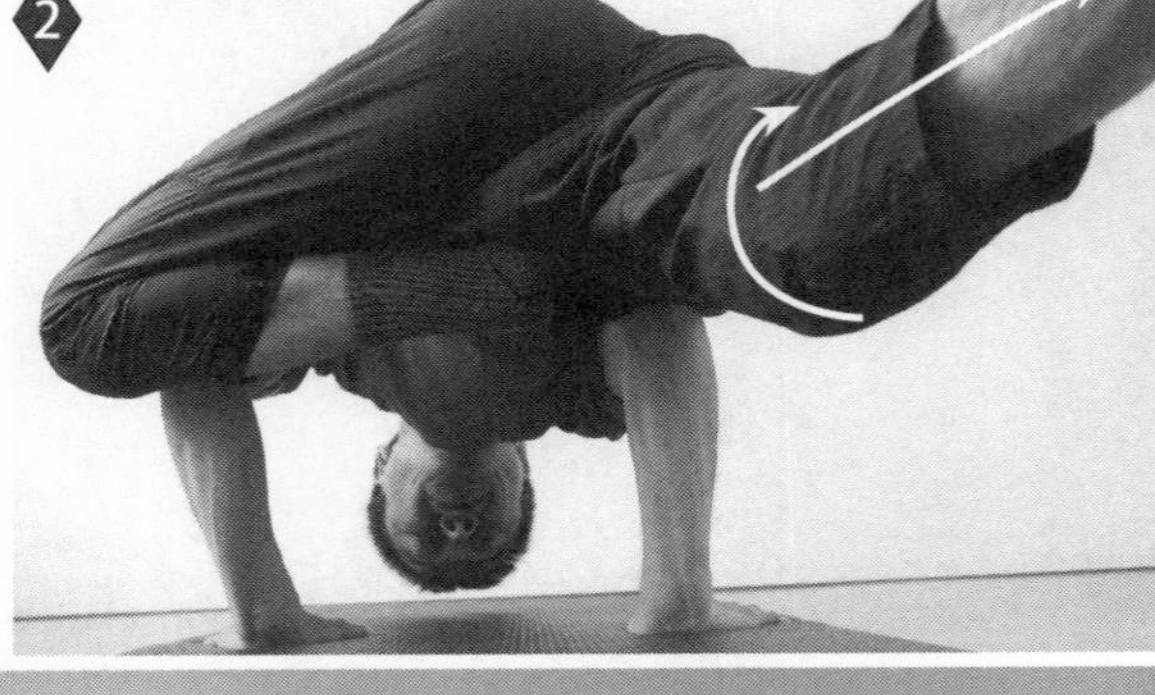

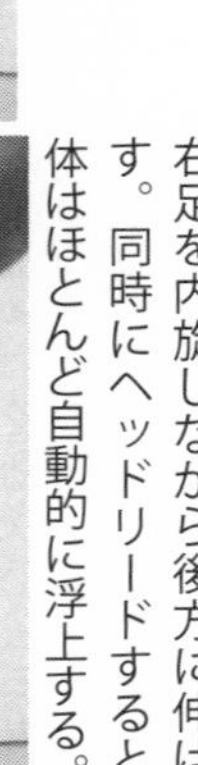

右足を内旋しながら後方に伸ばす。同時にヘッドリードすると体はほとんど自動的に浮上する。

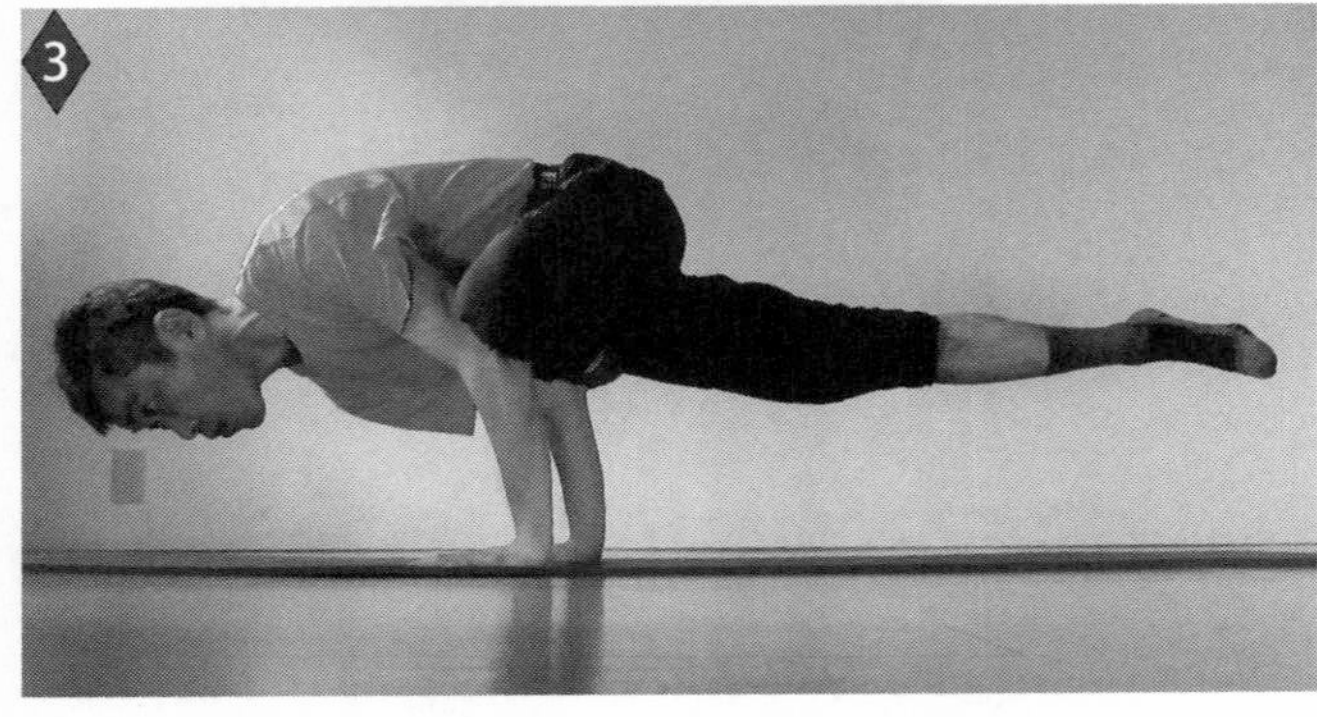

浮上後も右足を内旋して絞り込み続けると30秒くらい楽々と浮かんでいられる。

それでも頑張り通して長年の果てについに先生から資格を授かりました。というわけでこのアサナの特徴は片チンバ、左右いびつな形なのです。私が初めてこのアサナをやったときは苦しくてきつい、無理して体を持ち上げたら体がねじれてグニャングニャン、しばらく調子を崩してしまいこんな苦行はもう二度とやらんと思っていました。ところがそれから少しすると体の内部のブロックが解除されたのか柔軟性が大いに高まったんです。まあよくある好転反応ということですかね。それ以来、このアサナ、まったく簡単にできるようになりました。そしてカウンディンニャアサナのようにこのポーズもまた、ある仕掛けがあることがわかったんです。

①まず基本ポジションになります。左右の手と頭をマットに置いて両足を後方に伸ばします。

②そうしたら右手で左足をつかんで右脚のそけい部につけます。ちょうど半跏府座の足の組み方にするんです。ミロク菩薩がやっているやつですね。

③足を組んだら手を元の位置に戻します。そして組んだ左足のスネが左上腕、足の甲は右上腕に乗るようにします。うまく乗せるためには手の位置をあれこれ変えてみてください。この場合だと右手がやや後ろ位置に置くと楽に足を組んだままセットアップできます。これが苦行者のスタンバイ位置で最初に苦労する部分です。

④　これから浮上開始するわけですが、ここで肝心なのが後方に伸びている右脚なのです。これを内旋させながらどんどん後ろ後ろへと伸ばしていくんです。するとスパイラル・ルートがばつぐんに働いて、その操作だけで頭が持ち上がって体が楽々浮上してしまうんです。この絞り込みのメカニズムに気がつくと、このアサナはもはや苦行ではなくなって解き放たれた自分に嬉しくなります。トリックがわかってしまうと難易度も星四つじゃなくて二つ程度になります。私が初めてこのアサナをやったときにはこのしくみを知らなかったので、直線的に無理に持ち上げてしまい、体幹がねじれて不調になったみたいです。知っているか知らないかでパワーヨガの結果は大きく変わりますね。

3 片足の鶴（エーカパーダバカ・アサナ）　難易度★★★★★

ラストは片足の鶴です。断トツで難しいです。筋力もそれなりに必要なので毎日の鍛錬（たんれん）は必須です。非常に不安定なバランスですが、それがまたスリリングさをアップするんです。不安定なほど筋反射は強く働くので各チャクラに大量のエネルギーが集まります。

私がこのアサナをヨガのマスターがやるのを初めて見たときは自分には縁のない世界だと思っ

片足の鶴

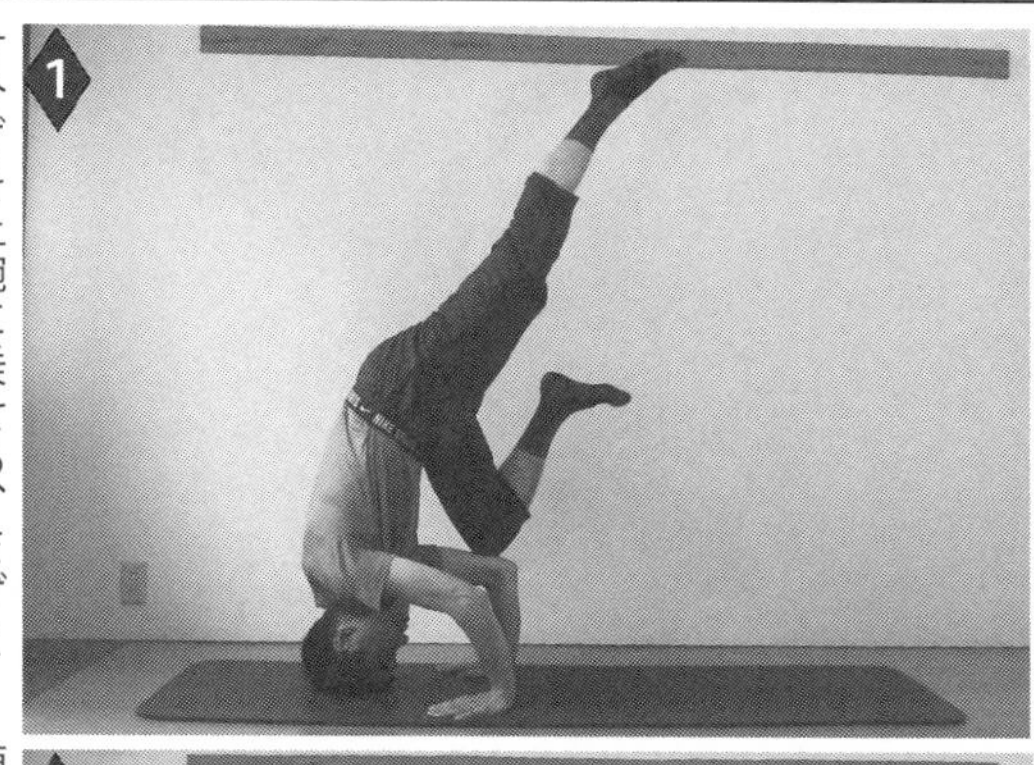

片ひざを上腕に乗せる、まずこのバランスが楽々とできる事が条件。

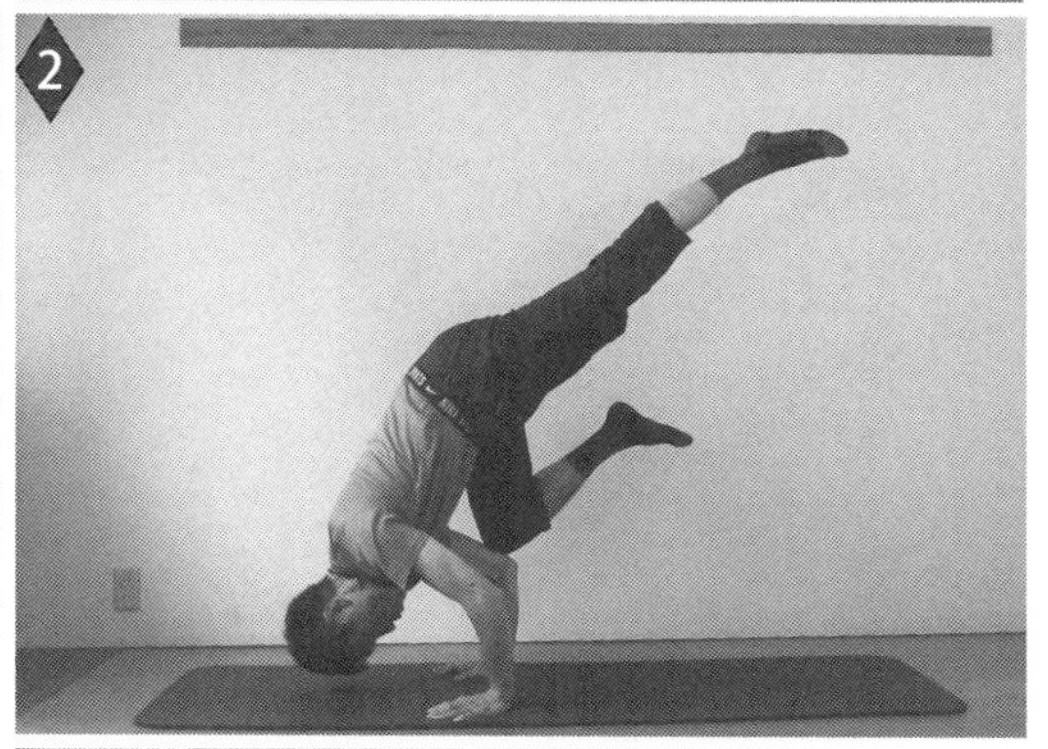

頭が持ち上がったら一瞬のスキも許されません。すかさずヘッヘッドリードで前に上に向かう。

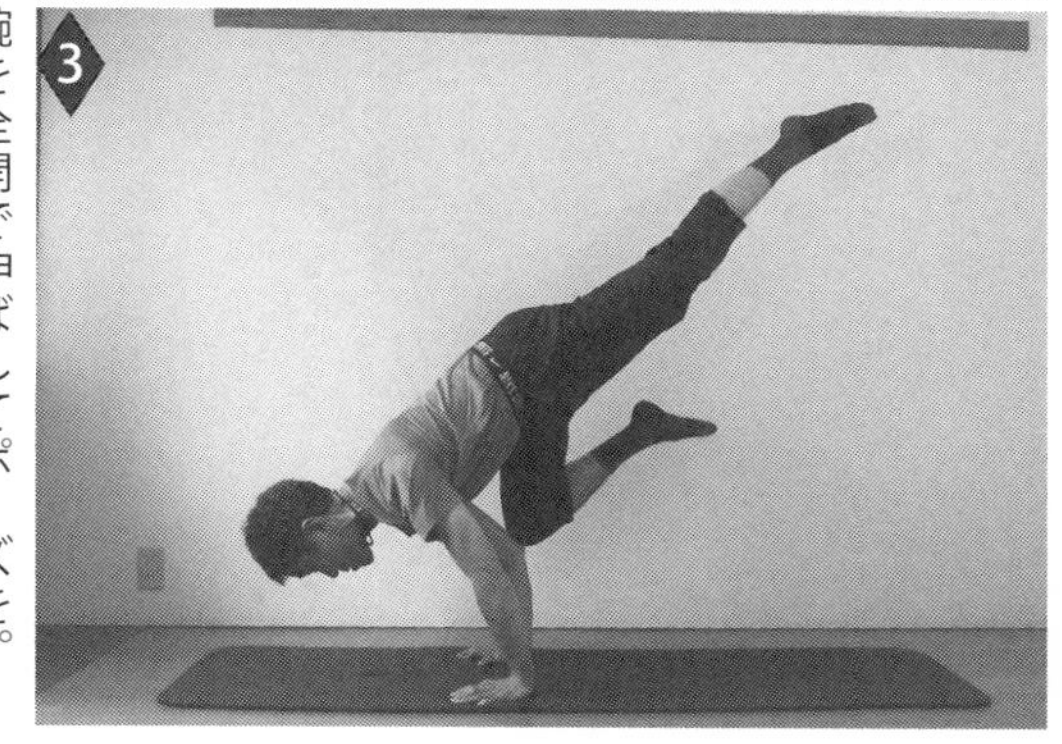

腕を全開で伸ばしてポーズを。自分に勝利しよう。

ていました。だから絶対不可能だと思っていたのですが、それでも脳がいったんできるんだと思うとできちゃいますからホント不思議です。するとまたまた更なる壁を突破するので、その他の肉体浮上系ポーズも応用でなんとなくそれっぽくできちゃうみたいです。

新しい神経回路が働くと頭はメチャクチャ明晰になります。ヨガはやっぱり脳トレだというのを実感します。

① まずステージ2の上級鶴でやったスタンバイ位置になります。頭をマットにつけて両ヒザを左右の上腕に乗せた姿勢です。

② そこで片足を上に向けて伸ばすんです。ここでは左足を伸ばしてみましょう。すると右ヒザが上腕の上で支点を作ることになります。この姿勢、難しく思うかもしれませんが他の浮上系アサナができるレベルならまったく簡単です。ステージ2で壁を使ってやったやつです。左足はバランスコントロールで自然に気持ちよく伸び上がってくれます。このときできるだけ高い位置に向けておくと、後々のバランス維持に大いに助けになります。

③ さて難しいのはここからです。上級鶴とは違って支点が片ヒザしかありません。これで頭を持ち上げるとなると、体にかかる負荷がはんぱじゃありません。これを乗り越えるにはやはり

心の使い方なんです。まずは呼吸を静かにして気を落ち着かせましょう。そして心を無にして祓い清めます。無のままだと動きが出ないので、そこから「できる！」という思いに集中します。

④ 呼吸のタイミングを図って気合一発、丹田の密度を上げていきます。そしてシンクアップしながら両手でマットを押しつけて頭を持ち上げます。持ち上がらなかったら再度、心を無にしてやり直します。１回目ではなかなか持ち上がりません。２度３度、４度めにやっと持ち上がりました！だいたいこんな感じですので、とにかく心をつらぬき通すことが肝心です。

⑤ そしてついに頭が持ち上がったら、ここからがさらに第２の難関なのです。苦労の末、頭がやっと持ち上がるとうっかり気を抜いてしまうのですね。極限の集中がいっきに崩壊するんです。すると必ず無念の失敗をしますので「できる・上がる・できる・上がる・・・出来上がる！」というマントラをひたすら念じ続けるのです。

⑥ そこからすかさずヘッドリードして両腕を全開で伸ばします。かなり前につんのめる感じですが、これが鳥ハダ級にスリリングなのです。

⑦ そしてかんぱつ入れずに第３の難関です。後方に伸ばしている左足、これが重さで下降しだすんです。それをくい止めるためにはやはり心の方向を強く維持し続けるのです。このときの時間の感覚は停止して、わずか１秒が10秒に感じてしまうのです。

⑧そして第４難関があなたを襲います。「まだあんの〜？」と思うかもしれませんが、これで最後なので音(ね)を上げないで頑張ってください。上腕に乗せている右ヒザですが、これが滑り落ちてしまうんです。防止策としてはマユーラアサナのときもそうでしたが、はいているパンツの素材が結構影響します。水で湿らせておくとだいぶ回避できますが、真夏の暑い日にやると今度は逆に汗ですべってしまうこともあります。

というわけで苦難連続、一瞬のスキも許されないわけですが、これが自分を強化して秘めた能力を開花させるんです。集中力は確実にアップしますね。このアサナ、他にもやり方が考えられます。両ヒザを上腕に乗せる鶴のポーズ（バカアサナ）で浮上した状態から片足を後方に伸ばしてやることもできます。いずれにしても相当の練習、バランス感覚を要します。

ディープスタイル

この片足鶴ポーズには別のスタイルもあります。支点には片ヒザを使いましたが、かわりに足のスネを使うんです。体重配分が難しくて重さでずっしりつぶされがちになります。手ごわいです。

片足の鶴 ディープスタイル

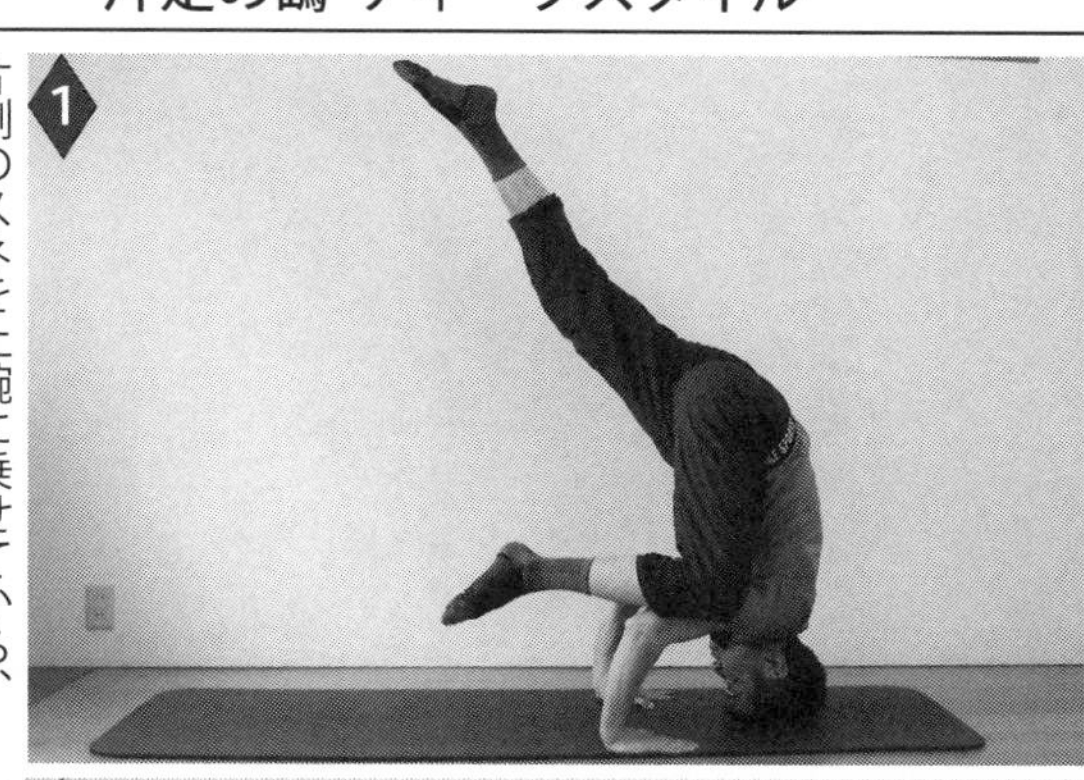

片側のスネを上腕に乗せてから、反対側の足を上げる。

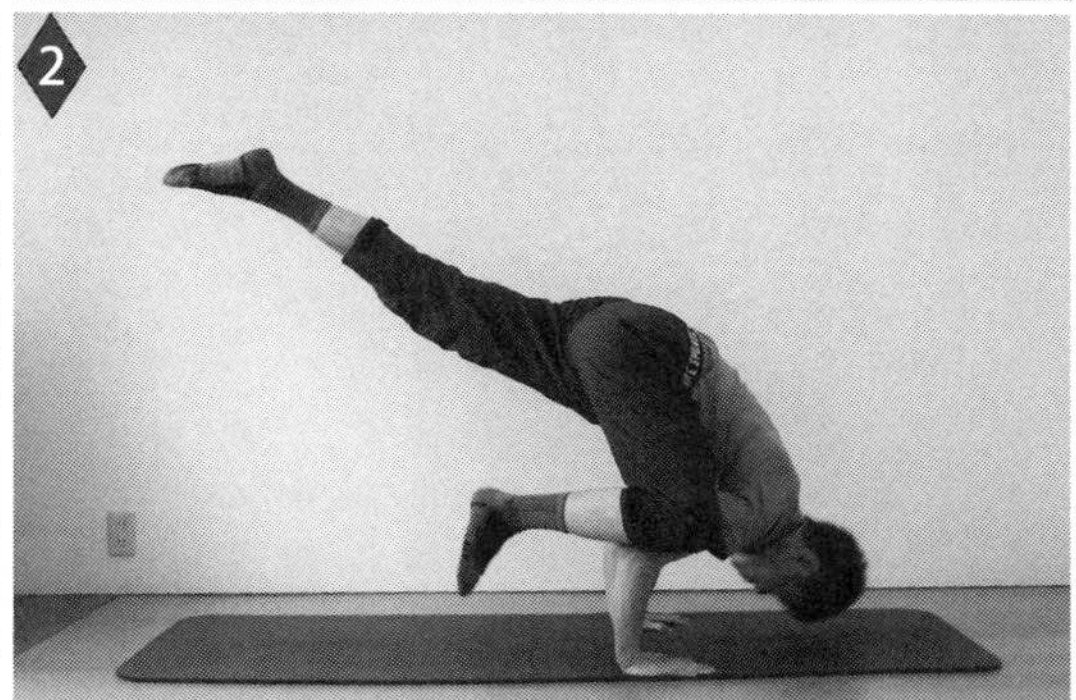

気合い一発で頭が持ち上がったらシンクアップ、上に舞い上がることを思って。

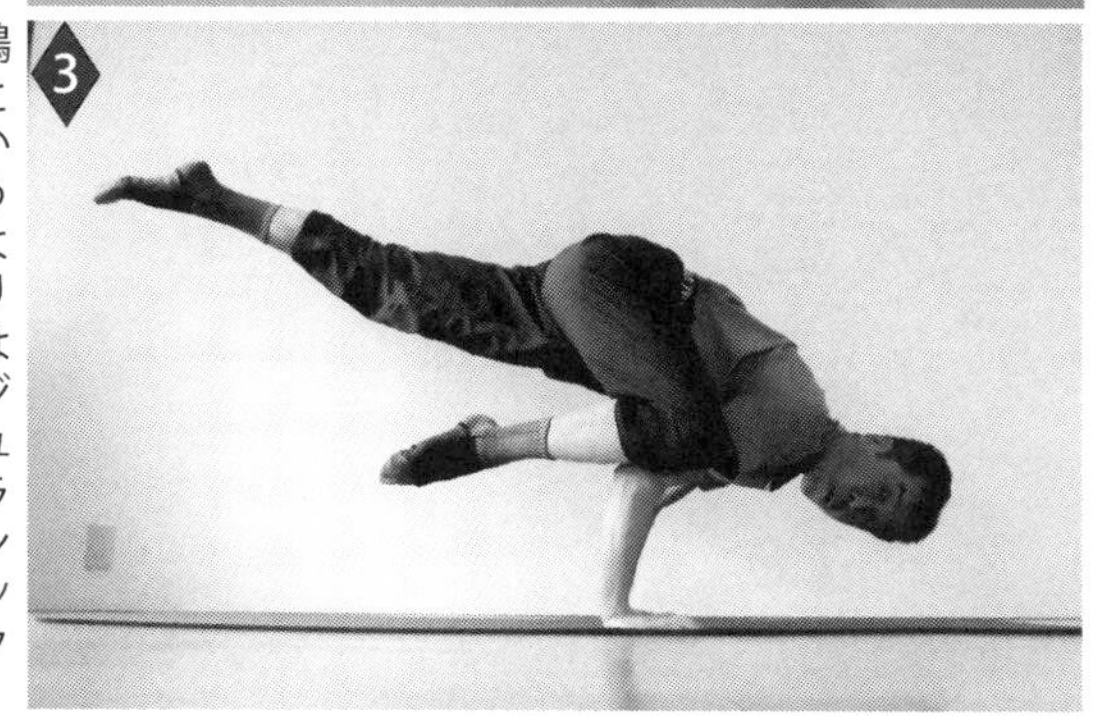

鶴というよりはジュラシックパークに出てくるTレックスみたい。10秒間持続できたらかなりのもの。

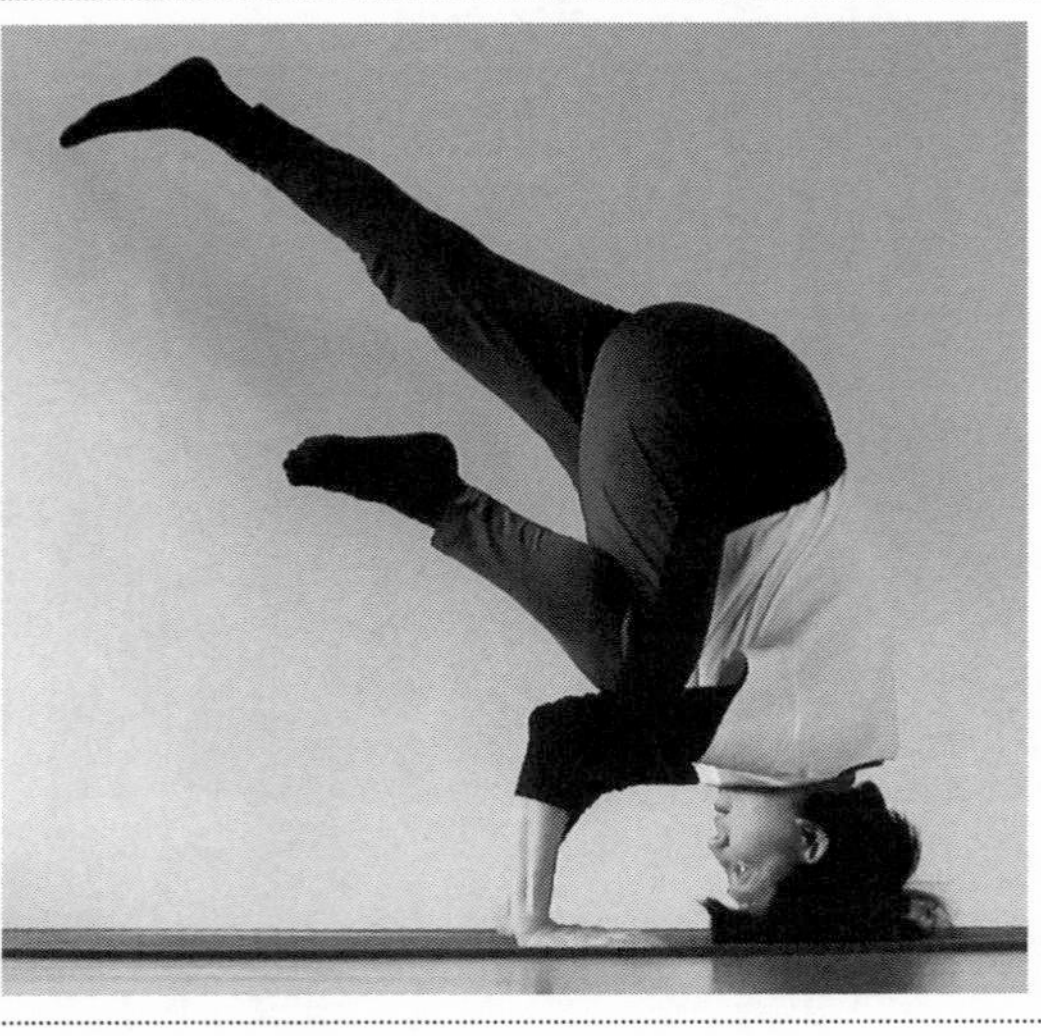

そろそろ年齢60代に突入するというオバさんも楽しくパワーヨガ。片足鶴のスタンバイまで安定したコントロール楽々できるようになりました。次はここから頭を持ち上げてみましょう。やればできる!

実は私はまだこのアサナの浮上トリックの謎を解き明かしていません。だからかなり腕力を使っちゃっています。あとは気合いオンリーですね。片足鶴のディープスタイル、ステージ3最後のしめくくりとしてやってみましょう。小脳の偉大なるパワー、プルキンエ細胞に🕉（OM）してください。

① まず浮上系アサナの基本ポジションになります。頭と左右の手をマットに置きます。そして両足を伸ばしてつま先を立てます。

② 右足のスネを上腕に乗せます。手を使ってスネの配置を調整するとよいです。ステージ3のガーラヴァアサナをやるのとちょっと似ていますね。

③ スネがうまく上腕に乗ったら、あとはこれまでと同様に左足を持ち上げてください。やはりできるだけ高く持ち上げておくことが肝心なようです。

④ 左足を後方に伸ばしながら右スネ支点を作ってください。安定したら左右の手でマットを力ずくで押しつけると頭は持ち上がります。ただし全身全霊、思いっきりのふんばりが必要です。めかたの重い人や柔軟女子にはかなりたいへんかも。（男は根性見せつけておくれ）浮上時に腕は片ヒザのタイプとは違ってそれほど伸びてはくれませんが、ほっておくと重みでつぶれてしまいますので、とにかくシンクアップで高く舞い上がろうとしてください。無事に浮上成功したら「努力なんかしちゃいかんよ、何もしないのがコツなのさあ〜」と鼻で抜かしてやりましょう。決めのドヤ顔を忘れずに。

★ステージ3の練習プラン

ステージ3のような高度なアサナは日によって簡単にできてしまうときと、どう頑張ってもできないときがあります。不思議ですね。でもそういうときは、できるのを選んでやればいいのです。あれこれ考えていると時間だけが過ぎていきますからね。するとやがて脳内に新しい神経回路ができあがって「これだっ！」という確信、ユリイカです。

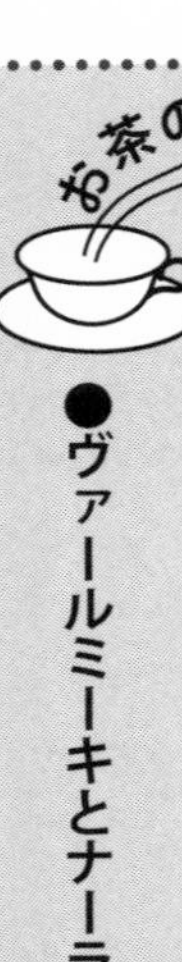

●ヴァールミーキとナーラダ

古代インドの聖典にラーマーヤナというのがあります。それに登場する悪人ヴァールミーキ、ある日のこと道端でナーラダという聖者に出会いました。さっそく金銭を奪ってやろうと思いましたが、聖者がそんなものを持っているはずがありません。逆に説き伏せられて改心して教えをこうことになりました。そして「ラーマ」というマントラを授かり瞑想に没頭して、そのまま何年も座り続けました。あまりにも深く瞑想に入っていたので感覚は完全にシャットして、ヴァールミーキの周りにアリがぞろぞろ集まって来ているのに気がつきませんでした。とうとう全身はアリでおおいつくされて、そこにアリ塚ができてしまいました。それからまた長い歳月が過ぎると、通りがかりの人がそのアリ塚を壊しました。すると中から聖者になったヴァールミーキが現れました。

番外編

むしろ誰でも簡単にできるエクササイズ

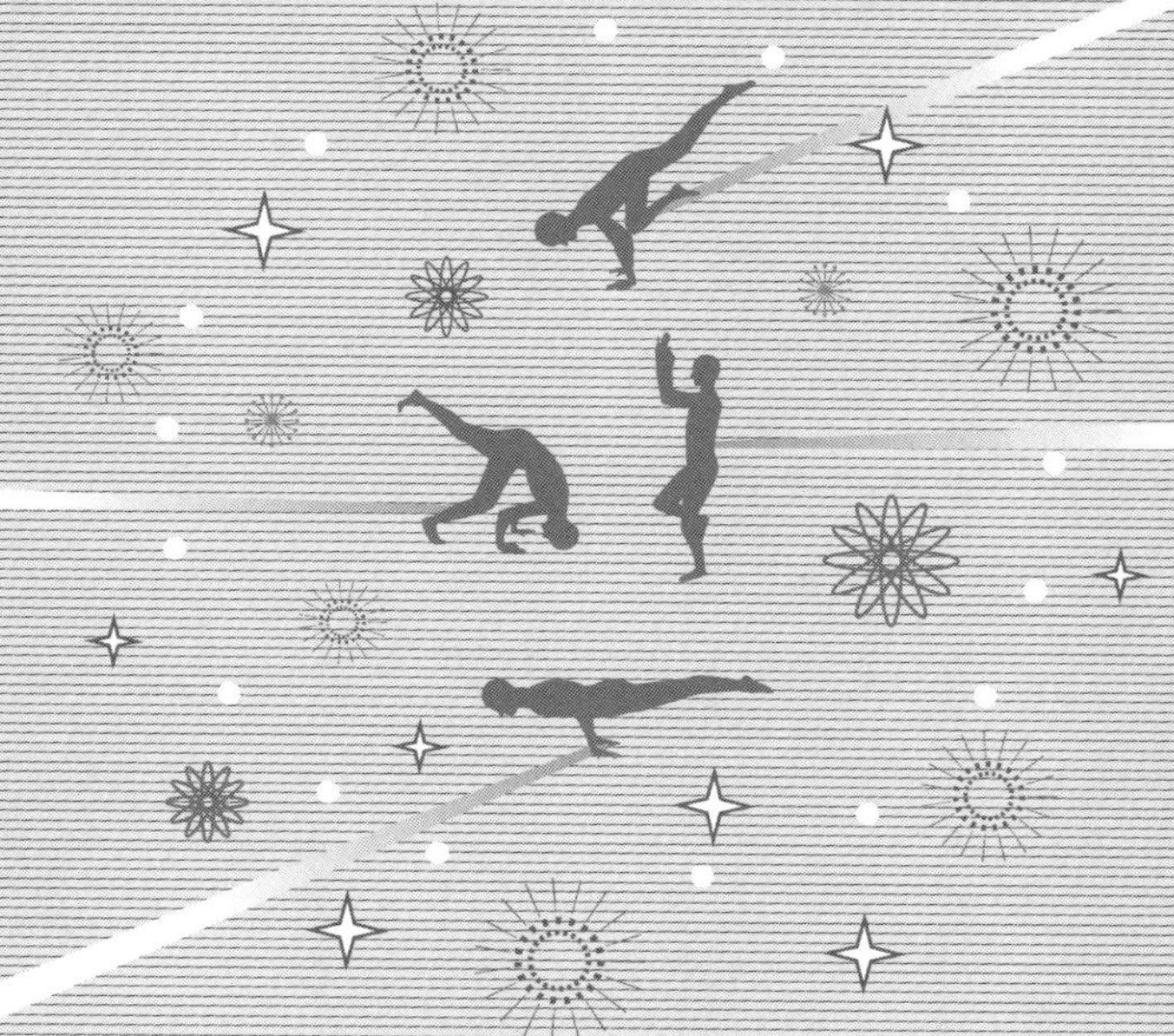

鈴仙　パワーヨガ最高！　愛のエネルギーに満たされた私、これから世界に広めるのが私の使命なの。

頭次郎　絶句……まさかそこまでやるとは思わなんだ。でもこれでついに鈴仙もフライングマンになったね。

鈴仙　フライングガールだってば。

頭次郎　うん、確かに10歳くらいは若返った。それに顔もどことなく女神カーリーに似てきたぞ。

鈴仙　そんなこと言ってると頭次郎ば踏みつけてやる。エイッ！

頭次郎　ギャッ！　さすがのオレもそういう趣味はないから勘弁しておくれ。そのかわりこれから番外編でイイこと教えちゃう。

鈴仙　んん、まだ先がある？

頭次郎　ヨガは奥が深いからねえ。浮上系アサナもそうだけど、急がず慌てず末ながく続けてほしいなあ。

鈴仙　番外編っていうと、もっとパワーのあるやつに進むの？

頭次郎　いやいや、これ以上、鈴仙に強くなられるとオレの立場がなくなるから、ひとまず柔らかなポーズをやるんだ。

鈴仙　この本、用意周到だね。

頭次郎　備えあれば憂いなしっていうだろ。これで鈴仙も少しはパールさんみたいな優しい姿になるかもだよ。（どうせ無理だろうけど……ブツブツ）

鈴仙　すると私も愛と平和の女神ってわけね。ラブ＆ピイース！

頭次郎　キャー！　頼むから踏むのはもう勘弁しておくれ。

体力的にどうしても浮上系は今のところ無理だという人のために、誰でも簡単にできる（とまでは言えませんが……）初級ヨガのポーズを紹介しておきます。スパイラル呼吸法で口から息の吐き出し、爆音「**ハー**」とともに体の各パーツを動かします。するとみるみるうちに柔軟性が高まります。

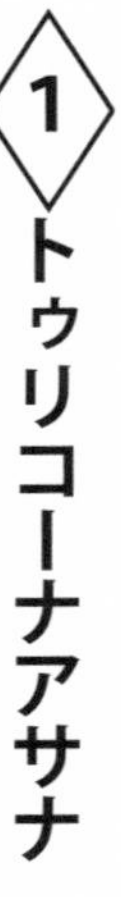

1 トゥリコーナアサナ

ハタヨガの基本ポーズでたいへん有名なアサナです。トゥリコーナとは三角の意味です。よくある普通のやり方ですと腕と脚は直線的に伸ばすことが多いのですが、ここでは外旋と内旋の動きを使ってスパイラル・ルートを引き出してやってみましょう。体各部の連続した動きを理解すると、それでけで体のバランスはいちじるしく良好になり柔軟性を高めます。

① フローリングの板目の直線上に立って足をかなり大きく開きます。左右の脚で床の底辺が少し長めの三角形を作ります。左足は外に向けないで、なるべく内側を向かせるようにします。そして息を強く深く「ハー」で吐き出しながら両腕を外回り（外旋）して背中を反らせます。

② 息を入れて再び「ハー」で吐き出しながら今度は両腕を内回り（内旋）して背中を丸めます。これを5、6回繰り返すだけでもエネルギーが高まって体がジンジン熱くなってきます。

③ 次に手を大腿部の付け根に置きます。そして息を吐き出しながら胴体を股関節から右に傾けます。このとき手で脚を外旋するとスムースに行きます。

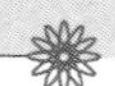

トゥリコーナアサナ

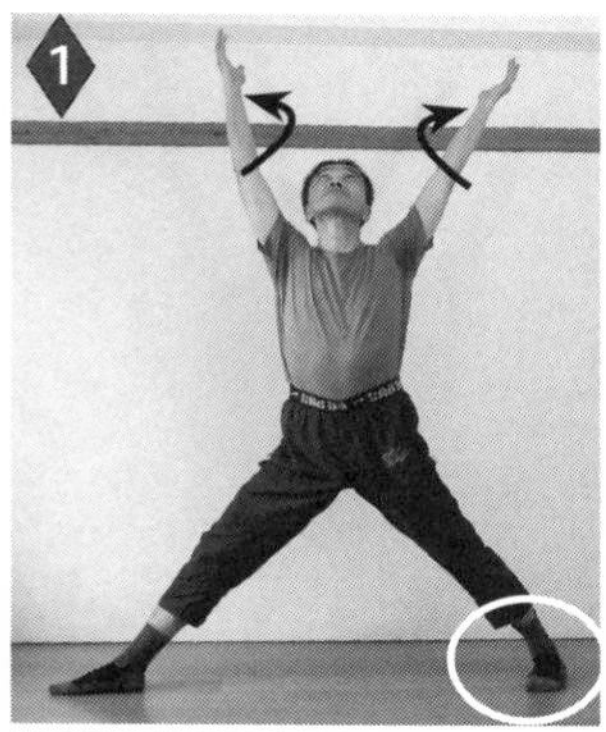

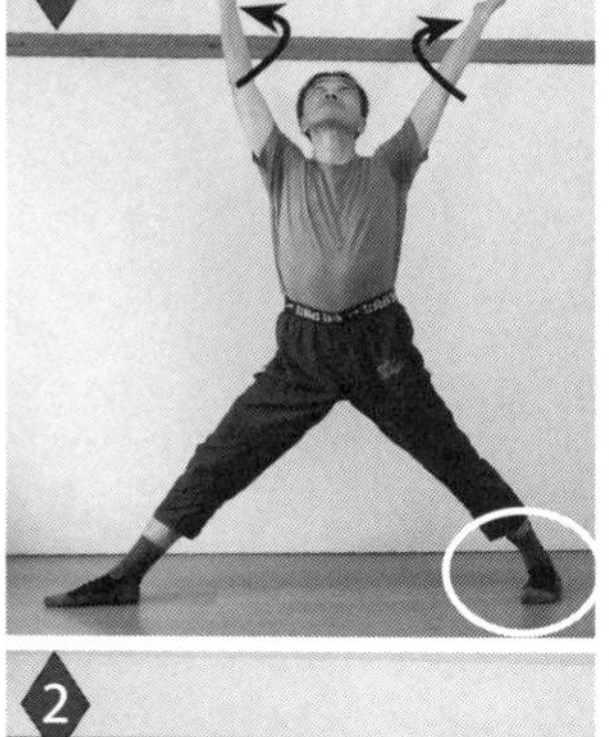

左足は外側に向けないで、できるだけ内側に向かせる。左右の足はめいっぱい開く。息を吐き出しながら腕を外旋、同時に反り返る。

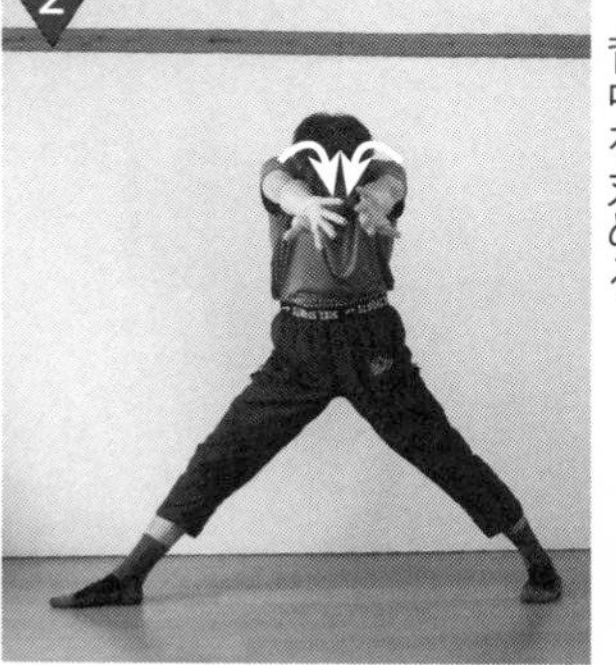

再び息を吐き出しながら腕を内旋、背中を丸める。

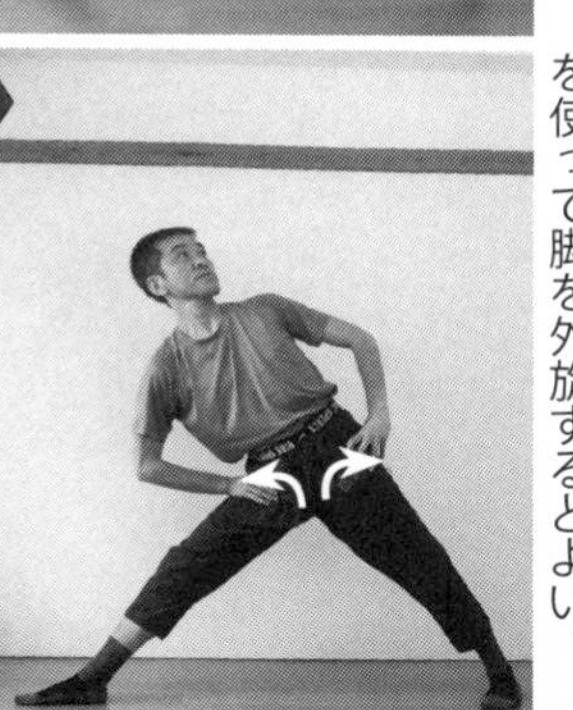

胴体を股関節から傾けていく。手を使って脚を外旋するとよい。

息を吐き出しながら目線を上、腕を外旋。そしてさらに胴体を傾ける。

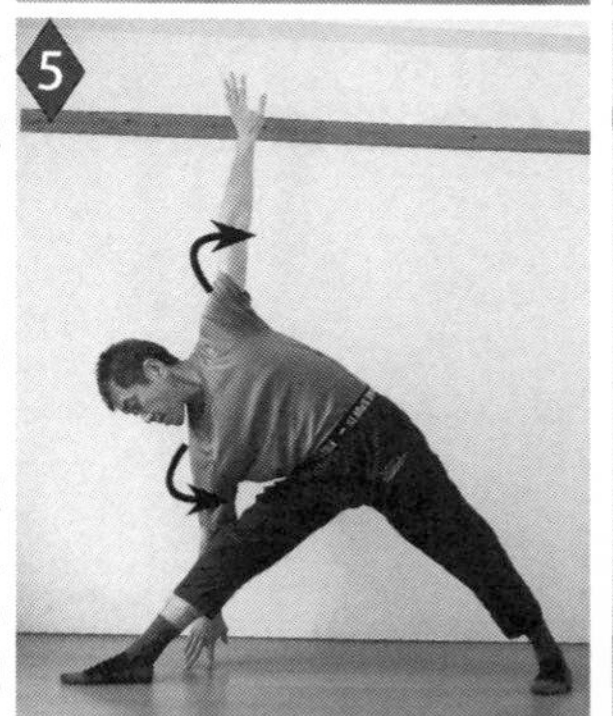

息を吐き出しながら目線を下、腕を内旋。この動きを交互に繰り返して胴体を傾けていく。

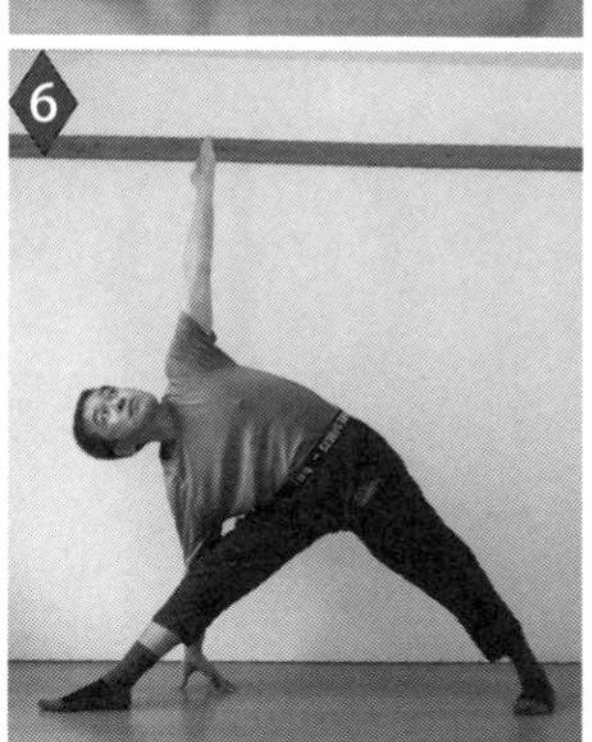

最後に胸をできるだけ開いて背中が丸まらないように。

④ 息を再び吐き出すとともに腕の内旋、胴体の傾きを強めていきます。内旋時には目線は床です。

⑤ 息を吐き出しながら腕の外旋、目線は上に向けます。この動作を繰り返して傾きをさらに強めていきます。

⑥ 最後に胸をいっぱいに開きましょう。各アサナ、足を組み替えて反対側でもやってくださいね。

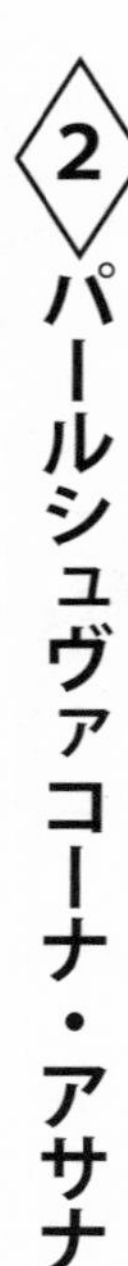

② パールシュヴァコーナ・アサナ

こちらもまたハタヨガの基本ポーズです。

① トゥリコーナアサナと同様に足を大きく開いて立って、息を吐き出すときに左右の腕の内旋・外旋の動作を繰り返します。ただし今度は腕の動きを反転して、まず内旋しながら背中を反らせてみましょう。

② 続けて外旋です。息を力強く「**ハーッ**」と音をたてて吐き出しながら背中を丸めます。

③ 次に左腕を内旋しながら右脚を屈曲します。右腕は右ヒザに乗せます。腕の内旋・外旋はやっているうちにどっちだか分からなくなることがあります。そういうときはあまりこだわらずにフィ

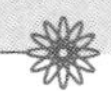

パールシュヴァコーナ・アサナ

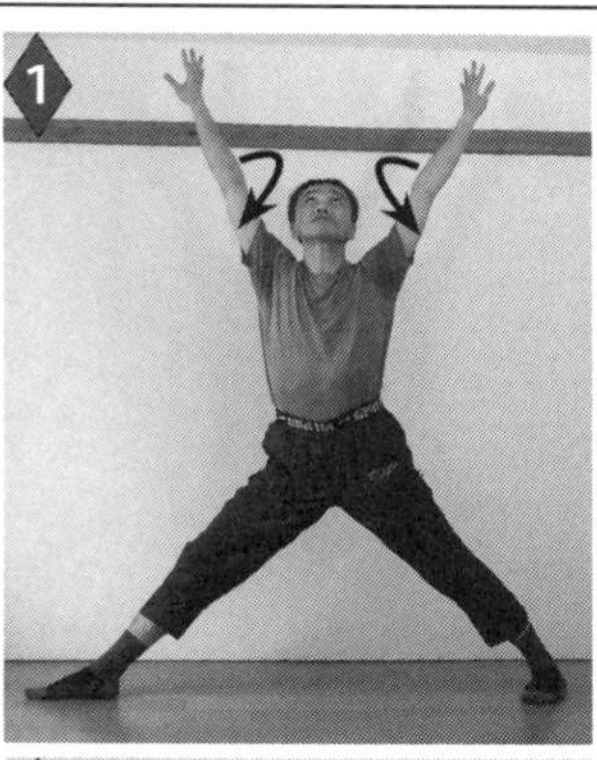

息を吐き出しながら腕を内旋して反り返る。

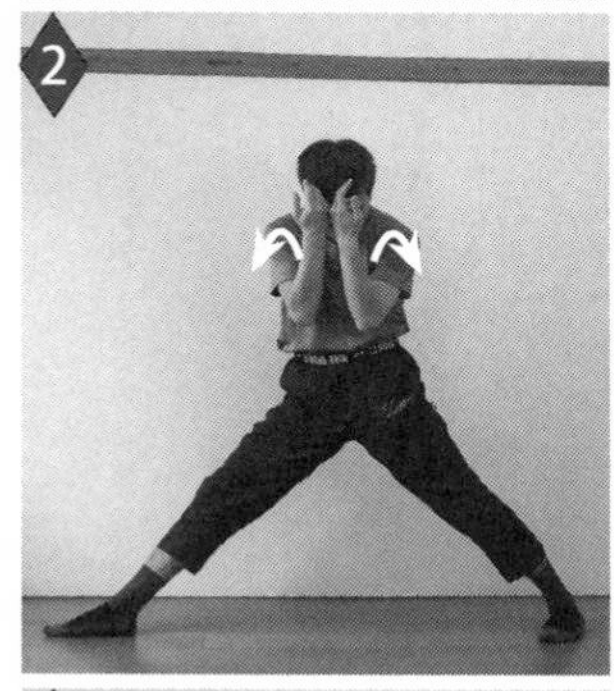

息を吐き出しながら腕を外旋して丸まる。5、6回繰り返してエネルギーを高めよう。

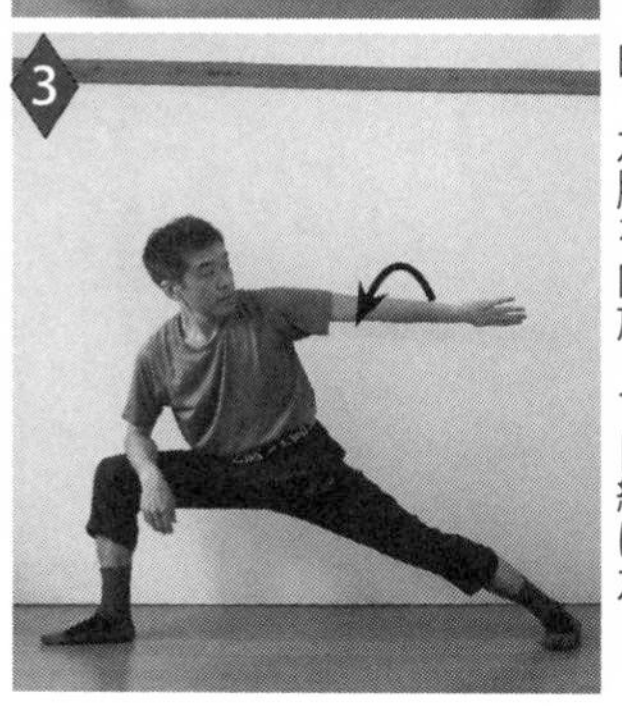

息を吐き出しながら右ヒザを屈曲。左腕を内旋して目線は左。

息を吐き出しながら左腕を前方に伸ばす。右腕は右ヒザに乗せる。

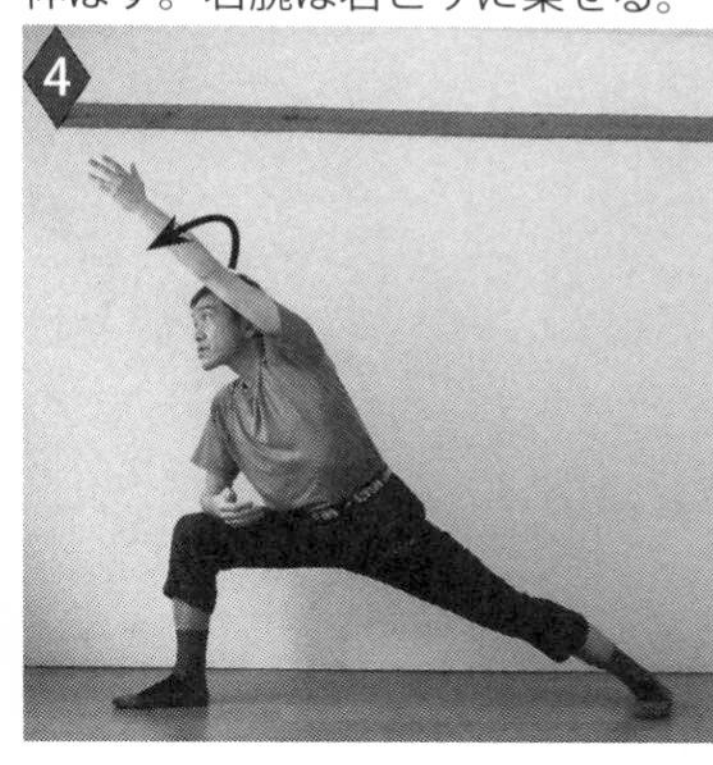

余裕があれば右手を床に着く。そして腕を内旋して胸を大きく開く。

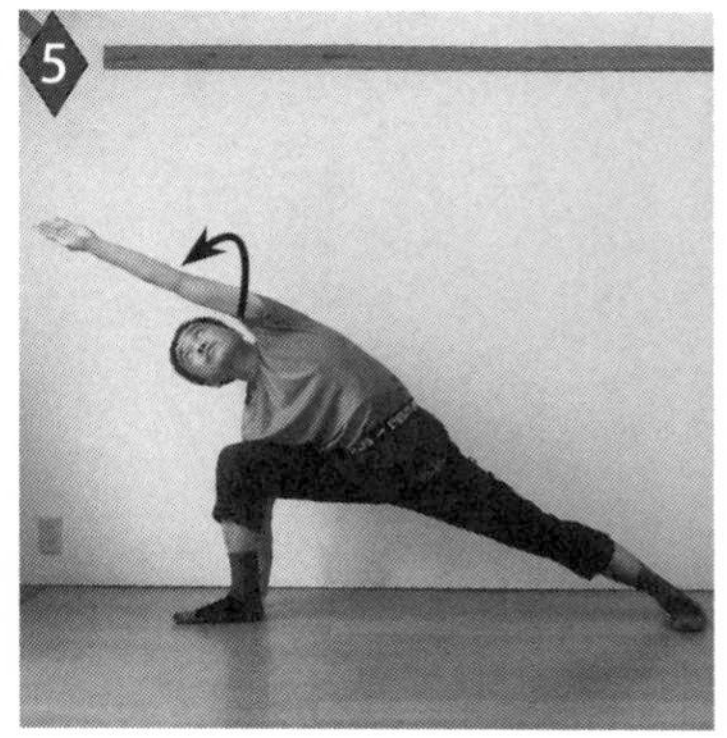

ーリングでやってください。大切なことは呼吸力、そして各パーツと全身との連続性にあります。

④ 左腕を外旋しながら前方に伸ばします。

⑤ 最後に右手を床につきますが、きつい場合は右ヒザに置いたままにしてください。左腕を内旋して肩と背中を気持ちよく伸ばしましょう。指先に目をやってください。胸部を開いてできるだけ上を向くようにします。

3 ヴィーラバドラ・アサナ

ヴィーラバドラというのは殺神兵器のことです。何でもインドの神々が集まって宴会をすることになったのですが、肝心のシヴァ神にはなぜかお声をかけなかったそうです。それを知ったシヴァ神は激怒してヴィーラバドラを宴会場に投下。皆殺しにしてやりましたとさ。お酒の恨みは怖いですね。それでこのアサナはスパイラル呼吸法と組み合わせてやると骨盤底と股関節を解放することができて眠れるヘビを起動するのに有効です。

① 足を前後に大きく開いて立ちます。そして手で左右の脚の大腿部に触れます。そけい部付近

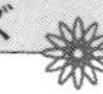

をつかんでください。

② 息を口から強く深く「ハー」で吐き出しながら手で左右の大腿部を外旋（骨は外旋しません。皮膚の動きを感じてください）前脚のヒザを90度に屈曲します。

③ 再び息を吐き出しながら大腿部を内旋（こちらもやはり皮膚の動きです）して前脚を元の状

ヴィーラバドラ・アサナ

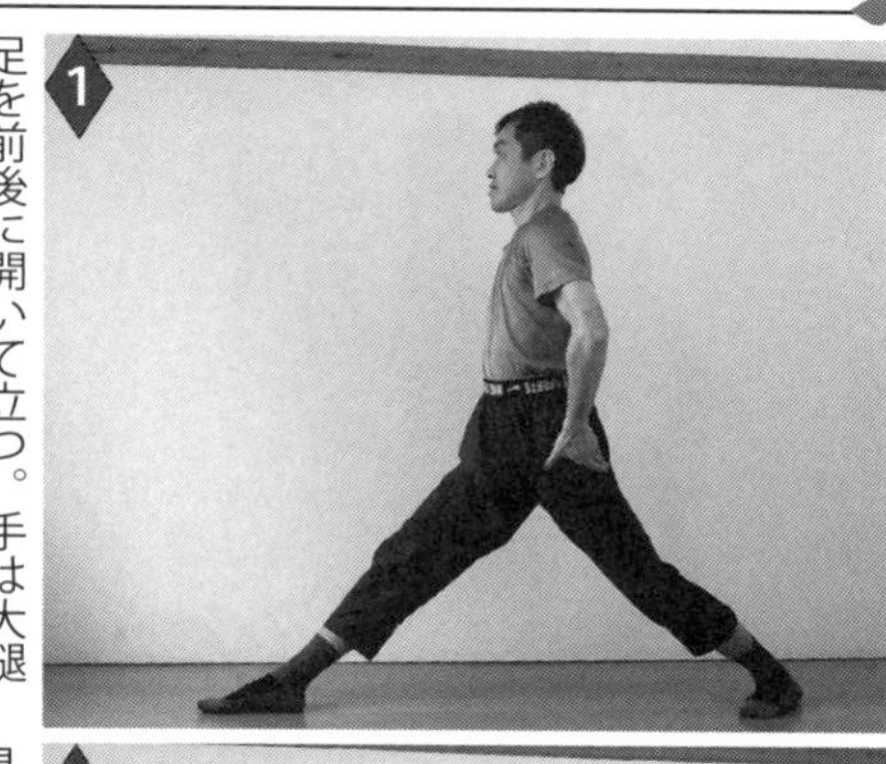

1 足を前後に開いて立つ。手は大腿部に置く。

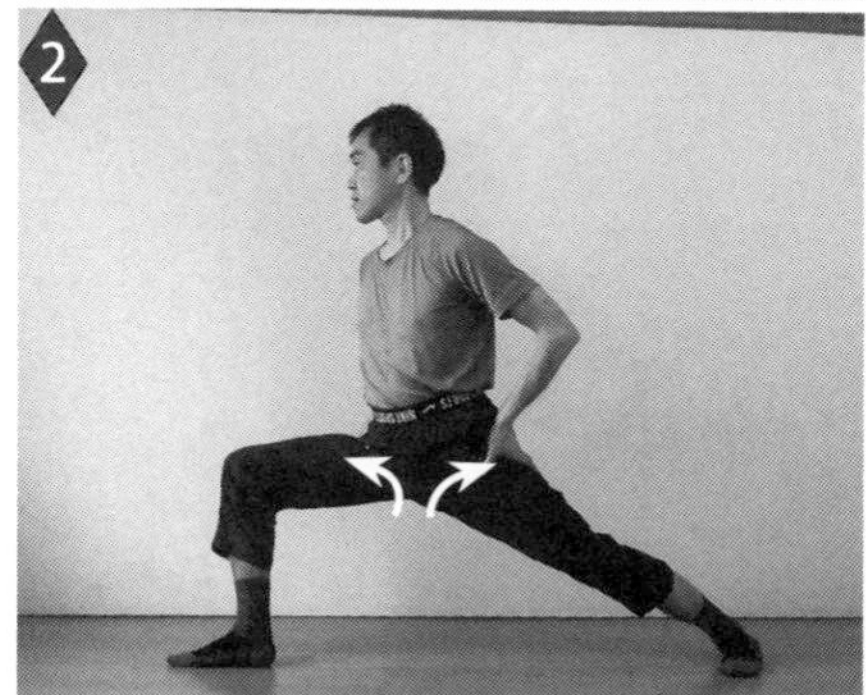

2 息を吐き出しながら手で左右の大腿部を外旋、同時に右ヒザを前に屈曲する。

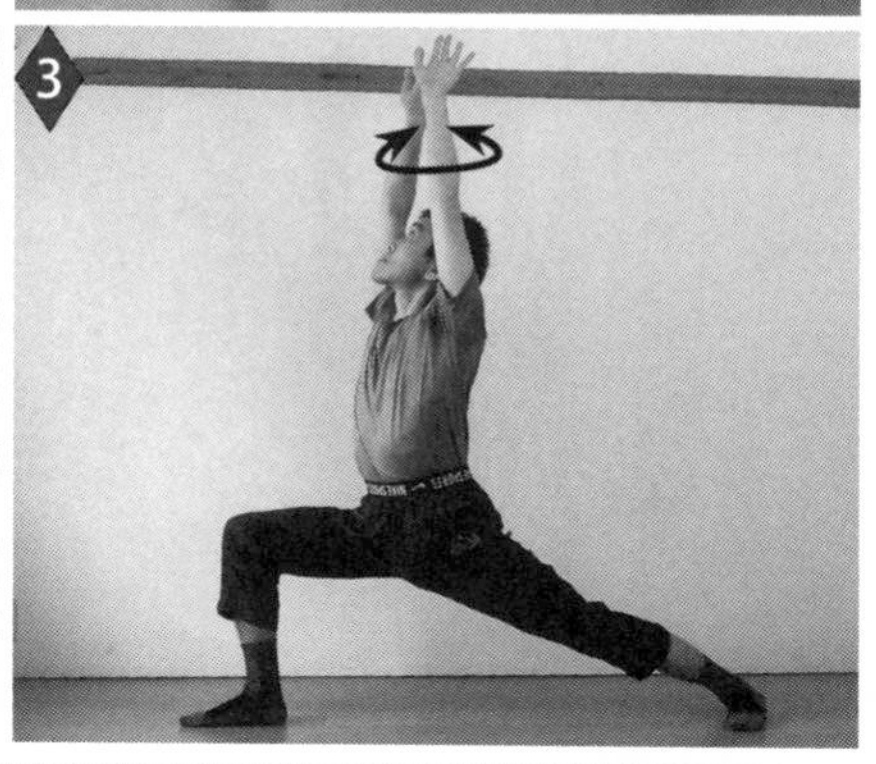

3 腕を上げて目線は指先。息の吐き出しに合わせて腕を内旋と外旋を繰り返す。お尻を深く落としていく。

態に戻します。この動作を10回繰り返しましょう。

④ 次に腕を上げます。目線は指先に向けます。そして息の吐き出しに合わせて内旋と外旋を10回繰り返します。ひたすら息を吐くことに専念して、できるだけお尻を落としていきます。腰を車のサスペンションみたくしなやかにアップダウンしましょう。かなり強烈です。足を組み替えて反対側でもやります。

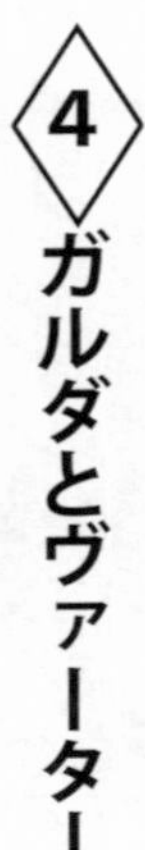

4 ガルダとヴァーターヤ

ガルダというのは鳥のワシのことです。古代インドでは孔雀と同様に神聖化されていて、やはり神の乗り物とされていました。そしてワシといってもただのワシではありません。顔は鳥で体が人間の金色のワシです。仏教のお経にも迦楼羅（かるら）として登場します。また不動明王の背中には火炎が燃え盛っていますが、あれはガルダが口から吐いた火がうっかり引火してしまったようです。だからあのような怖い顔して怒っているのでしょうかね。

① まず左右の腕を交差して内旋しましょう。息を吐き出しながら交差している部分をローラー

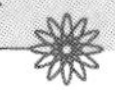

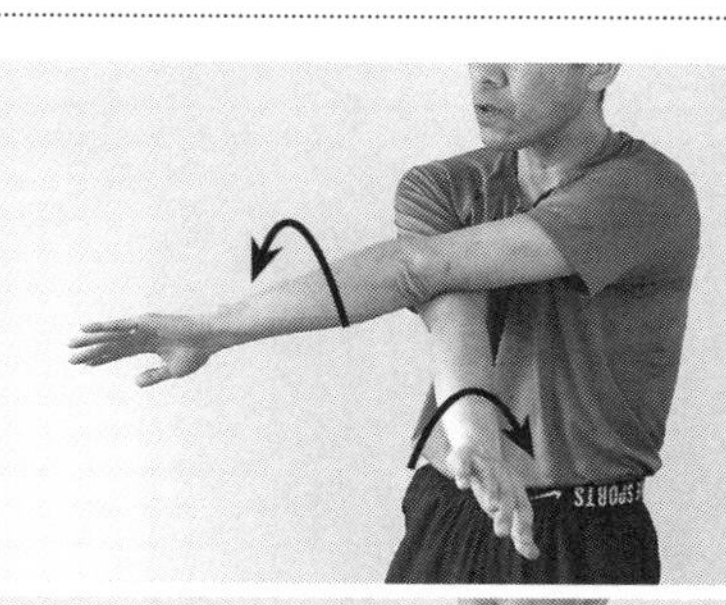

内旋

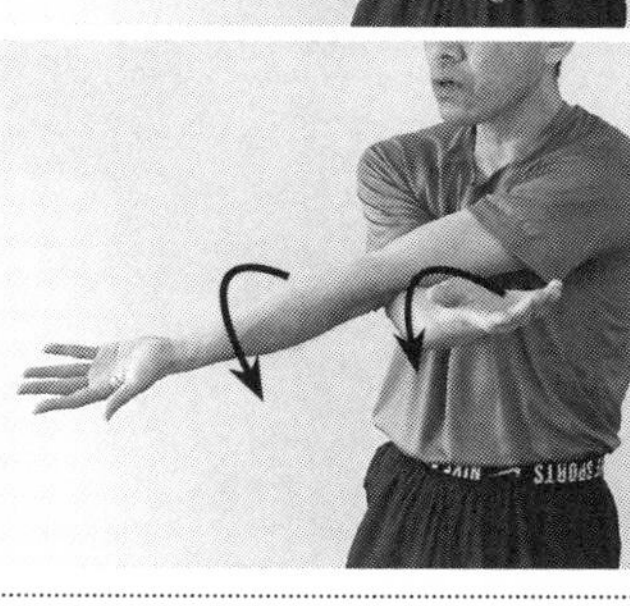

外旋

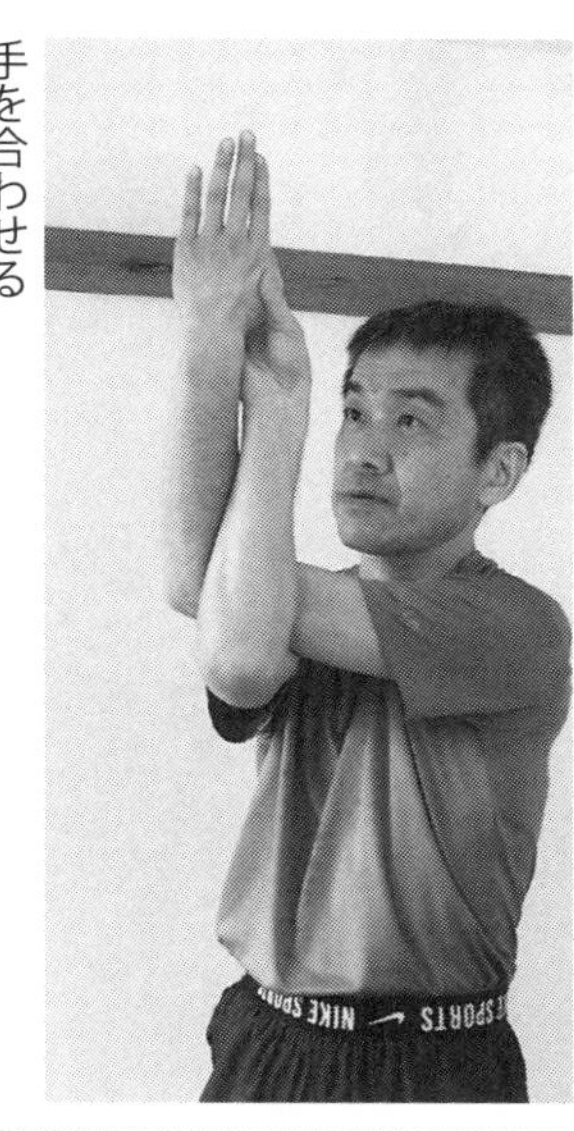

手を合わせる

のように転がすんです。

② 次は外旋です。やはり息を吐き出しながら転がすように動かします。

③ 前腕を肘から曲げて指先を上に向けます。そして手を合わせます。できない人はスパイラル呼吸法を地道に実践しましょう。体は迅速に柔軟になるのでやがて腕を組めるようになります。

④ ここで足をからませるとガルダになります。息を吐き出しながら組んでいる腕を上に伸ばし、全身で伸び上がりましょう。このときアゴが上がらないように注意します。安定して立っているのはなかなか難しいので、最初は壁のサポートを使ってやるとよいでしょう。

ヴァーターヤアサナ

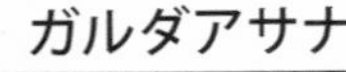

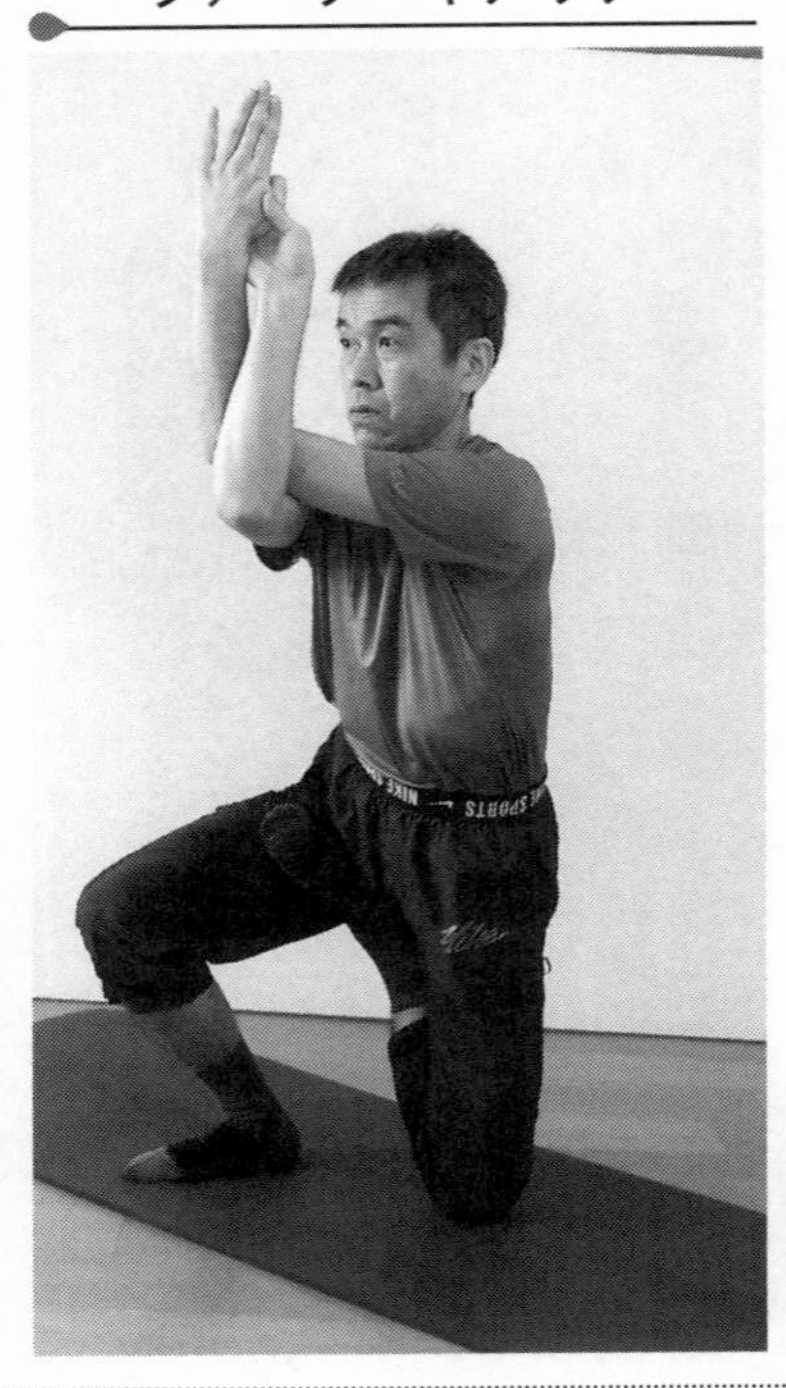

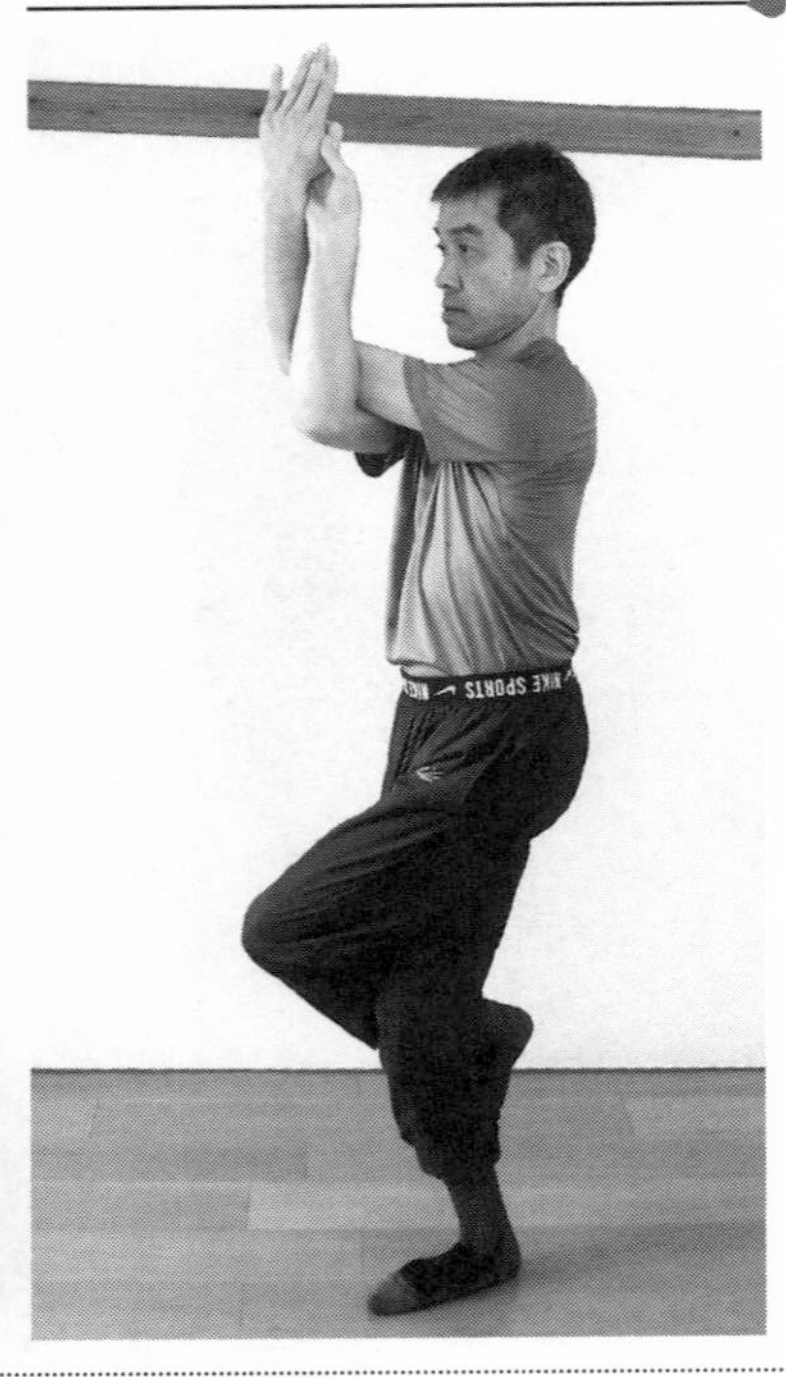

これと同じ手の組み方をするヴァーターヤアサナ、馬のポーズというのがあります。こちらもやはりただの馬ではありません。脚の組み方が面白いのです。半跏府座のようでそうじゃない、立ちひざのようでそうでもない、という一癖二癖ある組み方です。ミロク菩薩の座り方を変えてヒザを床につけたものです。それなりに柔軟性がいるので苦手な人は無理してやらない方がよいでしょう。他のアサナをいろいろやっているうちに体がなれてきたら、そのうちで

きるようになります。

昭和時代のお祭といえば、出店と一緒にサーカスと見世物小屋がつきものでした。入口の看板には顔が人間、体が馬という人か動物なのかよくわかんない絵がありました。そして香具師（やし）のおどろおどろしい語りが雰囲気を盛り上げていて、子供だった私は本当にそういう生き物がいるんだと信じこんでいました。親に聞いてみてもいると言っていましたからね。でもやっぱりいるみたいですよ。畜生界に落ちてしまった先祖霊が親族にいるという人はこのアサナをやって、ちゃんと供養をしてあげましょう。馬頭観音（こちらは顔が馬で体が人）のマントラ「オン・アミリト・ドハンバ・ウン・ハッタ・ソワカ」を唱えます。

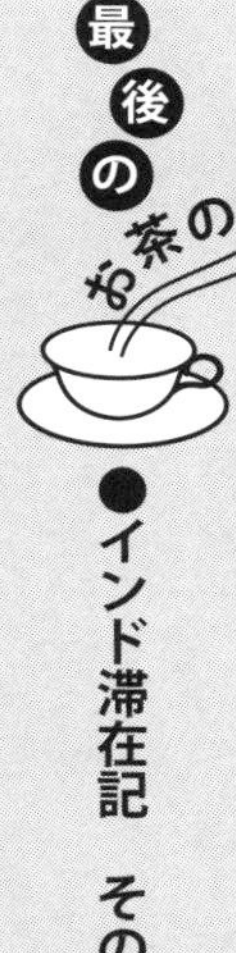

●インド滞在記　その四

インドの観光ビザは6カ月なので、それ以上の滞在延長する場合には国外に出て再申請する必要があります。ヨガクラスで知り合った信頼できる日本人がネパールのポカラという町を私に勧めてくれたので、お釈迦様の生誕地ルンビニで入国、ポカラ経由でカトマンズに行くことにしました。

インドのリシケシからルンビニには寝台特急で行きます。所要時間は12時間くらいでしたかね。ちょうどクリスマスで北のヒマラヤ側では冷え込みが始まってきた頃です。私は寝台特急なのだから暖房ヒーターが入っているのは当然だと勝手に思いこみ、取り立てて考えもしませんでした。ところが……そんなはずはない！　窓から風はピューピュー吹き抜けて、日が沈むと列車の中はいっきに冷蔵庫と化しました。おまけにトイレの水洗器は壊れていてホラー映画のありさまです。薄いブランケットがかろうじてありましたが、一晩中ガタガタ震えて一睡もできません。朝が早く来ることを神様に必死で祈り続けました。それでも雨が降らなかったのが幸いでした。降ったら雨漏りが凄いでしょうからね。（前に高級リムジンバスに乗ったら車内はシャワーだった）

苦難の末、ポカラに到着すると喧噪なインドとは違ってホッとした安堵の気持ちになりました。でも油断は禁物です。そこを狙って身ぐるみはがされた日本人の男の子を数名見かけました。

それでも天まで届くかのような標高8千メートルのヒマラヤ山脈、青い空の下で真っ白い雪に覆われています。その雄大なお姿には感服しました。雪の中をチベット人が乗り越えて亡命するわけですけど、まさしく命がけでしょうね。ちょうどその時期は2004年の12月26日、インド洋で発生した津波による大災害が発生しました。リシケシで出会ったアメリカ人の女の子、「年末年始は小島で過ごすの」とか言っていましたが、さてどうなったことでしょう。

あ・と・が・き

私が初めてヨガを実践したのはもうかれこれ27年も前になります。当時はストレスによる自律神経失調症で悩んでいました。首筋の痛みと手の震えから始まって喉と胸が詰まったような弱い呼吸、過剰緊張で体はコチコチ無愛想な顔、仕事ではミスの連続、そのため人に会うのが怖くなりビクビクした毎日を過ごしていました。

そんなある日、書店に行くとヨガの本を見かけました。手にとってページを開いてみると自律神経失調症に効くポーズというのが書かれています。これこれと思い、ほかに「ヨガによる病気の治し方」というのと「ヨガ呼吸・瞑想百科」の3冊をレジに持っていきました。すると店員が私を見る目、その頃はまだヨガとか精神世界の本を読むようなのは、危ない人たちだというイメージがありましたからね。H本買うのよりも恥ずかしかったです。

それでも自宅に帰るとさっそく本を読みながら体をあれこれ動かしてみました。今までやったことのない動きばかりですからボロボロで固まった私の体は悲鳴をあげました。でも最後にシャバアサナで休むと生まれて初めて緊張から解き放たれたリラックスマインド、あまりの気持ちよさに嬉しさでジンジンしてきました。

しばらく続けていると体も心もだんだんしっかりしてきて、少しすると街のヨガクラスに通うこともできるようになりました。そのときは初心者ということでやはり太陽礼拝、前屈と後屈、あとは逆立ちのシールシャアサナと肩立ちのサルワーンガアサナで、浮上系（アームバランス）というのはまともにやる機会はまったくありませんでした。それでも当時はヨガにかなりのめり込んでいて、職場から帰ると自宅でも本を読みながら熱心に練習、体調もだいぶ良好になっていました。

ところがそんなとき西洋のＢＯＤＹワークの情報が少しずつ日本に入ってきたのです。そして絶好のタイミングでイギリスのロックグループ、大ファンだったキングクリムゾンのギタリスト、ロバートフリップが千葉の九十九里浜でアレクサンダーテクニークを導入したギターの合宿セミナーを開催。（もろに精神修行といった感じで、夜にお酒を飲んだのがバレて怒られました）体験してみるとすべてが未知のものにあふれていて目からウロコ。私の興味はいっきにそちら方面に気移りしてしまったのです。ヨガも続けてはいましたが、やるアサナが柔軟系のお決まりのパターンになっていて、もはやそれほど刺激的でもなくなっていました。でたらめなやり方で体をグイグイ無茶なストレッチをやって痛めてしまったこともありました。

それからだいぶ後の２００４年に惰性でインドにも行きましたがカルマが悪かったのか、それとも先祖代々の悪因縁のためか、はたまたガンジス川の聖なる水のせいか、とにかく散々な目に遭って帰国してからはヨガに触れることはすっかりなくなっていました。

それからまただいぶ経ってアレクサンダーテクニークで何かもっとハイテンションでパワーを引き出すことができないかと模索していたときに、スピリチュアル好きな知人が自慢のｉＰａｄ最新モデルを取り出して、博物館のイベント情報を見せてくれたんです。そこには国宝の美しい孔雀明王の姿がありました。それを見て偶然マユーラアサナが頭に浮かんだのです。これをアレクサンダーでやったらどうなるだろうか？　再びヨガに戻って自分自身をリセットするような、ちょっとしたときめきと期待感がわいてきました。

それでさっそく練習開始しましたがやはりそう簡単にはいきません。やり方がわからないので力ずくで跳ね上がって持ち上げてみたり、強引にやっていたものですから転倒して体のあちこちをぶつけたりを繰り返していました。１週間ほどそんな感じでやっていると、ある日、体が前に向かうと浮上ポイントがあるのがわかってきました。これはアレクサンダーテクニークのヘッドリードと共通した体の使い方だったので確固たる手ごたえを得たのです。そしてついに体が持ち上がったときは腕力ではなくて体の中心から発する爆発的なエネルギー、それが浮上作用をもたらすのだということを実感しました。私が探していたのはまさしくこれ。そして何よりもプライマリーコントロールをこれほど体現できるものは他にそうないと思いました。

するとスイッチが入ってしまったのか、運動音痴だったこの私が次から次へと鶴や賢者ポーズが勝手にできてしまったんです。私の世界観は360度変わってしまい驚嘆しました。わざわざインドに行かなくてもエネルギーの扉は自分の中を探求すれば見つかるわけです。それが本書を書くきっかけとなりました。

それで執筆開始したのですがパワーヨガを実践すればするほどいろんな発見があり、その都度、修正と書き直しの連続。そんな経過が2年も続いてしまい、いよいよ完成するかの土壇場でスパイラル呼吸法ができると、予想外のハプニングが私の中に起こり、これまたどんでん返しのように構成が裏返ってしまいました。それでまた全部最初から書き直すことに。

こんなことを言うと「なんでそんなにやり方が二転三転コロコロ変わるんだ？」と思う人がいるかもしれませんが、アレクサンダーテクニークの本質というのはそういうものなのです。死ぬ直前までより良い体の使い方を探究する生涯学習だからです。そういういきさつもあって孔雀マユーラは私にとって特別な思い入れのあるポーズなので、本書では他のアサナの説明よりもかなり多くなっています。

現在、パンデミックで世界は混乱していますが、外出自粛を有効利用して自宅で毎日パワーヨガとスパイラル呼吸法。おかげで自分自身の健康、生活の充実感はこれまでの人生で最良のものとなりました。今までの50年以上の日々はガラクタにさえ思えてきます。ここに来てようやくまともな人間に一歩近づきつつある、そんな感じです。

そこに至った過程をまとめたのが本書です。難しいことは一切抜きで書いたので、誰でも実践していただけると思います。鶴や賢者に孔雀マユーラ、そしてスパイラル呼吸法で一線を乗り越えるにはどうしても頑張って毎日繰り返す必要がありますが、そうしたプロセス中にも素晴らしい効果が表れます。だからこそ浮上したときの喜びはいっそう強く感じるのです。そしていったんできるようになると、体の運動能力が向上してIQもアップします。パワーヨガのいろんなアサナをひとつずつクリアしていく度に、脳内には新しい神経回路が形成されて、日常生活の活動でそれに対応した様々な反応がオートマチックで起こってきます。だらしなくたるんだ体はタイトに引きしまって思考形態はポジティブ積極的、リラックスと研ぎ澄まされた集中力が両立して、細胞レベルでの若返りを実感します。本書を読んで実践は明日から始める？いいえ、賢いあなたですから今日からさっそく開始するはずです。

アドレナリン&ドーパミンが吹きだすスーパースリリングな世界に足を踏み入れるのです。そしてぜひともフライングマン/フライングガールになってエネルギーに満ちたたくましい人生にしてください。ナマステー

ハー!

2021年6月

吉田篤司

◉参考文献

「ハタヨガの真髄」B・K・S・アイアンガー 沖正弘 監訳 白揚社
「ヨーガ根本経典」佐保田鶴治 平河出版社
「ニュートン別冊 筋肉の科学知識」株式会社ニュートンプレス

著者プロフィール

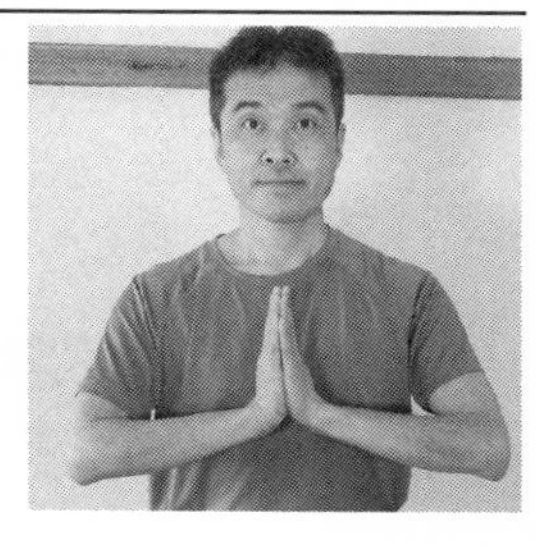

吉田篤司（よしだ あつし）

1966年、札幌生まれ。電気通信建設会社に勤務してスリランカ、マレーシア、インドネシアでマイクロ波通信ネットワーク構築の現場監督に従事。退社後1998年渡英してアレクサンダーテクニーク、クラニオセイクラルセラピーを学ぶ。
2000年：ボーエンテクニック Bowen International 認定
2001年：アレクサンダーテクニーク　英国STAT認定
2002年：英国NFSHヒーリングメンバー
2003年：クラニオセイクラルセラピー　CST of the UK 認定
著書：『頭蓋骨をユルめる！　クラニオ・セルフトリートメント』『首からユルめる！　体の"諸悪の根源"を改善させる究極のセルフ・トリートメント』（BABジャパン）
公式サイト　http://spiralb.com/

装幀：谷中英之
本文デザイン：中島啓子

誰でも必ずできる！
パワーヨガ　浮上系ポーズ
アレクサンダーテクニークで実現する "究極のポーズ"に秘められた"究極の心身"へのスイッチ

2021年7月10日　初版第1刷発行

著　　者　吉田篤司
発 行 者　東口敏郎
発 行 所　株式会社ＢＡＢジャパン
〒151-0073 東京都渋谷区笹塚1-30-11　4・5F
TEL　03-3469-0135　　FAX　03-3469-0162
URL　http://www.bab.co.jp/
E-mail　shop@bab.co.jp
郵便振替 00140-7-116767
印刷・製本　中央精版印刷株式会社

ISBN978-4-8142-0402-1　C2075

DVD Collection

DVD　クラニオセイクラル・セラピー入門
良く分かる!
頭蓋仙骨療法

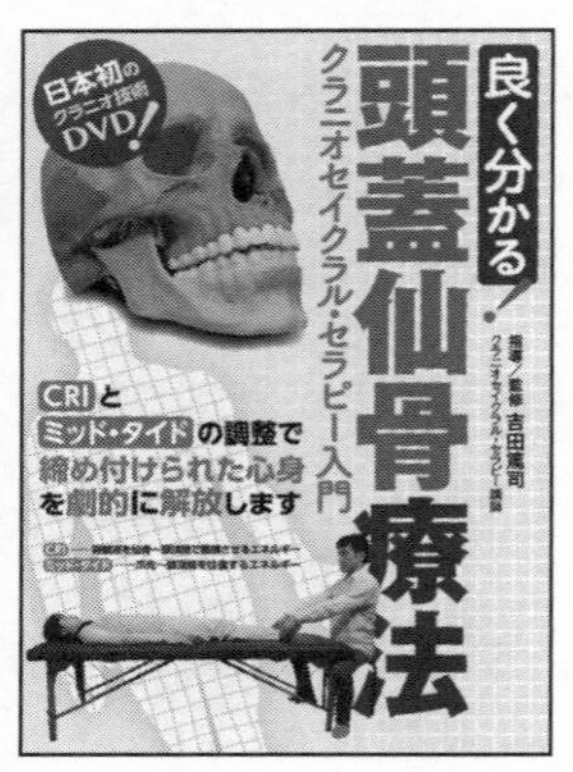

CRI とミッド・タイドの調整で、締め付けられた心身を劇的に解放します!!

（CRI … 脊髄液を仙骨～頭頂間で循環させるエネルギー。ミッド・タイド … 爪先～頭頂間を往復するエネルギー。）各種施術家に注目される西洋療術「クラニオセイクラル・セラピー」。この理論と実技を注目の吉田篤司先生が丁寧に指導。頭蓋（クラニアム）と仙骨（セイクラム）間の脊髄液の循環に着目し、凝り固まったクライアントの体を繊細なタッチで劇的に解放。

■出演・監修：吉田篤司
■収録時間 72 分　■本体 5,000 円＋税

DVD　首からユルめて、正しい姿勢を引き出す
アレクサンダーテクニーク

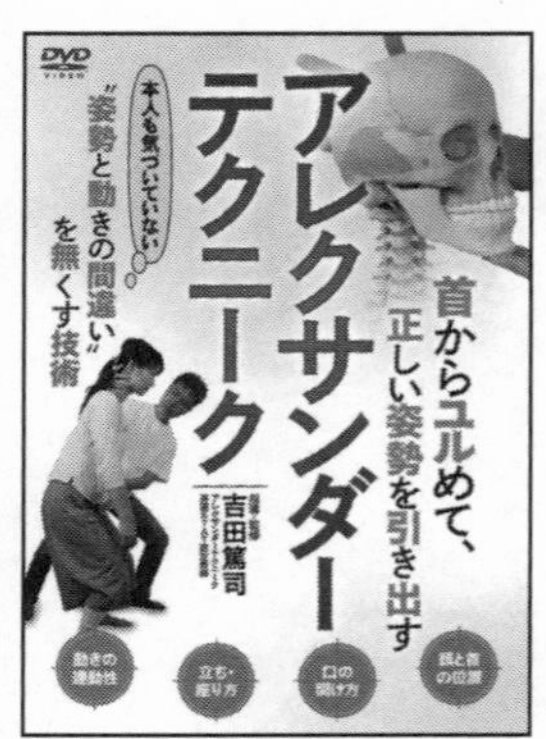

世界的身体表現者たちが支持する、姿勢と動きのレッスン!　本人も気づかない“体の間違い”を無くし、心身を快適にしていきます。

習得が難しいともいわれるアレクサンダーテクニークを分かりやすく実践的に指導した画期的なDVD。正しい姿勢と全ての人が行う日常動作を、繊細な方向付けでクライアントの意識と体に指導。無意識に行っている強張りがなくなり、より良好な心身が引き出されていきます。

■出演・監修：吉田篤司
■収録時間 60 分　■本体 5,000 円＋税

BOOK Collection

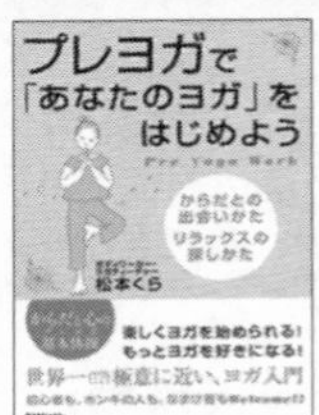

からだとの出会いかた　リラックスの探しかた

プレヨガで「あなたのヨガ」をはじめよう

楽しくヨガを始められる！　もっとヨガを好きになる！　ヨガでリラックスできる人、いくらやっても辛くて苦しい人。その違いは、「リラックスする感覚」を知っているかどうか。本書は、そんな「リラックス感覚」をつかむためのボディワークを紹介！

●松本くら 著　●四六判　●234頁　●本体1,600円+税

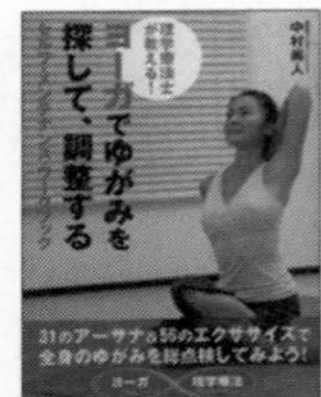

理学療法士が教える！　セルフ・メンテナンス・ワークブック

ヨーガでゆがみを探して、調整する

31のアーサナ＆56のエクササイズで、全身のゆがみを総点検してみよう。セルフ・メンテナンスのためのメニューをヨガインストラクターの理学療法士が提案！　1. ヨーガで身体をチェック　2. 呼吸をチェック　3. 生活習慣をチェック　4. 自分のゆがみとその原因を確認　5. エクササイズで、ゆがみを調整！　誰でも、自分で、身体のゆがみを直せるヨガの活用法。

●中村尚人 著　●B5判　●149頁　●本体1,600円+税

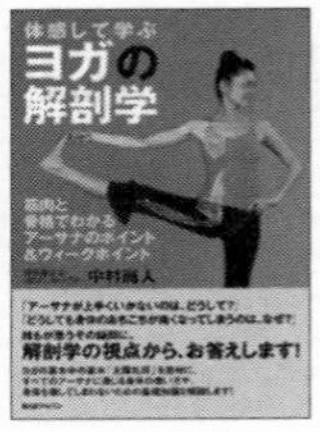

体感して学ぶ　**ヨガの解剖学**

誰もが思うヨガの疑問に解剖学の視点から、お答えします！「ヨガのアーサナ（ポーズ）が上手くいかないのは、どうして?」「どうしても身体のあちこちが痛くなってしまうのは、なぜ?」　誰もが思うその疑問に、解剖学の視点からお答えします！　本書では、ヨガの基本中の基本「太陽礼拝」のポーズを題材に、すべてのヨガのアーサナに通じる身体の使い方や、身体を壊してしまわないための基礎知識を解説します。

●中村尚人 著　●四六判　●228頁　●本体1,600円+税

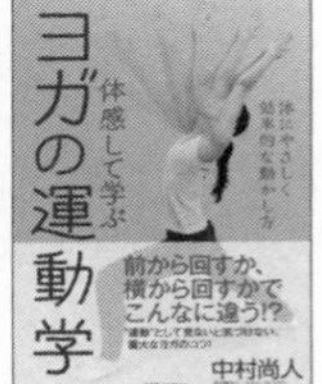

体感して学ぶ　**ヨガの運動学**

『体にやさしく効率的な動かし方』　前から回すか、横から回すかでこんなに違う!?　“運動”として見ないと気づけない、重大なヨガのコツ！　脊柱をきれいに、自由に動かすには？　首を動かす時の負担、可動域は“舌の置き所”によって全然違う!?　肩に負担をかけない、手の着き方は？　体を痛めないためにも、ヨガの効果を高めるためにも、ぜひとも知っておきたい、“ちょっとしたコツ”をわかりやすく解説！

●中村尚人 著　●四六判並製　●200頁　●本体1,400円+税

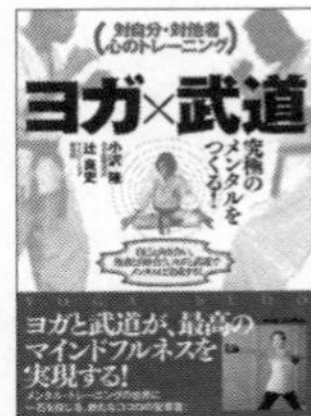

対自分・対他者　心のトレーニング

ヨガ×武道　究極のメンタルをつくる！

ヨガと武道が、最高のマインドフルネスを実現する！　自己と向き合い、他者と向き合う。ヨガと武道でメンタルは完成する！　メンタル・トレーニングの世界に一石を投じる、新たなココロの変革書！　古来から、強烈なメンタル・トレーニングとしての側面をもっていた両者が出会う時、何をやってもうまくいかなかった「心の強化」がついに実現する！

●小沢隆、辻良史 著　●四六判　●180頁　●本体1,400円+税